DIE BÜNDEL-NAGELUNG

EXPERIMENTELLE UND KLINISCHE STUDIE ÜBER EINE NEUARTIGE METHODE DER MARKRAUM-SCHIENUNG LANGER RÖHRENKNOCHEN

LEITFADEN DER TECHNIK

VON

KARL HEINZ HACKETHAL

PRIVATDOZENT

OBERARZT DER CHIRURGISCHEN UNIVERSITÄTSKLINIK MIT POLIKLINIK ERLANGEN

MIT EINEM GELEITWORT VON

GERD HEGEMANN

O. PROFESSOR DER CHIRURGIE

DIREKTOR DER CHIRURGISCHEN UNIVERSITÄTSKLINIK MIT POLIKLINIK ERLANGEN

MIT 129 ABBILDUNGEN

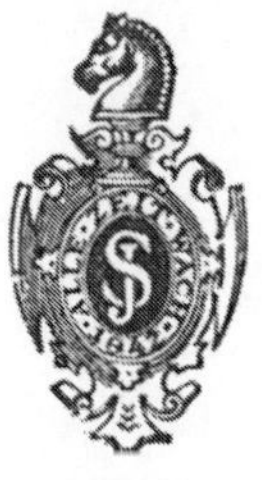

SPRINGER-VERLAG

BERLIN · GÖTTINGEN · HEIDELBERG

1961

ISBN-13: 978-3-642-92813-0 e-ISBN-13: 978-3-642-92812-3
DOI: 10.1007/978-3-642-92812-3

Softcover reprint of the hardcover 1st edition 1961

Geleitwort

Mit diesem Buch wird eine neue Methode der Marknagelung vorgelegt. Aufbauend auf KÜNTSCHERS Pioniertat hat HACKETHAL in originaler Weise eine Markraumschienung mit Bündeln von dünnen Einzelnägeln entwickelt. Von dieser „Bündel-Nagelung" habe ich so viele ausgezeichnete Ergebnisse gesehen, daß ich Herrn HACKETHAL anregte, seine Methode in einer Monographie darzustellen. Wenn heute jemand eine neue Marknagelung empfehlen will, dann muß ein Vergleich mit den bisher üblichen Verfahren am Anfang stehen. HACKETHALS Kritik an den gebräuchlichen Methoden der Marknagelung soll diese nicht entwerten, sondern nur ihre Grenzen bestimmen. Die vorgelegten experimentellen und klinischen Untersuchungen über die Grundlagen der Bündel-Nagelung haben prinzipielle Bedeutung für alle Osteosynthesemethoden. Besonders eingehend werden die Gefahren jeder Markraumschienung, auch die der Bündel-Nagelung, besprochen und Wege zu ihrer Vermeidung gewiesen. Zur sicheren Verhütung einer Fettembolie wird nur in Blutleere genagelt. Jeder, der eine große Zahl offen genagelter Frakturen übersieht, ist erschreckt über das große Infektionsrisiko (s. S. 45). Hieraus zieht HACKETHAL die bemerkenswerte Folgerung, unter Mithilfe eines neuartigen Repositionsapparates und unter moderner Bildverstärkerkontrolle nur geschlossen zu nageln. Hilfsgeräte sind immer gerechtfertigt, wenn sie zu vermehrter Sicherheit führen. Der größte Teil der Monographie befaßt sich mit der Praxis der Bündel-Nagelung. Hier werden Indikation und Technik genauestens beschrieben. Möge das Buch dazu beitragen, daß auch andere Chirurgen die Methode der Bündel-Nagelung kennen und schätzen lernen.

G. Hegemann

Vorwort

Das höchste Ziel der Knochenbruchbehandlung muß die *risikoarme, (primär-) stabile, formgerechte Schienung nur des gebrochenen Knochens* sein, die *kontinuierlich in die endgültige Stabilisierung durch knöcherne Heilung übergeht.* Dieses Ziel ist grundsätzlich nur durch *operative Behandlung* erreichbar.

Für die Frakturen der Schäfte langer Röhrenknochen ist die von KÜNTSCHER zum Behandlungssystem entwickelte *Marknagelung* das Verfahren, das uns diesem Ziel am nächsten bringen kann. KÜNTSCHERS geniale Idee, die Knochenschäfte *ohne Freilegung der Fraktur* innerlich stabil zu schienen und alle äußeren Fixationsmittel zu vermeiden, führt wahrscheinlich allein auf den richtigen Weg.

Zum jetzigen Zeitpunkt wird die *Indikation zur Marknagelung* von den meisten Chirurgen und Orthopäden *mit großer Zurückhaltung* gestellt. Auch bei den Schaftbrüchen langer Röhrenknochen beherrscht die konservative Behandlung das Feld. ,,Wir dürfen nicht fragen, wenn eine Fraktur zu uns kommt, wie nagele ich diese Fraktur ? Wir müssen uns vielmehr die Frage vorlegen: Auf welche konservative Weise bringe ich die Fraktur zur Heilung, und wie kann ich den operativen Eingriff vermeiden ?" (BÜRKLE DE LA CAMP 1958).

Die Gründe für diese berechtigte Forderung sind mannigfaltiger Natur (s. I, B und II, D). Sie liegen vor allem darin, daß es dem Operateur, der nicht täglich nagelt, mit den derzeit gebräuchlichen Methoden häufig nicht gelingt, eine geschlossene, stabile und formgerechte Nagelung zu erreichen.

Der Verfasser glaubt, einen Weg gefunden zu haben, auf dem das segensreiche Prinzip der primär- und dauerhaft-stabilen Marknagelung häufiger und mit geringerem Risiko als bisher verwirklicht werden kann. Es ist dies die (grundsätzlich) *geschlossene, vollapparative, optimal röntgenkontrollierte Reposition mit nachfolgender stabiler Osteosynthese durch ,,Bündel-Nagelung"*.

Diese Methode soll hier beschrieben und begründet werden. Zwar sind 2 Jahre der näheren Beschäftigung mit den theoretischen und praktischen Grundlagen des Verfahrens und die klinische Erprobung bei mehr als 100 Frakturen langer Röhrenknochen nicht ausreichend, um etwas Endgültiges über den Wert der Methodik auszusagen. Doch glauben wir, daß die bisherigen Ergebnisse es rechtfertigen, das Verfahren zur Diskussion zu stellen und eine Nachprüfung anzuregen, zumal viele Probleme der Bündel-Nagelung Probleme der Marknagelung schlechthin sind und als solche bereits Gegenstand umfangreicher Forschungsarbeit in aller Welt waren.

Wenn wir die ersten 100 Frakturen zugrunde legen, die mit dem Ziel der geschlossenen (stabilen) Marknagelung behandelt worden sind, so ergibt sich zusammengefaßt: Bei den 54 Unterschenkel-, 22 Oberschenkel-, 17 Oberarm- und 7 Unterarmbrüchen (85 frische, 13 veraltete Frakturen und 2 [echte] Pseudarthrosen) waren schwerwiegende allgemeine und örtliche Komplikationen nicht zu beobachten. Zu einer Infektion kam es bei 85 immer geschlossenen Brüchen keinmal, bei 15 ehemals offenen Brüchen einmal (= 1,0%). In dem infizierten Falle heilte die Fraktur, ohne daß eine zusätzliche Fixation erforderlich wurde. Wegen primärer oder sekundärer Instabilität mußte ein Gips- oder Streckverband in 5 Fällen angelegt werden. 95% der Frakturen wurden also durch die Nagelung primär und dauerhaft stabil! Für eine ausführliche statistische Auswertung ist die Zahl der in den einzelnen Extremitätenabschnitten genagelten Frakturen noch zu klein und die Zeit noch zu kurz.

Auf eine Veröffentlichung der Methode in einer Zeitschrift wurde bisher bewußt verzichtet. Wir glaubten befürchten zu müssen, daß die Vereinfachung der Nagelauswahl dazu verleiten könnte, „drauflos zunageln" und dabei dieselben Fehler zu wiederholen, die uns unterlaufen sind. Wir hielten es für richtiger, zunächst genügend eigene Erfahrungen zu sammeln und dann das Verfahren so ausführlich zu beschreiben, daß den Nachprüfern feste Richtlinien an die Hand gegeben wurden.

Großen Anteil an dieser Schrift haben meine Lehrer F. Rose, P. Pitzen, O. Hepp und G. Hegemann. Herr Professor Hegemann — an dessen Klinik ich die der Arbeit zugrunde liegenden Untersuchungen durchführen konnte — hat meine Untersuchungen in großzügigster Weise unterstützt und durch Anregungen und Kritik erheblich gefördert.

Von den ärztlichen Mitarbeitern der Klinik hat Dr. H. Beck bei den Nagelungen und Untersuchungen in hervorragender Weise mitgewirkt und viele Bündel-Nagelungen selbständig durchgeführt. Außer ihm haben mir vor allem Dr. J. Hoferichter, Dr. R. Leutschaft, Dr. H. Volkstädt, Dr. J. Geldmacher, Dr. H. Schneider und Dr. F. Marin Vera tatkräftig geholfen.

Oberarzt Dr. E. Rügheimer, der Leiter unserer Anaesthesieabteilung, hat gemeinsam mit seinen Mitarbeitern für eine vorbildliche Anaesthesierung der Kranken Sorge getragen.

Der Instrumentenmacher G. Lettenbauer hat mit unermüdlichem Fleiß die erforderlichen Zusatzgeräte hergestellt.

Die Krankengymnastin E. Schmidt ist mit ihren Helferinnen im Meßraum nicht müde geworden, nach Bündel-Nagelungen den Zustand der Kranken durch exakte Gelenk- und andersartige Messungen zu kontrollieren. Sie ist an der Ausarbeitung des krankengymnastischen Übungsplans nach Nagelungen maßgeblich beteiligt. Fräulein D. Mager hat die Zeichnungen mit großer Geduld ausgezeichnet, z. T. selbst gefertigt. Herr K. Riepl und Fräulein M. Caesar haben die Fotoarbeiten ausgeführt, die Sekretärinnen L. Treutlein und I. Rink schließlich die Arbeit unter Aufopferung von viel Freizeit geschrieben.

Vom Springer-Verlag — insbesondere von Herrn Dr. Götze — wurde die Veröffentlichung der Monographie großzügig gefördert und alles getan, um das Buch bestmöglich auszustatten.

Ihnen allen gilt mein aufrichtiger Dank.

Erlangen, im Frühjahr 1961 **Karl Heinz Hackethal**

Inhalt

I. Derzeitiger Stand der Markraumschienungs-Behandlung

KÜNTSCHER hat 1940 den experimentellen Nachweis erbracht, daß die Zerstörung der Markraumgefäße die Knochenbruchheilung nicht verhindert und auch sonst keine grundsätzlich die Marknagelung verbietenden störenden Auswirkungen hat. Damit war der Weg für die Markraumschienung als Behandlungssystem offen. Es war wiederum KÜNTSCHER, der diesen Weg als erster systematisch beschritten hat und durch Erarbeitung der methodischen Voraussetzungen für die Marknagelung richtunggebend gewesen ist. NICOLAYSEN (1897), DELBET (1906), LAMBOTTE (1913), HEY GROVES (1918) und RUSH (1937) haben zwar vor KÜNTSCHER über die Markraumschienung bei Einzelfällen publiziert. KÜNTSCHER aber erst hat die vor ihm gewissermaßen aus Notsituationen heraus geborene Anwendung der Markraumschienung zu einer Routinebehandlungsmaßnahme gemacht. Die Diskussionen um die Priorität sind müßig. KÜNTSCHER *ist der Schöpfer des Behandlungssystems „Marknagelung“.*

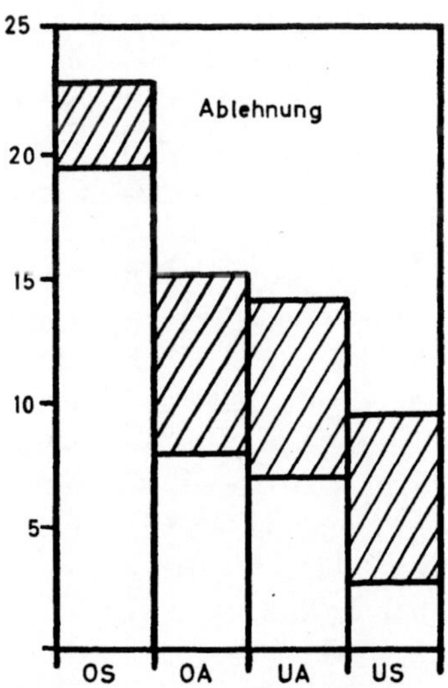

Abb. 1. Anwendung der Marknagelung in 25 europäischen Kliniken [nach M. LANGE (1959)]: Weißer Teil der Säulen = häufige Anwendung; schraffierter Teil = beschränkte Anwendung; weißes Feld = Ablehnung; *OS* = Oberschenkel, *OA* = Oberarm, *UA* = Unterarm, *US* = Unterschenkel

In den folgenden 20 Jahren der routinemäßigen Anwendung der Marknagelung hat sich zweierlei ergeben:

1. Eine *primär- (und dauerhaft-) stabile, formgerechte Osteosynthese* ist bei Frakturen langer Röhrenknochen — in ausgewählten Fällen, bei richtiger Indikationsstellung, einwandfreier Technik und Vorhandensein des unentbehrlichen Inventars — mit Hilfe der Marknagelung *grundsätzlich erreichbar.*

2. Für die *Mehrzahl der Frakturtypen* langer Röhrenknochen und die *Mehrzahl der Chirurgen bzw. Orthopäden* ist dieses Ziel jedoch in der Praxis wegen methodischer Schwierigkeiten und des daraus erwachsenden hohen Infektions- und Nicht- (bzw. Fehl-)Heilungsrisikos *häufig nicht zu verwirklichen.*

Den besten Überblick über die derzeitige *allgemeine Verbreitung der Marknagelung* in Europa gibt der Bericht von M. LANGE (1959) über eine Fragebogenumfrage bei 25 europäischen Kliniken (s. Abb. 1). Daraus geht hervor, daß nur die Marknagelung des Oberschenkels von den meisten geübt wird. Dagegen ist die allgemeine Anerkennung der Nagelung für Unterarm-, Oberarm- und Unterschenkelfrakturen relativ gering. Die ablehnende Haltung gegenüber der Unterschenkel-Nagelung ist am verbreitetsten.

In folgenden 3 Gründen sehen wir die Hauptursache für die eingeschränkte Verbreitung der Markraumschienungsverfahren:

a) Zu häufige Anwendung der *offenen* Nagelung

b) Falsche Indikationsstellung

c) Unzulänglichkeiten der gebräuchlichen Methoden.

Die Durchführung der Marknagelung *unter Freilegung der Fraktur* und blutiger Reposition macht einen entscheidenden Vorteil der Marknagelung vor andersartigen operativen Behandlungsmethoden hinfällig. Das Infektionsrisiko wird derart gesteigert, daß es bei kritischer Betrachtung in der Regel nicht tragbar ist (s. S. 45). Bürkle de la Camp hat auf dem Chirurgen-Kongreß 1958 allein über 213 Marknagelungsfolgen — 160 Pseudarthrosen und 53 eitrige Osteomyelitiden — berichtet, die innerhalb von 7 Jahren im „Bergmannsheil" stationär behandelt wurden. Mehr als 2mal soviel Fälle wurden ambulant beraten und gutachtlich beurteilt. Diese Zahl ist — wie Bürkle de la Camp mit Recht sagt — „ungeheuerlich groß". In Konsequenz seiner Beobachtungen hat Bürkle de la Camp im Hinblick auf die Indikationsstellung zur Marknagelung die im Vorwort zitierte Forderung erhoben. Für die häufige Anwendung der *offenen* Nagelung ist vor allen Dingen das Fehlen eines (universell) geeigneten Repositionsgerätes verantwortlich zu machen. Weil ein derartiges Gerät fehlt, mit dem man mit genügender Zuverlässigkeit die Fraktur geschlossen einrichten kann, ist es der — jedenfalls für den Moment — sicherere Weg, die Fraktur freizulegen, wenn möglich sogar den Führungsspieß retrograd einzuführen — unter breitem Heraushebeln der Bruchenden aus der Wunde — und die Fraktur unter direkter Sicht aufeinanderzustellen und zu nageln. So nagelt z. B. Ehalt (1959) geschlossene Oberschenkelbrüche grundsätzlich offen. Hegemann (1958) berichtet, daß die Marknagelung „heute meistens offen" durchgeführt wird. M. Lange (1959) schreibt: „Wir selber lieben die gedeckte Marknagelung wenig und bevorzugen, wie die meisten anderen Kliniken, die offene". Das Fehlen eines geeigneten Repositionsgerätes ist auch dafür verantwortlich, daß es bei dem Versuch der geschlossenen Reposition von Frakturen oft zu stundenlangen „Ringkämpfen" (A. W. Fischer 1942) kommt.

Die zweite Ursache ist die *falsche Indikationsstellung*. Es werden Frakturen genagelt, die grundsätzlich — jedenfalls mit der angewandten Methode — nicht stabil geschient werden können. Es fällt auch in den Rahmen der falschen Indikationsstellung, wenn die Nagelung von Frakturen mit unzulänglichem Inventar und bei ungenügenden Erfahrungen versucht wird.

Der dritte wichtige Grund liegt schließlich in bestimmten *Unzulänglichkeiten der gebräuchlichen Methoden*. Diese sollen im folgenden näher erörtert werden, nachdem das Wesentliche über die Einteilung der Methoden vorausgeschickt worden ist.

A. Übersicht über die gebräuchlichen Markraumschienungsverfahren

Eine Markraumschienung wirkt durch (statische) *Wegverlegung* bzw. Sperrung und durch (dynamische) *Verklemmung* (= druckbedingte Gleitbehinderung — im Gegensatz z. B. zur Gleitbehinderung durch Verklebung). Die *Wegverlegung* führt vorwiegend zu einer Ausschaltung bzw. Hemmung von *Querverschiebungen* [im weitesten Sinne (*Querverschiebung* und Biegung)], die *Verklemmung* hauptsächlich zu einer Stabilisierung gegen *Längsverschiebungen* [im weitesten Sinne (Distraktion, Stauchung, Verdrehung)] (s. Tabelle 3, Spalte 1).

Nur Wegverlegung + Verklemmung führen in der Regel zur stabilen Schienung, wogegen die Wegverlegung allein eine instabile Schienung bedingt.

Eine *stabile* Schienung läßt sich durch *Nagelung* oder *Pinnung*, eine *instabile* Schienung durch *Bolzung* oder *Drahtung* erreichen.

Die von Küntscher inaugurierte *Marknagelung* hat eine „*Vielpunkteverklemmung*" zum Ziel. Je größer die Zahl der *Verklemmungspunkte* im proximalen und distalen Fragment und je größer der Verklemmungsdruck ist, um so fester ist die Schienung. Eine Markhöhle kann man als ein sanduhrförmiges Rohr mit sehr vielen in Längsrichtung angeordneten Segmenten auffassen. An je mehr Einzelpunkten des inneren Segmentumfanges und an je mehr Segmenten die Verklemmung stattfindet, um so wirksamer ist die Schienung. Bei der Nagelung findet die Verklemmung nicht nur in vielen Segmenten und Segmentumfängen des Kompaktarohres, sondern immer auch in der Spongiosa des entgegengesetzt liegenden Fragmentes statt.

Das von Rush (1955) entwickelte System der *Markpinnung* — der Ausdruck wurde von Gelbke (1957) geprägt — hat den *gezielten Dreipunkte*-(bzw. Sechspunkte-)*druck* zur Grundlage. Der Dreipunktedruck muß so gezielt angesetzt werden, daß er dem deformierenden Muskelzug entgegenwirkt. Daß sich die gezielte Dreipunkteverklemmung in der Praxis häufig nicht verwirklichen läßt und dann die Pinnung zur Nagelung (im günstigsten Falle) oder zur Bolzung bzw. Drahtung führt, ist in diesem Zusammenhang unerheblich. Zur Pinnung werden relativ dicke, bedingt längselastische, querstarre Nägel (Rushnägel) benutzt.

In Tabelle 1 sind die Methoden der Markraumschienung nach ihrem Stabilisierungsprinzip geordnet. Die *Küntschermethode* unterscheidet sich von den übrigen Nagelungsmethoden dadurch, daß die Verklemmung nicht nur durch Nutzung der Wandelastizität des Knochens, sondern auch der Querelastizität des Nagels erreicht werden kann. Die Methoden von Oberholzer bzw. Sage, Lottes und Hansen-Street sind einander sehr ähnlich. Sie unterscheiden sich aber u. E. auch von der Küntschermethode nur wenig, da die Querelastizität der Küntschernägel als Stabilisierungsfaktor in der Praxis nur sehr beschränkt nutzbar ist. Dagegen ist das Verfahren von Herzog davon grundsätzlich verschieden.

Tabelle 1. *Methoden der Markraumschienung nach Stabilisierungsprinzip*

Prinzip	Methode	Hauptstabilisierungsfaktor
Nagelung = Stabilisierung gegen Verformung in mehreren Richtungen durch *Vielpunkteverklemmung*	Küntscher	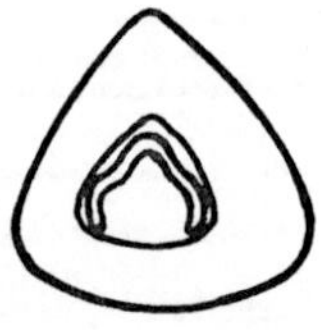 1. *Querverklemmung* durch a) Kleeblattprofil
		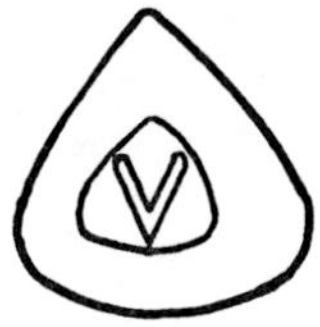 b) V-Profil
	Oberholzer/Sage	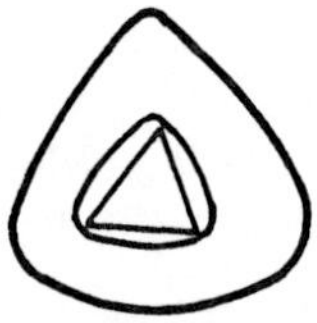 c) Dreieckprofil
	Lottes	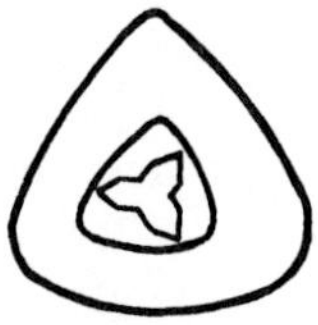 d) Dreisternprofil
	Hansen-Street	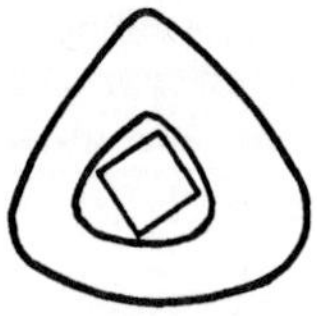 e) Rhombusprofil
	Herzog	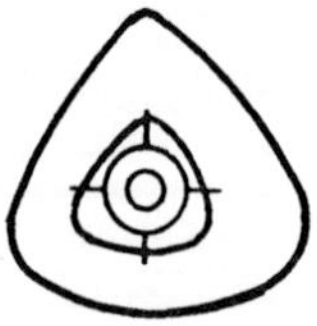 f) Ringprofil mit Verankerungsdrähten
	Hackethal	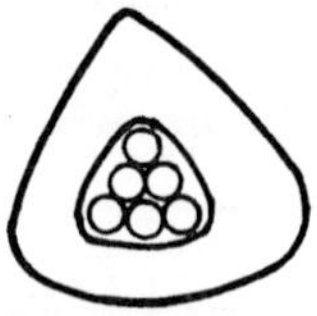 g) Vielpunkteprofil + Spreizeffekt

Tabelle 1 (Fortsetzung)

Prinzip	Methode	Hauptstabilisierungsfaktor
Pinnung = Stabilisierung gegen Verformung in mehreren Richtungen durch gezielte *Drei-* oder Sechs*punkteverklemmung*	Rush	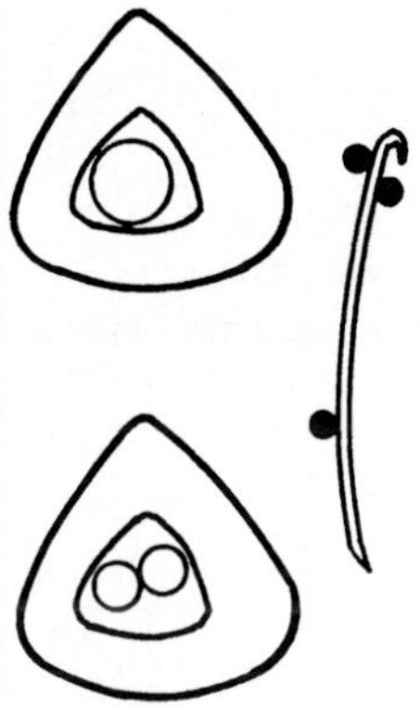 2. *Längsverklemmung* durch Dreipunktedruck oder Sechspunktedruck
Bolzung = Stabilisierung gegen Verformung im Sinne der Querverschiebung und starken Knickung durch *Wegverlegung* ohne Verklemmung		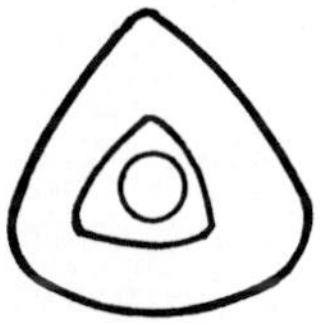 3. *Wegverlegung*
Drahtung = Stabilisierung gegen Verformung im Sinne der Querverschiebung durch *grobe Wegverlegung* ohne Verklemmung	Böhler-Zrubecky	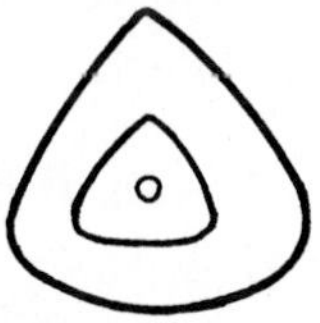 4. *grobe Wegverlegung*

B. Kritische Betrachtungen zu den gebräuchlichen Methoden der stabilen Markraumschienung

Im folgenden wird versucht, die wesentlichen Gründe für Schwächen der bisher gebräuchlichen Methoden auf Grund der Berichte im Schrifttum und eigener Erfahrungen aufzuzeigen. Diese kritische Betrachtung soll und kann die mit der Marknagelung erreichten, oft ausgezeichneten Erfolge und die von ihren Schöpfern geleistete Pionierarbeit nicht im mindesten schmälern. Die kritische Analyse hat den Zweck, den Ursachen für beschriebene und selbst beobachtete Mißerfolge nachzuspüren, um daraus einen Nutzen für die Marknagelung im allgemeinen und die Bündel-Nagelung im besonderen zu ziehen.

Zuerst und am ausführlichsten werden die Küntschernagelung und die ihr engverwandten Methoden (s. S. 3) besprochen. Viele der hier angeführten methodischen Schwächen gelten auch für die später behandelten Verfahren nach Herzog und Rush.

1. Küntschernagelung und engverwandte Marknagelungsmethoden

Die Küntschernagelung ist über die ganze Welt verbreitet. Sie hat zu vielen ausgezeichneten Erfolgen geführt. Sie birgt in ihrer Zielsetzung ein Optimum an Schienungsfestigkeit. Leider läßt sich in der Praxis mit Hilfe dieser Methode eine stabile, formgerechte Osteosynthese oft nicht erreichen. Das gilt ebenso für die engverwandten Nagelungsmethoden nach OBERHOLZER bzw. SAGE, nach LOTTES und HANSEN-STREET.

Folgende Nachteile sind für die beobachteten Mißerfolge nach Marknagelung im wesentlichen verantwortlich:

1. Die Bestimmung der optimalen Nagelgröße erfordert ein *Meßverfahren.* Dies ist zwar für den Eingearbeiteten einfach, im ganzen aber zweifellos umständlich. Abgesehen davon passiert es auch dem Erfahrenen nicht selten, daß er sich bei der Wahl des Nagels irrt, insbesondere weil die Weite der engsten Markhöhlenstelle oft nicht zuverlässig zu beurteilen ist und weil physiologische Verkrümmungen nicht fest berechnet werden können.

2. Nur ein *großes Vorratslager* an Nägeln verschiedenster Länge, Dicke und Form verbürgt, daß für den Einzelfall der richtige Nagel vorhanden ist. Dennoch reicht auch ein großes Vorratslager gelegentlich nicht aus, so daß vorhandene Nägel in einer Werkstatt umgearbeitet werden müssen (KÜNTSCHER 1960 [1]).

3. Durch Wahl eines *zu dicken Nagels* besteht die Gefahr des irreversiblen Festlaufens, der Knochensprengung, des Aufspießens und Verlagerns eines isolierten Fragmentes und des Auseinandertreibens der Fragmente. Nach BÖHLER (1944) „gehört es zu den dramatischsten Vorkommnissen, wenn es nur unter den größten stundenlangen Anstrengungen oder überhaupt nicht mehr gelingt, ihn herauszuziehen".

4. Bei Verwendung eines *zu dünnen* oder *zu kurzen Nagels* bleibt die Nagelung instabil. Man benötigt dann einen zusätzlichen Gipsverband.

5. Bei Gebrauch eines *zu langen Nagels* besteht die Gefahr der Eintreibung in ein Gelenk. Um diese Gefahr auf jeden Fall zu vermeiden, wird der Nagel häufig bewußt zu kurz gewählt.

6. Infolge der *Starrheit des Nagels* ist er zum seitlichen Einschlagen in Markhöhlen nicht gut geeignet. Die mangelhafte „Kurvensicherheit" bringt die Gefahr der Knochensprengung, des Verfangens der Nagelspitze und der Nagelverkrümmung mit sich. Letzteres führt zur Verkrümmung des Bruches im Sinne der Nagelverbiegung. Achsenknickungen im Sinne der Rekurvation bei Unterschenkelnagelungen, im Sinne der Antekurvation bei aufsteigenden Oberarmnagelungen, im Sinne der X-Stellung bei absteigenden Oberarmnagelungen und bei aufsteigenden Speichennagelungen sind die Folge. Nachträgliche Korrektur durch Verbiegung des Nagels — nachdem er bereits voll eingeschlagen ist — gelingt oft nicht (weil Nagel zu fest) und führt bei Gelingen immer zur Distraktion (falls sie nicht schon vorher bestanden hat), oft auch zur Lockerung des Nagels.

7. Um den starren Nagel möglichst flach einführen zu können, muß der *Einschlagort* so *nahe* wie möglich *an* das *Nachbargelenk* verlegt werden — damit der Abstand von der Fraktur nicht zu kurz wird. So empfiehlt KÜNTSCHER (1960 [1]) bei Schienbeinnagelungen den Nagel an der vorderen Gelenklippe des Schienbeinkopfes einzuschlagen. Dieses Vorgehen birgt die Gefahr der Gelenkverletzung in sich.

8. Das Einführen eines Oberschenkelnagels in die Markhöhle von kranial — zur absteigenden Nagelung — ist nicht ganz einfach, da die *Einschlagstelle* — der mediale Rand des Trochanters — *in der Tiefe der Weichteile* liegt und nicht sicht-, sondern nur fühlbar ist. Auch erfahrene Nagelungstechniker geraten hier gelegentlich in Schwierigkeiten (HÄBLER 1950). Verletzungen des Hüftgelenks sind beschrieben worden.

9. Auch bei der Möglichkeit, den Nagel im Oberschenkelbereich auf geradem Wege — und nicht von der Seite her — in die Markhöhle einzuführen, besteht die *Gefahr der Achsenknickung* im Sinne der Rekurvation, da die Markhöhle in der Sagittalebene kein gerades Rohr, sondern im Sinne der Antekurvation geschwungen ist.

10. Brüche, die nicht an der engsten Stelle der Markhöhle liegen, können oft *nicht biegungsstabil* genagelt werden. Dies insbesondere hat KÜNTSCHER (1959 [1]) dazu veranlaßt, sehr großzügigen Gebrauch von der Aufbohrung des Markraumes zu machen. Die Notwendigkeit des Aufbohrens kompliziert die Nagelungstechnik. Im übrigen können die dadurch verursachten Schädigungen in ihren Auswirkungen noch nicht abschließend beurteilt werden.

Der gleiche Umstand führt häufig auch zu einer *mangelhaften Distraktionsstabilität*, d. h. der Nagel verhindert das sekundäre Auseinanderweichen der Fragmente nicht. Dies gilt insbesondere für Oberarmfrakturen. M. LANGE (1959) bezeichnet es als einen speziellen Fehler bei Oberarmnagelungen, wenn keine Fixierung der Bruchenden durch zusätzliche Drahtnaht als Schutz gegen ein Auseinanderweichen der Bruchstücke und zur Sicherung der Rotation gemacht werde. ,,Diese Drahtnaht ist nicht überflüssig, auch wenn es eine Anzahl von Fällen gibt, bei denen es ohne die Drahtfixierung gut gehen mag" (M. LANGE).

11. Die Nägel mit Kleeblattprofil führen sehr häufig *nicht* zu einer *genügenden Drehstabilität*, weil die Verankerung außerhalb der Markraumtaille fast immer und innerhalb der Taille oft nicht fest genug ist. Drehstabilität wird deshalb meist nur bei günstiger Konstellation körpereigener Kräfte (s. S. 29) erreicht. Gerade die oft ungenügende Drehstabilität ist dafür verantwortlich, daß bei der Nagelung von Unterschenkelfrakturen sehr häufig zusätzlich ein Gipsverband angelegt werden muß. Nach JAHNA u. SCHARITZER (1959) verwendeten HÄBLER, SOEUR, EHALT und FISCHER-MAATZ nach Unterschenkelnagelungen in 61,5—90,9% zusätzlich einen Gipsverband und betonten die Gefahren der verzögerten Callusbildung und der Pseudarthroseentstehung, wenn man sich auf die Fixation durch den Marknagel allein verlasse. ZRUBECKY (1959) sagt, daß ,,keine Osteosynthese am Unterschenkel so stabil ist — wie beispielsweise am Oberschenkel —, daß auf den Gipsverband verzichtet werden könnte".

12. Die Oberschenkelnagelung erfordert eine *umständliche Lagerung*, um die Nageleinschlagstelle möglichst dicht unter die Haut zu bringen. Die übliche Seitenlagerung führt dazu, daß es während der Operation oft zu einer unkontrollierbaren Beckenverdrehung, meistens im Sinne einer vermehrten Bauchlagerung, kommt. Dies beschwört die Gefahr der Nagelung mit (Außen-)Drehfehler herauf. Untersuchungen bei Begutachtungen an unserer Klinik haben ergeben, daß ein Außendrehfehler bei genagelten Oberschenkelquerbrüchen sehr häufig ist. Im Mittel hat er 20^0 — 1mal 45^0! — betragen.

13. Der *Führungsspieß verklemmt sich* nicht selten mit dem Nagel. Dann kann der Nagel samt dem festgefressenen Spieß die hintere Compacta „unter Setzen einer erheblichen Fraktur verlassen“ (HERZOG 1958). Auch das Abbrechen des Spießes ist beobachtet worden (SPRENGEL 1942).

14. In Ermangelung eines geeigneten Repositionsgerätes führt der Versuch einer geschlossenen Nagelung, insbesondere am Oberschenkel, nicht selten zu einer *schweren Traumatisierung des Gewebes* und zum traumatischen Schock. Es sind mehrere Todesfälle durch Nagelungsschock beschrieben worden.

15. Die Gefahr der *tödlichen Fettembolie* ist insbesondere bei Oberschenkelnagelungen relativ groß (s. S. 39).

16. Die (spätere) *Nagelentfernung* bereitet gelegentlich erhebliche *Schwierigkeiten*. Mehrere ernste Zwischenfälle sind von BÖHLER (1944) beschrieben worden. GRIESSMANN u. SCHÜTTEMEYER (1947) haben 1 Todesfall durch Hüftgelenksempyem nach Nagelentfernung (mit Verletzung des Hüftgelenkes und Infektion) beschrieben. M. LANGE schreibt: „Die Unterschenkelnagelung mit dem Spreiznagel wird von fast allen Kliniken abgelehnt. Seine Anwendung ist z. B. in der Klinik BÜRKLE DE LA CAMP streng verboten; die Herausmeißelung sei schrecklich.“

2. Herzognagelung

Die oft unzureichende Stabilität nach Küntschernagelungen hat HERZOG (1958) veranlaßt, nach einem anderen Weg zu suchen. Das Ergebnis ist der *Rohrschlitznagel*. Es ist dies ein längs- und querstarres Rohr mit seitlichen Schlitzen, aus denen zur Erreichung einer Verklemmung nachträglich eingeschobene Drähte „ausgeklinkt“ werden. HERZOG wendet den Rohrschlitznagel seit 1950 an. Der Autor berichtet, daß z. B. bei 34 geschlossenen Schienbeinnagelungen wegen Pseudarthrose nur in 2 Fällen ein Unterschenkelgipsverband zusätzlich angelegt werden mußte. WILLENEGGER (1959), der die Herzognagelung aufgegriffen hat, ist der Meinung, daß sie „für den Unterschenkelbruch, wenn wir ihn in bestimmten Fällen nageln müssen, gegenüber allen bisherigen Osteosyntheseverfahren der Tibia vorläufig die beste ist, da uns der Rohrschlitznagel eine absolute Stabilität verschafft“. Über die Zahl der ausgeführten Nagelungen usw. berichtet WILLENEGGER nichts. Andere Publikationen über den Rohrschlitznagel konnten wir nicht finden. Eigene Erfahrungen damit fehlen uns. Abgesehen von den günstigeren Verankerungsmöglichkeiten dürften etwa die gleichen Störungsmöglichkeiten wie bei der Küntschernagelung gegeben sein (s. S. 6). Technisch ist das Ganze zweifellos komplizierter als die Küntschernagelung. M. LANGE (1959) glaubt deshalb, daß die Rohrschlitznageltechnik „kein für die Allgemeinheit geeignetes Verfahren“ ist.

3. Rushpinnung

Die Veröffentlichungen von GELBKE (1955 u. 1957) haben in Deutschland zur Einführung der *Markraumpinnung* nach RUSH geführt. Das Verfahren ist von vielen Chirurgen — auch von unserer Klinik — dankbar begrüßt worden, weil gehofft werden konnte, daß gewisse Schwächen der Küntschernagelung damit vermeidbar wurden. Besonders bestechend war an der Rushmethode von vornherein die gute „Kurvengängigkeit“. Diese erlaubte es, den Pin immer von der Seite her in die Markhöhle einzuführen. Das brachte eine wesentliche Vereinfachung mit sich. Im übrigen ergab sich die Möglichkeit, durch Vorschränkung des Pins seine Spitze in die gewünschte Marschrichtung zu steuern. Der relativ dünne Pin konnte sich in der Markhöhle nicht festlaufen, sich lediglich die (scharfe) Pinspitze verfangen.

Außer von GELBKE wurde aus der Freiburger Klinik (KOSLOWSKI 1958 und KLÖSS 1960) und durch den Verfasser (1957) über Erfahrungen mit der Rushpinnung berichtet. Statistiken über Komplikationshäufigkeit, Heilungsdauer usw. fehlen noch.

Der Rushpin hat — wie oben besprochen — verschiedene Nachteile des Küntschernagels nicht. Die *Vorteile* werden aber *für den Preis der geringeren Stabilität erkauft.* Das Prinzip des *gezielten Dreipunktedruckes* läßt sich in der Praxis häufig nicht verwirklichen. Die Rush-(1 Pin-)methode entspricht im Hinblick auf Technik und Erfolg in der Regel der Küntscher„nagelung“ mit zu dünnem Nagel. Die Technik ist leicht, der Erfolg zweifelhaft, meistens unbefriedigend. Inzwischen verwenden wir die Rushpinnung an der Erlanger Klinik nur in Form der Doppelpinmethode für bestimmte gelenknahe Frakturen.

Typische Komplikationsmöglichkeiten der Rushnagelung sind einerseits die Pinwanderung in die Markhöhle, unter die Haut und in Gelenke. Eine Achsenknickung im Sinne der (vorgeschränkten) Pinkrümmung ist häufig, weil der Pin meistens im *Schaft*teil — und nicht nur an der Spitze — vorgeschränkt wird.

Die anfängliche Begeisterung für die Rushpinnung ist inzwischen weitgehend abgeklungen. BÜRKLE DE LA CAMP (1960) ist zu der Auffassung gekommen, daß „die Methode von KÜNTSCHER und auch die Erweiterungen dieser Methode durch HERZOG u. a. der Methode von RUSH überlegen sind“. SAGE (1959) ist der Meinung, daß das Küntscherprinzip der Auffüllung des Markraumes dem der Dreipunktefixation überlegen ist.

KLÖSS berichtet 1960 aus der Freiburger Klinik, daß für die untere Extremität ausschließlich der Küntschernagel genommen werde. Um eine größtmögliche Fixation zu erreichen, sollte der längste und dickste Küntschernagel, der möglich sei, gewählt werden.

Auch bei den von RUSH veröffentlichen Fällen spielt die Fixation des Rushnagels in der Condylenspongiosa — also die Vielpunkteverklemmung — eine wichtige Rolle, wie zahlreiche der in seinem Atlas veröffentliche Röntgenbilder beweisen. Daß viele, die sich zunächst der Rushnagelung zugewandt hatten, wieder zur Küntschernagelung zurückgekehrt sind, läßt sich indirekt wohl aus den Angaben KÜNTSCHERS (1960 [2]) schließen, nach denen im Jahr 1959 „die Menge der abgesetzten Küntschernägel um 60—80% in den verschiedenen Sorten nach Angaben der Firma Pohl, die das alleinige Herstellungsrecht besitzt, angestiegen“ ist.

II. Grundlagen der Bündel-Nagelung

A. Wesen der Bündel-Nagelung

Das ursprüngliche *Prinzip* der Bündel-Nagelung ist die *stabile, formgerechte Markraumschienung* mit einer *Vielzahl* — einem *Bündel* — *dünner elastischer Stahlnägel*. Diese sollen einerseits eine *Compacta*-(Rohr-)*nagelung* durch möglichst feste Auffüllung und andererseits eine *multiple Spongiosanagelung* mit möglichst stabilisierungswirksamer Verteilung der Nagelspitzen bewirken. Dabei geschieht die *Einführung* der Nägel in den Markraum *immer ohne Eröffnung der Bruchstelle* und meistens *von der Seite her*. Es werden in der Regel Nägel mit (vor-)*gekrümmter* und *gerader Spitze* benutzt.

Tabelle 2. *Elementartaktik der Bündel-Nagelung*

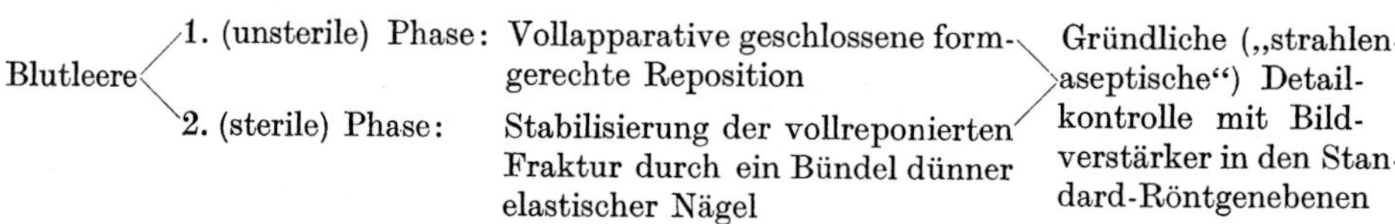

Blutleere	1. (unsterile) Phase:	Vollapparative geschlossene formgerechte Reposition	Gründliche („strahlenaseptische") Detailkontrolle mit Bildverstärker in den Standard-Röntgenebenen
	2. (sterile) Phase:	Stabilisierung der vollreponierten Fraktur durch ein Bündel dünner elastischer Nägel	

Die Praxis hat gezeigt, daß ein Maximum an Erfolgssicherheit nur bei Einhaltung einer bestimmten *Elementar-Taktik* (Tabelle 2) gewährleistet ist. Diese ist so sehr Bestandteil der Methode geworden, daß wir die Bezeichnung „Bündel-Nagelung" zur Charakterisierung der Gesamtmethodik nur einem Vorgehen vorbehalten möchten, dem die Elementar-Taktik zugrunde liegt.

Der Bündel-Nagelung gegenüber steht die „*Bündel-Bolzung*". Sie soll im Sinne einer form*verbessernden* Markraumschienung wirken. Sie ist *instabil* und bedarf deshalb grundsätzlich einer zusätzlichen äußerlichen Schienung. Ihre Anzeige beschränkt sich auf nicht stabil und formgerecht nagelbare und durch äußerliche Schienung allein nicht befriedigend zu stellende und zu haltende Frakturen. Die unfreiwillige Bündel-Bolzung ist in der Regel als Mißerfolg zu werten. Die Einführung nur *eines* Nagels in den Markraum ist *keine* Bündel-Nagelung bzw. -Bolzung.

B. Entwicklung der Methode

Von 1955 bis zum Frühsommer 1959 wurde an der Erlanger Chirurgischen Universitätsklinik die Marknagelung langer Röhrenknochen nach wechselnden Perioden verstärkter Aktivität im Vergleich zur konservativen Behandlung nur relativ selten verwendet. Am häufigsten gebrauchten wir sie zur Nagelung von Oberschenkelschaftbrüchen im mittleren Drittel, wo sie fast ausschließlich offen durchgeführt wurde. Gelegentlich machten wir Unterschenkel- und Oberarmnagelungen mit dem von HERZOG (1953) modifizierten Küntschernagel (nicht Rohrschlitznagel!) in der Regel mit zusätzlicher Gipsfixation.

Die Rushpinnung verwendeten wir etwa 1 Jahr lang relativ oft, dann aber nur noch vereinzelt in Form der Einpin-Technik zur Ulnapinnung und in Form der Doppelpin-Technik zur Behandlung suprakondylärer Oberschenkelfrakturen.

Markraumbolzungen wurden gelegentlich bei Trümmerfrakturen durchgeführt, wenn die Fragmente konservativ nicht zu halten waren. Markraumdrahtungen haben wir vereinzelt bei stark zur Verschiebung neigenden Oberschenkelquerbrüchen im Kindesalter gemacht. Bei langen Spiralfrakturen haben wir eine Zeit-

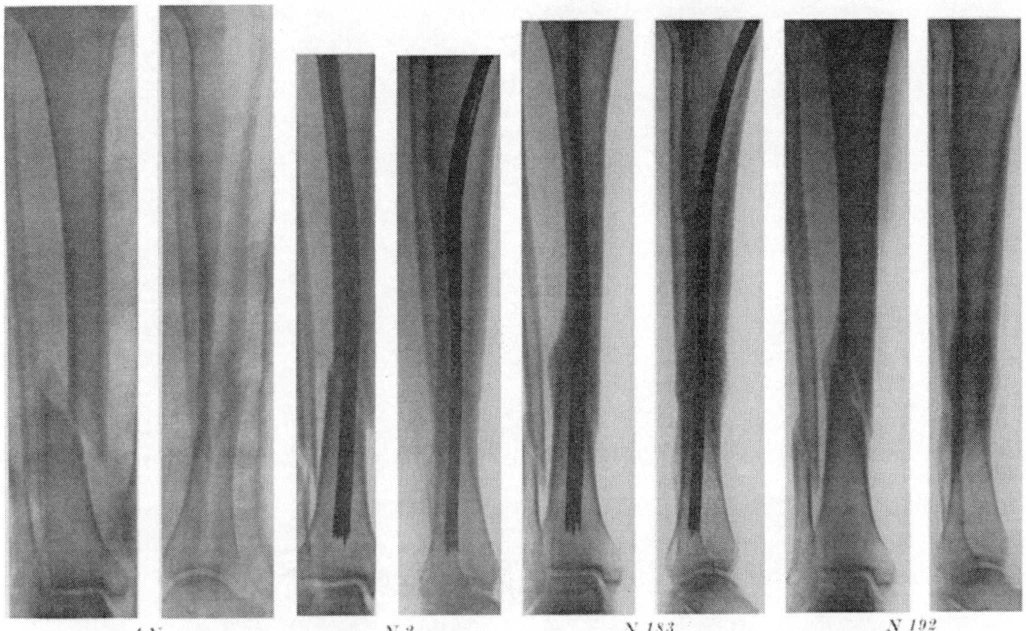

Abb. 2. Röntgenbilder des 1. bündelgenagelten Kranken. 13 Tage alter, kurzer, außen ansteigender Spiralbruch des rechten Schienbeines im 4./5. Sechstel (fensterferne Taillenhälfte + parataillerer divergierender Trichter) mit Wadenbeinbruch im 5. Sechstel bei einem 55jährigen Heizer. Primärstabile Nagelung mit 9 2 mm starken, etwas abgestumpften Kirschnerdrähten. Stationäre Behandlung 44 Tage. Volle Gehbelastung von der 12 Woche an. Arbeitsaufnahme 5 Monate, Nagelentfernung 6 Monate nach der Nagelung. Bildmitte links: 2 Tage nach der Nagelung; X-Knick von 3°. Bildmitte rechts: 183 Tage nach der Nagelung: der X-Knick hat sich voll korrigiert. Rechts im Bild: 192 Tage nach der Nagelung (nach Nagelentfernung). Die entfernten Nägel wiesen starke Korrosionserscheinungen auf. Daher wahrscheinlich die verzögerte Bruchheilung

lang öfter von Drahtumschlingungen Gebrauch gemacht, diese aber dann fast vollständig verlassen.

Weit überwiegend war unsere Frakturenbehandlung bei Schaftbrüchen langer Röhrenknochen *konservativ*. Gipsverband und Streckverband beherrschten das Feld. Eigene Versuche mit dem Ziel der Verbesserung der geläufigen Marknagelungsmethoden führten zunächst zu verschiedenen komplizierten Konstruktionen. Daraus entwickelte sich schließlich die Idee, zur Nagelung nur dünne elastische Stahlnägel zu benutzen und von der Seite her so viele in den Markraum einzuführen, daß der Querschnitt voll aufgefüllt wurde. Diese Kombination des Rushprinzips der Benutzung elastischer Nägel mit der Forderung KÜNTSCHERS nach Querschnittfüllung mit einer in sich stabilen Schiene schien den praktischen Bedürfnissen entgegenzukommen. Entsprechende Vorversuche ergaben, daß durch eine (stabile) Markraumauffüllung mit Kirschnerdrähten — von der Seite her — bei Frakturen in bestimmten Schaftbereichen eine Vollstabilisierung erreichbar war. Daraufhin wurde im Frühsommer 1959 die erste Nagelung — der wir später den Namen „Bündel-Nagelung" gaben — durchgeführt. Es handelte sich um einen 55jährigen Mann, der am 48. Tag nach dem Unfall wegen eines abgerutschten, röntgenologisch nicht befriedigend stehenden (Abb. 2) Spiralbruches des Schien-

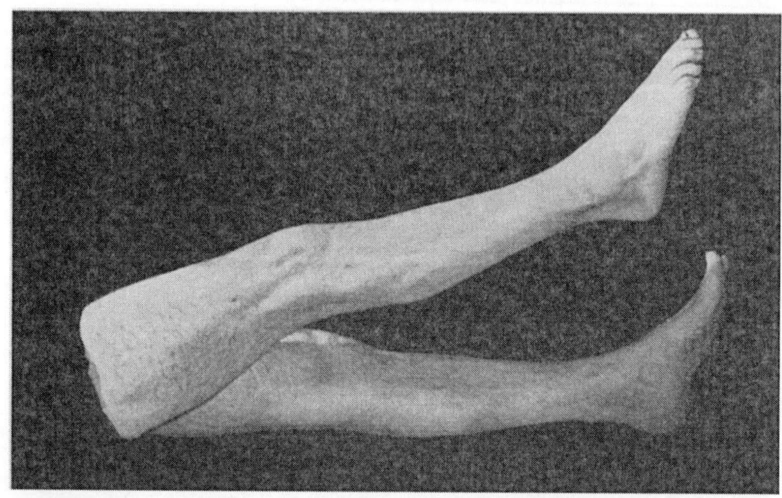

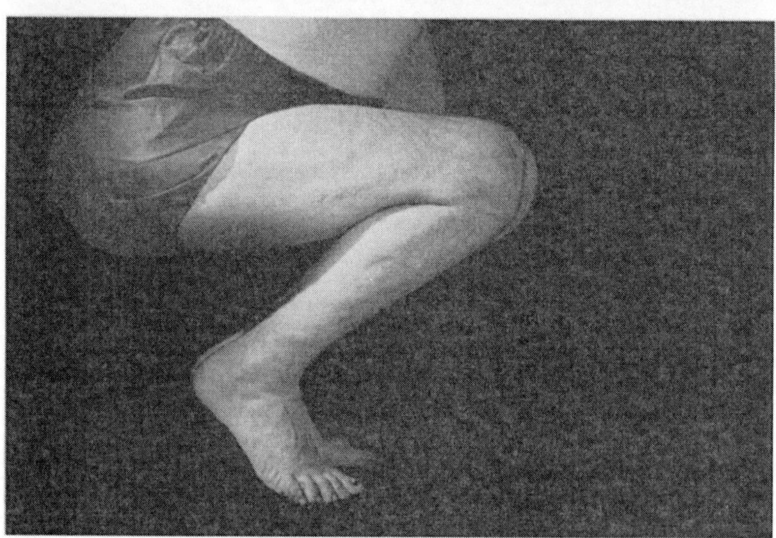

Abb. 3. Funktionsfoto des 1. bündelgenagelten Kranken nach der Nagelentfernung: Nach verzögerter Bruchheilung schließlich gutes funktionelles Resultat

beines in Höhe des 4./5. Sechstels (bei Spiralbruch des Wadenbeines im 5. Sechstel) zur Nagelung kam. Der Kranke wurde auf dem Maquettisch gelagert und nach Extension manuell reponiert. Dann wurden insgesamt neun 2 mm starke, etwas abgestumpfte Kirschnerdrähte eingeschlagen und deren Enden abgeschnitten. Am Schluß der Nagelung war die Fraktur stabil, so daß auf einen zusätzlichen Gipsverband verzichtet werden konnte. Das Röntgenbild (Abb. 2) zeigte bis auf einen X-Knick von 3° eine achsengerechte Stellung. Nach 44 Tagen erfolgte die Entlassung aus der stationären Behandlung mit pp-verheilter Wunde und guter Gelenkbeweglichkeit. Die anschließende ambulante krankengymnastische Behandlung wurde 149 Tage nach der Operation abgeschlossen. 155 Tage nach der Operation war der Patient in seinem Beruf als Heizer arbeitsfähig. Die Nägel wurden dann 6 Monate nach der Nagelung entfernt. Sie wiesen zahlreiche Roststellen auf. Um die Nagelenden fand sich eine schleimige, dunkelverfärbte Flüssigkeit. In Abb. 2 rechts lassen die abschließenden Röntgenbilder erkennen, daß sich der ursprüngliche X-Knick voll korrigiert hat. Abb. 3 zeigt die abschließenden Funktionsfotos.

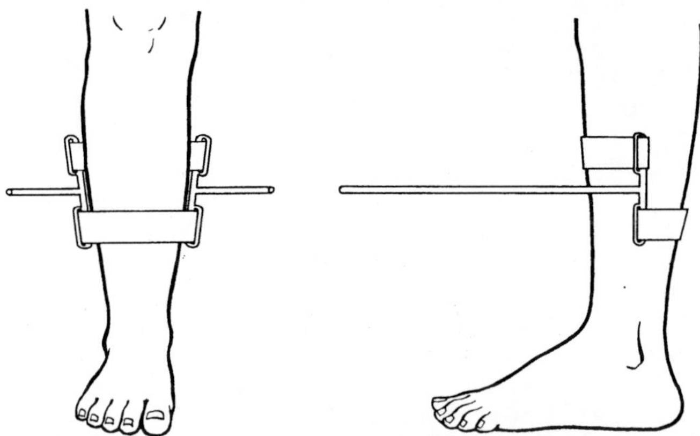

Abb. 4. Repositionshebel des Verfassers. Links: Aufsicht von vorn; rechts: Seitenansicht

Die sich an die erste Nagelung anschließenden Untersuchungen führten zur Entwicklung des auf S. 89 beschriebenen Nagels, mit dem dann die weiteren Nagelungen durchgeführt wurden. Schwierigkeiten bereitete von Anfang an die geschlossene Reposition der Frakturen. Wir hatten anfangs die Hoffnung, daß es genügen würde, die Querschnitte der Frakturenden nach Einschlagen des 1. Nagels bis in Höhe der Fraktur kurz teilweise zur Deckung zu bringen und durch Vorschlagen des Nagels zu halten. Die weitere Reposition erhofften wir uns von den nachfolgenden Nägeln. Es stellte sich jedoch bald heraus, daß dieses Verfahren nicht ausreichte. Insbesondere war auf eine achsengerechte Führung des peripheren Fragmentes durch das Nagelbündel kein Verlaß. Wenn auch die Achsenabweichungen nur wenige Grade betragen haben — wie z. B. beim 1. Fall (s. Abb. 2) —, so war dies unbefriedigend. Wir hatten übrigens ähnliches auch früher schon bei Küntschernagelungen beobachtet, wo geringe Achsenknickungen bei alleinigem Vertrauen auf die achsenkorrigierende Kraft des Nagels oft nicht vermeidbar waren, auch wenn dieser sich beim Einschlagakt nicht verbogen hatte. Da uns ein Repositionsgerät nicht zur Verfügung stand, ließen wir uns 2 L-förmige Hebel vom Instrumentenmacher herstellen (Abb. 4). Diese Hebel haben wir bei den nächsten 20 Nagelungen zur Reposition benutzt. Es gelang uns zwar in der Regel, damit eine Reposition zu erreichen. Bei Oberschenkelfrakturen artete das Repositionsmanöver nicht selten in einen schweren „Ringkampf" aus. Abgesehen davon war die Strahlenbelastung des „Repositeurs" trotz Benutzung eines Bildverstärkers erheblich und auf die Dauer nicht tragbar.

Diese unbefriedigende Situation regte uns an, nach einem Repositionsgerät zu suchen, mit dem die Einrichtung rein apparativ erreicht werden konnte. Die bereits im Handel befindlichen Geräte (s. S. 66) befriedigten uns nicht, insbesondere, weil sie bei der Durchleuchtungskontrolle mit dem Bildverstärker störten. Wir entwickelten schließlich das in Abb. 5 dargestellte Repositions- und Retentionsgerät Typ „Viermastanker". Es hat im wesentlichen schon die Eigenschaften des weiterentwickelten Repositions- und Retentionsgerätes „Viermastkran" (s. Abb. 30 und S. 66). Nur mußte die Reposition durch manuellen Zug an den Lederriemen und anschließende Verankerung an den Längsmasten erfolgen. Wir konnten mit Hilfe des Viermastankers die Frakturen schrittweise reponieren und halten, ohne uns den Strahlen auszusetzen. Dank der Anordnung der Längsmasten in den Diagonalebenen störten diese bei der Durchleuchtung nicht. In die gleiche Zeit fällt auch der Beginn der Durchleuchtungskontrolle mit Hilfe des Fernsehbildverstärkers. Gerade für die Bündel-Nagelung erwies es sich als außerordentlicher Vorteil, daß der Operateur bei der Nagelung seinen Platz nicht zu verlassen braucht und sozusagen unter direkter Sicht nageln kann.

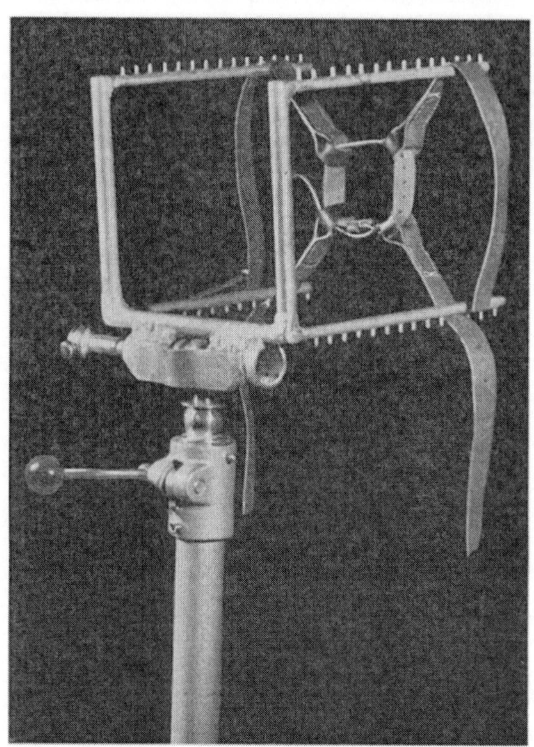

Abb. 5. Früheres Repositionsgerät des Verfassers Typ Viermastanker. Das Gerät ist auf eine Vertikalsäule des Maquet-Tisches montiert. An den Längsmasten finden sich Zapfen, die die Verankerung der am Ledergürtel angreifenden Zugriemen ermöglichen. Es ist nur ein Ledergürtel mit Zugriemen provisorisch befestigt. Die Züge verlaufen — wie beim Viermastkran (s. Abb. 30) — diagonal

Besonders bei der Reposition von stark verschobenen Oberschenkelfrakturen machte sich ein Schönheitsfehler des Viermastankers für den „Repositeur" unangenehm bemerkbar. Das war die Notwendigkeit, die Züge mit Körperkraft anzuspannen und zu verankern. So wurde der Viermastkran entwickelt (Abb. 30), bei dem der Zug mit Hilfe von Winden — ohne jede Kraftanstrengung — ausgeübt wird. Durch Anordnung der Seiltrommeln außerhalb des Strahlenkegels wurde es nun möglich, während der Röntgendurchleuchtung die Reposition ohne Strahlenbelastung durchzuführen.

Außer dem Repositionsgerät wurden im Laufe der Zeit verschiedene Zusatzgeräte zu dem Maquettisch entwickelt, die eine situationsgerechte Lagerung für jede Nagelungsart ermöglichen (s. Kapitel III, C).

Auch die Nagelungstechnik änderte sich im Laufe der Zeit. Anfangs verwendeten wir nur gerade (nicht vorgeschränkte) Nägel, die wir mit Vorschlaghülsen (s. Abb. 63) einschlugen. Allein durch Vollfüllung der Markraumtaille mit Eckenschienung und Furchungseffekt (s. Abb. 16) und durch das in der Spongiosa wirksam werdende drehstabilisierende Moment des nichtrunden Querschnittaußenprofils des Nagelbündels (s. Tabelle 1 und 6) gelang in der Regel eine stabile Nagelung. Später wurden wir uns der zusätzlichen nagelungstechnischen und verankerungswirksamen Vorteile der Vorschränkung der Nagelspitzen mit planmäßiger Steuerung der Spitzenkrümmung bewußt. Seither versuchen wir sie bei den Nagelungen, soweit es möglich und zweckmäßig ist, zu nutzen (Abb. 7). Die Verkeilung des konvergierenden Trichters (Abb. 13 u. Abb. 15) war schließlich der letzte Schritt auf der Suche nach Verbesserung der Schienungsfestigkeit.

Es scheint, daß die Methode der Bündel-Nagelung im Hinblick auf Zielsetzung und praktische Durchführung (s. S. 10) neu ist. Jedenfalls konnten wir in der Literatur keinen Hinweis auf eine frühere routinemäßige Anwendung finden. Der Verfasser hat 1959 darüber kurz vorgetragen, im übrigen aber auf einen weiteren Bericht bewußt verzichtet, um nicht zu vorschneller Nachahmung anzuregen.

Nicht neu ist die Idee, den Markraum durch Vollfüllung mit Kirschnerdrähten zu schienen. Küntscher hat sich schon bei seinen ersten Tierversuchen dieser Nagelungsart bedient. Bürkle de la Camp (1947) war wohl der erste, der über eine Marknagelung mit Kirschnerdrähten beim Menschen berichtet hat. Weil die vorhandenen Marknägel für Unterarmfrakturen oft nicht dünn genug waren, schlug er 2 oder 3 Drähte ein und füllte damit die Markhöhle fest aus. Landelius publizierte 1951 über 64 Fälle, bei denen zur Marknagelung kleiner Röhrenknochen, bei Schlüsselbein-, Mittelhand-, Fuß- und Fingerbrüchen sowie bei suprakondylären Oberarm- und Unterarmbrüchen bei Kindern — ein dicker Kirschnerdraht oder mehrere zusammen mit einer äußerlichen Fixation durch Gipsverband — bzw. Mitella bei Schlüsselbeinfrakturen — verwendet wurden.

Küntscher hat 1955 über die Marknagelung einer suprakondylären Oberarmfraktur mit vielen vorgeschränkten Kirschnerdrähten veröffentlicht. Durch planvolle Verteilung der Drahtspitzen in der Spongiosa der Epiphyse hat er diese am proximalen Fragment fixiert. Dieses Vorgehen ähnelt dem bei Bündel-Nagelung geübten sehr. Dennoch kann man wohl sagen, daß die Zielsetzung der der Bündelnagelung nur teilweise entsprach (s. S. 10). Im übrigen ist diese Art der Nagelung nie routinemäßig angewendet worden. Jedenfalls ist Küntscher in späteren Arbeiten — auch über die Nagelung gelenknaher Brüche — nicht auf die Methode zurückgekommen. Er hat (1957) auch für die gelenknahen Brüche die Nagelung mit einem Doppelnagel nach Art der Doppelpinmethodik von Rush empfohlen. Die multiple Spongiosanagelung bzw. -spickung, wie sie von Nyström, Moore (1934 u. 1937), Telson u. Ransohoff (1935), Gaenslen (1935) u. a. zur Behandlung der Schenkelhalsfraktur empfohlen worden ist, ähnelt der Bündel-Nagelung nur wenig. Zwar kommt eine derartige Spongiosanagelung auch bei der Bündel-Nagelung zur Auswirkung, doch ist das nicht das entscheidende Stabilisierungsprinzip. Gleiches gilt für multiple Kirschnerdrahtspickungen, wie sie zur Fixation spongiöser Knochenabschnitte heute gern und mit gutem Erfolg verwendet werden — eine Methode, die insbesondere von J. Böhler (1953, 1955, 1956) und seinem Mitarbeiter Streli (1955 u. 1957) ausgearbeitet wurde.

C. Wirkungsweise der Bündel-Nagelung

Ein Marknagelungsverfahren ist nur dann brauchbar, wenn es die durch die Reposition erreichte Knochenform *bis zur knöchernen Heilung* zuverlässig aufrechterhält. Dies setzt einerseits voraus, daß die Markraumschienung *stabil* ist. Andererseits muß sie sich auf die Bruchheilung so auswirken, daß der *fließende Übergang von Nagelungsstabilisierung in Callusstabilisierung* gewährleistet ist.

1. Stabilisierungswirkung

Die Stabilisierungswirkung einer Markraumschiene muß man nach *Grad*, *Richtung* und *Dauer* werten. *Allgemeiner Maßstab* für den Stabilisierungsgrad ist die *Größe des Widerstandes*, den der genagelte Knochen einer (deformierenden) *Kraft* in den einzelnen *Hauptverformungsrichtungen* (s. Tabelle 3) entgegensetzt. *Klinischer Maßstab* ist die durch *Abschätzung* ermittelte Deformierungsgröße bei einem manuellen Deformierungsversuch mit unterschiedlicher (geschätzter) Kraft. In Tabelle 4 ist der bei uns übliche klinische Maßstab des Stabilisierungsgrades einer bündelgenagelten Fraktur dargestellt. Als *stabil* charakterisieren wir eine Markraumschienung, wenn die Stabilitätsprüfung unter Anwendung von Kräften, wie sie im Rahmen der planmäßigen Übungsbehandlung (s. Tabelle 17 und 18) maximal einwirken (= „*übungsbedingte Verformungskräfte*"), zu keiner oder lediglich zu einer geringen elastischen Verformung führt.

Aus Tabelle 4 geht hervor, daß wir den Klassifizierungsgrad „*stabil*" in die Klassen „*vollstabil*" und „*elastisch-stabil*" unterteilt haben. Diese Einteilung ist ein Zugeständnis an die Besonderheiten der Bündel-Nagelung. Nicht immer gelingt es, Vollstabilität zu erreichen. Bei einem gewissen Prozentsatz der Nagelungen ist in einer oder mehreren Hauptverformungsrichtungen eine geringgradige Verformung im Rahmen der Bündelelastizität (s. S. 19) möglich, die *sofort restlos* zurückgeht, wenn die deformierende Kraft nachläßt. Es hat sich gezeigt, daß das Vorhandensein einer elastischen Stabilität praktisch die gleichen Konsequenzen hat wie die Vollstabilität. Heilungsdauer und Heilungsaussichten sind ohne Unterschied.

Streng zu unterscheiden von der elastischen Stabilität ist die *Teilstabilität*. Sie charakterisiert den gleichen Stabilisierungsgrad, den z. B. Häbler (1950) als „relativ stabil" gekennzeichnet hat. Hier sind (geringe) Wackelbewegungen zwischen Nagel bzw. Bündel und Knochen möglich.

Die *Dauer der Stabilisierung* hängt (auch) bei der Bündel-Nagelung im wesentlichen von der Compacta-(Rohr-)Wand- und Spongiosaelastizität einerseits und der Schnelligkeit der Kontaktresorption andererseits ab. Beides sind Faktoren, die für die Indikationsstellung wichtig, durch die Nagelungstechnik aber unbeeinflußbar sind.

In Tabelle 5 sind die für den Stabilisierungsgrad bündelgenagelter Knochenbrüche grundsätzlich verantwortlichen Faktoren zusammengestellt. Die *Bündelfestigkeit* ist abhängig von der *Festigkeit der Einzelnägel*, der *Zahl der Nägel*, der *Dichte des Nagelbündels* und der *Anordnung der Nägel im Bündelquerschnitt*. Bei symmetrischer Anordnung der Nägel ist die Biegungsstabilität in allen Bewegungsrichtungen gleich, bei asymmetrischer Anordnung differiert sie entsprechend dem unterschiedlichen Querschnittsdurchmesser in der jeweiligen Biegungsebene.

Tabelle 3. *Verformungsmöglichkeiten bei instabiler Markraumschienung, bezogen auf die Hauptverformungsrichtung. Charakterisierung der Verformung und der Verformungsstabilität, falls sie gegeben ist*

Richtung der Querschnittsverschiebung zur Längsachse		Verformungseffekt, bezogen auf die Hauptverformungsrichtung		Charakterisierung der Verformung		Charakterisierung der Verformungsstabilität nach Richtung
		allgemein	speziell	allgemein	speziell	
Querschnitts-verschiebung *senkrecht* zur Längsachse	Querverschiebung der Bruchflächen gegeneinander	*Quer-verschiebung*	gegen die Sagittal-ebene	Bajonett-(Trep-pen-)Stellung mit sagittaler Stufe	Vordere Stufenbildung	querstabil
					Hintere Stufenbildung	
			gegen die Lateral-(Frontal-)ebene	Bajonett-(Trep-pen-)Stellung mit lateraler Stufe	Äußere Stufenbildung	
					Innere Stufenbildung	
	Achsenverbiegung	*Verbiegung*	in Richtung der Sagittalebene	Ante- bzw. Re-kurvation	Beugungs-deformierung	biegungsstabil
					Streckungs-deformierung	
			in Richtung der Lateral-(Frontal-)ebene	Valgus-(X-) bzw. Varus-(O-)ver-biegung	Abduktions-deformierung	
					Adduktions-deformierung	
Querschnitts-verschiebung *parallel* zur Längsachse	Verschiebung i. S. der Ver-kürzung	*Verkürzung*			Kompression	kompressions-stabil
	Verschiebung i. S. der Ver-längerung	*Verlängerung*			Distraktion	distraktionsstabil
	Verschiebung i. S. der Ver-drehung	*Verdrehung*			Außen-verdrehung	drehstabil
					Innen-verdrehung	

Tabelle 4. *Klinischer Maßstab des Stabilisierungsgrades einer bündelgenagelten Fraktur*

Stabilitätsgrad		Kriterium	Konsequenz
Stabil	Vollstabil	Keine Verformung bei Einwirkung „übungsbedingter Verformungskräfte" (s. S. 16)	Zu frühzeitiger Funktionsaufnahme geeignet. Kein Stützverband (außer Druckverband)
	Elastischstabil	Im Rahmen der Bündel-Elastizität stabil: Nur geringgradige Verformung bei Einwirkung „übungsbedingter Verformungskräfte", die beim Nachlassen der verformenden Kraft sofort restlos zurückgeht	
Instabil	Teilstabil	Geringe Wackelbewegungen in einer oder in mehreren Hauptverformungsrichtungen bei Einwirkung „übungsbedingter Verformungskräfte"	Stütz-(oder Lagerungs-)Verband ausreichend, wenn dadurch Stabilität oder volle Ausschaltung der deformierenden Kraft erreicht wird
	Instabil (i. e. S.)	Nicht stabil und nicht teilstabil	Gipsverband oder Streckververband

Tabelle 5. *Stabilisierungsfaktoren für bündelgenagelte Knochenbrüche*

A. *Bündelfestigkeit*
- 1. Festigkeit der Einzelnägel
- 2. Zahl der Einzelnägel
- 3. Dichte des Bündels
- 4. Anordnung der Nägel im Bündel(-Querschnitt)

B. *Verankerungsfestigkeit*
- 1. Größe der Kontaktfläche
  - a) Lage und Beschaffenheit der Bruchzone
    - aa) Lage
    - bb) Höhe
    - cc) Festigkeit
  - b) Form der Compactarohrlichtung beider Verankerungs-„Säulen" (Abb. 10)
    - aa) nach Länge
    - bb) nach Querschnitt
  - c) Nagelungsrichtung (Lage des Knochenfensters)
  - d) „Furchungsgrad"
  - e) Höhe der fensterfernen Spongiosazone
- 2. Intensität des Kontaktes der Querverklemmung
  - a) Querelastizität des Compactarohres
  - b) Querelastizität der Spongiosa
- 3. Knochenfestigkeit
  - a) Compacta-(Wand-)Festigkeit
  - b) Spongiosafestigkeit

C. *Körpereigene Kräfte*
- 1. Knöcherne Widerstände
  - a) durch Bruchtyp
  - b) durch Beiknochen
- 2. Weichteilbedingte Widerstände
  - a) durch Wegverlegung (Sperrung)
  - b) durch Vertäuung

a) Bündelfestigkeit

Um Zahlenwerte über die Festigkeit von Einzelnägeln und Nagelbündeln verschiedener Dicke zu bekommen, haben wir eine Festigkeitsprüfung vom Materialprüfungsamt der Bayerischen Landesgewerbeanstalt Nürnberg[1] durchführen lassen. Zum Vergleich wurden 2 Kleeblattprofilnägel (Küntschernägel) von 8 mm Durchmesser mitgeprüft.

Tabelle 6

Biegemomente und zugehörige elastische Biegewinkel für bleibende Verformungen von 1°, 3° und 6° für Einzel-Bündel-Nägel, Nagel-Bündel verschiedener Stärke und 18-mm-Kleeblattprofilnägel (nach Untersuchung des Materialprüfungsamtes der Bayer. Landesgewerbeanstalt Nürnberg)

	Bleibender Biegewinkel in Grad	a Einzelnagel Mittelw. von 5 Vers.	b 6-Nagel-Bündel				c 8 mm-Profil-Nagel			
						Mittelwert				Mittelwert
el. Biegewinkel in Grad	1°	6,5°	5,5°	6,5°	3°	5°	3,9°	3,6°	4,4°	3,9°
	3°	10,8°	12,6°	12°	12,1°	12,2°	6,4°	6,1°	7,8°	6,8°
	6°	14,2	18°	16,7°	17°	17,2°	9,8°	9,3°	12°	10,4°
Biegemoment in cm kg	1°	50	210	210	105	175	355	295	200	283
	3°	67,5	422	340	380	381	445	400	280	375
	6°	72,5	527	430	480	479	465	437	330	411
	Mmax	82	666	590	682	**646**	546	491	375	**471**

	Bleibender Biegewinkel in Grad	d 3-Nagel-Bündel				e 9-Nagel-Bündel			f 12-Nagel-Bündel		
					Mittelwert			Mittelwert			Mittelwert
el. Biegewinkel in Grad	1°	4,8°	6°	3,3°	4,7°	2,3°	5,8°	4,1°	2,2°	3,7°	3°
	3°	10,2°	11,7°	9,7°	10,5°	12,3°	14,6°	13,5°	8,8°	13,5°	11,2°
	6°	14,5°	15°	14,5°	14,7°	20,3°	20,8°	20,6°	23°	21°	22°
Biegemoment in cm kg	1°	113	136	67	105	90	202	146	135	260	198
	3°	213	215	180	206	535	476	504	510	740	625
	6°	260	253	235	249	790	615	703	1100	1020	1060
	Mmax	340	336	319	**332**	990	936	**963**	1335	1374	**1355**

Die *Zugversuche* ergaben für den Einzelbündelnagel eine Zugfestigkeit von 174,6 kg/mm^2, eine Streckgrenze von 139,4 kg/mm^2 und eine Bruchdehnung von 12%. Die Bruchlast des Küntschernagels betrug 2230 kg. Die Errechnung des Querschnittes des Küntschernagels unter Annahme des gleichen spezifischen Gewichts aus den Langen und Gewichten der Proben ergab eine Zugfestigkeit von etwa 87,3 kg/mm^2.

Bei den *Biegeversuchen* wurden näherungsweise die zum Erreichen einer bestimmten, bleibenden Durchbiegung notwendigen Biegemomente ermittelt. Die „Prüflinge" wurden dabei beidseitig frei aufgelagert und in der Mitte schneiden-

[1] Wir danken Herrn Gewerbebaudirektor Dr. HOEFFGEN und Herrn Dipl.-Ing. STEFFE für die Durchführung der Untersuchungen.

förmig belastet. Die elastischen und bleibenden Biegewinkel wurden aus den gemessenen Durchbiegungen und der halben Stützweite errechnet. Die halbe Stützweite mußte aus meßtechnischen Gründen für die einzelnen Sorten geändert werden.

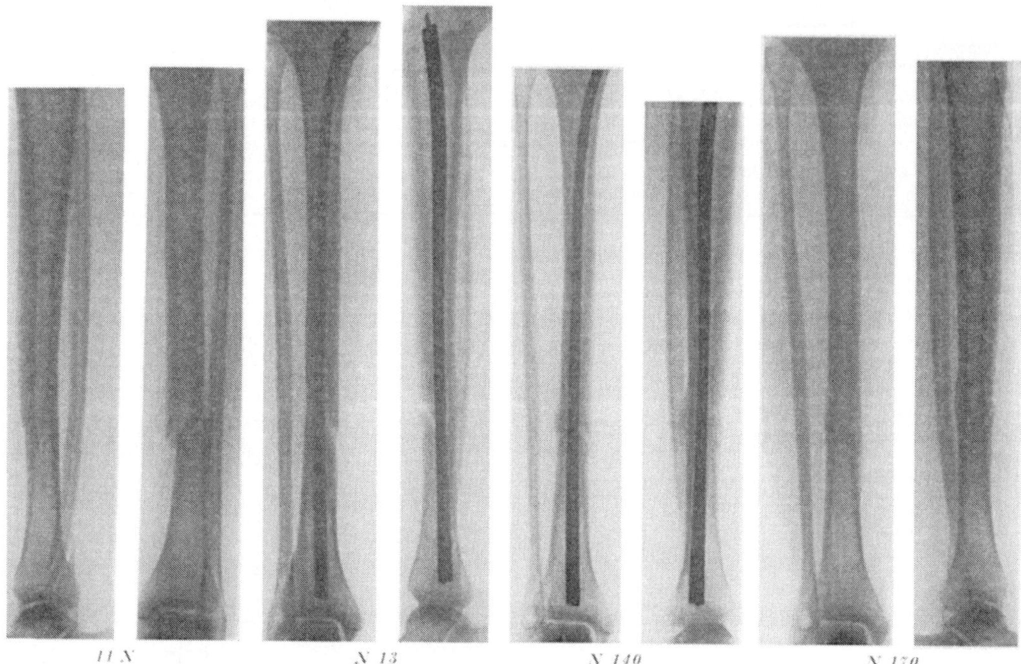

Abb. 6. Bündelnagelung des Schienbeines ohne Vorschränkung der Nagelspitzen: 11 Tage alter, kurzer, außen ansteigender Spiralbruch des rechten Schienbeines im 3. Sechstel (= parataillerer, divergierender Trichter) mit Abbruch eines Volkmannschen Dreiecks und Wadenbeinbruch im 5./6. Sechstel bei einer 45jährigen Hausfrau. Primär und dauerhaft-stabile Nagelung mit 4 Nägeln. Stationäre Behandlung 36 Tage. Volle Gehbelastung von der 10. Woche an. Arbeitsaufnahme 3 Monate nach der Nagelung

Bei den gebündelten Proben wurden die beiden Enden etwa 10 cm weit mit Bindedraht zusammengebunden, so daß in der Mitte ein etwa 15 mm langes unumwickeltes Stück verblieb, auf welches die Belastung aufgebracht wurde. Bei diesen Proben zeigte sich — ebenso wie beim Küntscherprofilnagel — daß die Lage der Einzelnägel bzw. die Lage des Profils zur Kraftrichtung einen sehr wesentlichen Einfluß hat. Die ungefähren Biegemomente und die zugehörigen elastischen Biegewinkel für bleibende Verformungen von 1, 3, und 6° sowie die maximal aufgenommenen Biegemomente sind in Tabelle 6 zusammengestellt.

Wenn wir davon ausgehen, daß 6 Bündel-Nägel den gleichen Querschnitt füllen wie 1 Küntschernagel von 8 mm Durchmesser, so lassen sich die Werte in den Spalten b und c direkt miteinander vergleichen. Dabei ergibt sich, daß das Biegemoment für einen bleibenden Biegewinkel von 1^0 beim 8 mm-Küntschernagel im Mittel 283 cm/kg und beim Sechsnagelbündel im Mittel 175 cm/kg betragen. Es ist also beim Sechsnagelbündel um 38% geringer. Für einen bleibenden Biegewinkel von 3^0 sind die Mittelwerte etwa gleich (375 bzw. 381 cm/kg).

Auf den ersten Blick könnte man aus diesem Ergebnis auf eine wesentlich ungünstigere Stabilisierung durch ein Nagelbündel schließen. Tatsächlich kam aber bei den Biegeversuchen ein wesentliches Stabilisierungsmoment nicht oder doch kaum zur Wirkung: die *Biegungsverstrebung durch Verhinderung* oder doch starke Einschränkung der *Längsverschieblichkeit der Einzelnägel gegeneinander*. Bei den Biegeprüfungen wurden die Nagelbündel mit Draht zusammengebunden. Diese

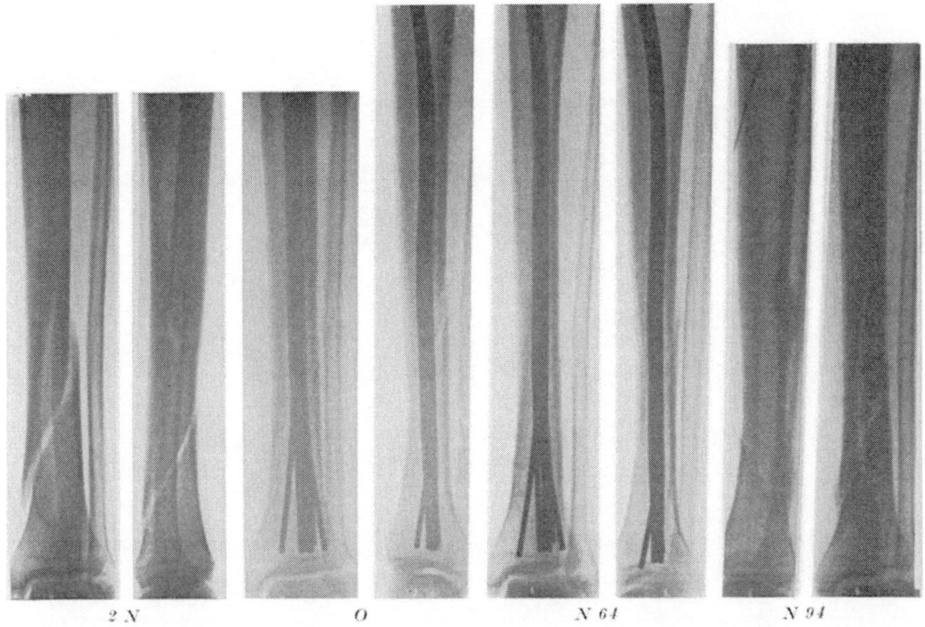

Abb. 7. Bündelnagelung des Schienbeines mit Vorschränkung der Nagelspitzen: 2 Tage alter, langer, außen ansteigender Spiralbruch des linken Schienbeines im 4./5. Sechstel (= ganzer divergierender Trichter) mit Wadenbeinbruch im 1. Sechstel bei einem 25jährigen Maurer. Stabile Nagelung mit 5 Nägeln. Stationäre Behandlung 11 Tage. Volle Gehbelastung von der 6. Woche an. Arbeitsaufnahme 2 ½ Monate nach der Nagelung. Trotz Indikationsgrad IV (s. Tabelle 12) stabile Nagelung

Bündelschnürung entspricht der Art der Bündelschnürung im Compactarohr und Corticalisloch im Hinblick auf ihre Qualität bei weitem nicht. Davon kann man sich leicht überzeugen, wenn man ein derartiges Bündel einerseits mit Draht zusammenbindet und andererseits mit der Hand zusammenhält. Schon der Zusammenhalt mit der Hand ist wesentlich besser, weil der glatte unelastische Draht Verschiebungen der Nägel gegeneinander in Längsrichtung nicht verhindern kann. Wenn sie aber verhindert werden, wie bei der straffen Füllung der Markraumtaille, so wird die Biegefestigkeit wesentlich größer, weil dann die für den praktischen Bereich nicht erschöpfbare Zugfestigkeit der Nachbarnägel wesentlich im Sinne der Biegungsverstrebung wirkt.

Aber auch *Querverschiebungen* der Nägel im Bündel wurden bei den Biegeprüfungen durch die Drahtumwicklung nur unvollkommen verhindert. Das ist der Grund für das prima facie unverständliche Ergebnis der Biegefestigkeitsprüfung von 6 und 9 Nägeln. Die Biegefestigkeit ist bei 9 Nägeln im Mittel nur 146 cm/kg gegenüber 175 cm/kg bei 6 Nägeln!

Wir sind bei den Vergleichen davon ausgegangen, daß in den gleichen Querschnitt auch gleichstarke Bündel und Nägel eingebracht werden können. Tatsächlich kann der Querschnitt des Compactarohres mit einem Nagelbündel immer besser aufgefüllt werden als mit einem starren Nagel. Ein seitlich in den Markraum eingeführter *starrer* Nagel braucht einen *Spielraum* in der Ebene der Markhöhle, in der der Nagel eingeführt wird (s. Abb. 8). Bei der Schienbeinnagelung

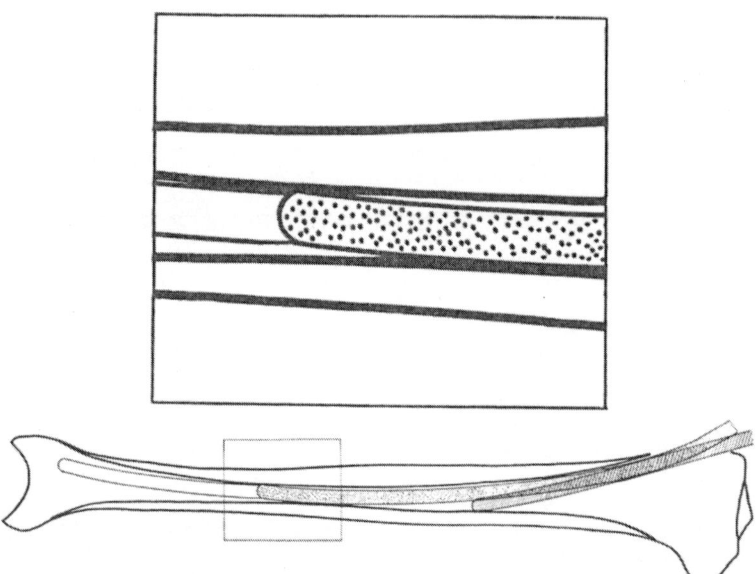

Abb. 8. Mangelhafte Formschlüssigkeit zwischen einem von der Seite her eingeschlagenen starren Kleeblattprofil-Küntschernagel und der Markraumtaille. Im dargestellten Fall beträgt der sagittale Durchmesser der Markraumtaille des Schienbeines 9 mm. Nur 1 Nagel mit einem sagittalen Durchmesser von 9,5—10 mm könnte sich in der Markraumtaille festverklemmen. Tatsächlich kann aber nur ein 7 mm starker Nagel durch die Markraumtaille gebracht werden, weil sich ein derartiger Nagel um etwa 15° im Sinne der Rekurvation verbiegen muß, um die Kurve nehmen zu können. Diese Verbiegung in der Sagittalebene führt dazu, daß der Nagel in dieser Ebene mehr Raum beansprucht. Es sind dies durchschnittlich 2 mm. Der volleingeschlagene Nagel erlaubt also in der Markraumtaille ein sagittales Spiel von 2 mm. Position 1 (gestrichelt) zeigt den Nagel bei Wirksamwerden des Dreipunktedruckes (s. S. 100); Position 2 (gepunktet) beim Passieren der Markraumtaille (s. Vergrößerung oben) und Position 3 nach vollem Einschlagen

z. B. muß der Spielraum 2 mm betragen, wenn das Knochenfenster in Höhe der Tuberositas tibiae und in einer Länge von 40 mm (!) angelegt wird. Nach vollem Einschlagen bleibt ein *Totraum*, der sich auf die Verankerungsfestigkeit (s. S. 23) ungünstig auswirkt. In der Regel ist es möglich, den Taillenquerschnitt mit 3 Bündelnägeln mehr aufzufüllen, als es dem Durchmesser des einführbaren Küntschernagels entspricht. Im konvergierenden Trichter (s. S. 24) kann das Nagelbündel noch mehr verstärkt werden. Für die Markräume, die eine Längskrümmung aufweisen — wie am Oberschenkel und Radius —, wird die Situation für den starren Nagel im Hinblick auf den einzubringenden Querschnitt noch ungünstiger.

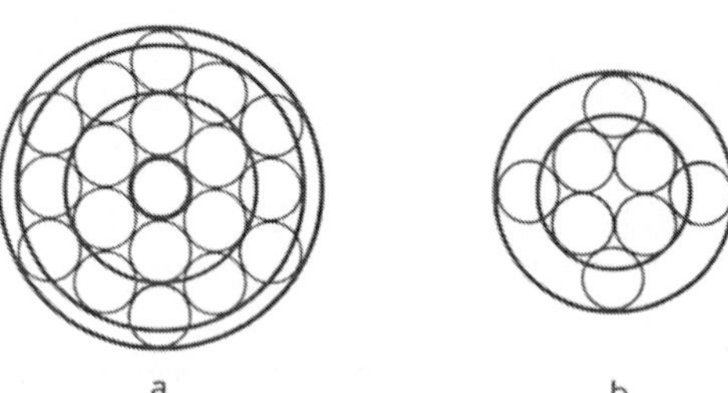

Abb. 9a u. b. Zahl der in einen kreisrunden Querschnitt maximal einzubringenden Bündel-Nägel bei verschiedenen Durchmessern und verschiedener Nagelanordnung. Anordnung a: ∅ 3 mm = 1 Nagel, ∅ 6,25 mm = 3 Nägel, ∅ 9 mm = 7 Nägel, ∅ 13 mm = 13 Nägel, ∅ 15 mm = 19 Nägel. Anordnung b: ∅ 7,25 mm = 4 Nägel, ∅ 10,5 mm = 8 Nägel

KÜNTSCHER (1959) hat vorgeschlagen, von einer Markraum-Aufbohrung großzügig Gebrauch zu machen, um den Totraum zu verkleinern. Daß sich dieser Vorschlag allgemein durchsetzen kann, ist nicht wahrscheinlich. Auch die von KÜNTSCHER geübte [vgl. S. FISCHER (1960) Abb. 1] Anlegung des Knochenfensters am vorderen Tibiagelenkwulst zur Verkleinerung des Auftreffwinkels und Verringerung des Totraumes (s. S. 22) dürfte bei allgemeiner Anwendung die Gefahr einer Gelenkverletzung stark vergrößern.

Die Zahl der in einen kreisrunden Querschnitt verschiedener Größe maximal einzubringenden Bündelnägel ergibt sich aus Abb. 9.

Zusammenfassend kann festgestellt werden, daß in praxi die Festigkeit eines die Markraumtaille auffüllenden Nagelbündels der Festigkeit des in den gleichen Markraum einführbaren dicksten starren Kleeblattprofilnagels mit überwiegender Wahrscheinlichkeit mindestens entspricht.

b) Verankerungsfestigkeit

Wenn auch eine genügende Bündelfestigkeit die unbedingte Voraussetzung für eine stabile Osteosynthese ist, so ist sie für sich allein nicht entscheidend. Von größter Wichtigkeit ist die damit erreichbare Verankerungsfestigkeit (s. Tabelle 5).

3 Hauptfaktoren bestimmen die Verankerungsfestigkeit: Die *Größe der Kontaktfläche* in beiden (Verankerungs-)Säulen (Abb. 7), die *Intensität des Kontaktes* (durch Querverklemmung) und die *Knochenfestigkeit*. Die *Größe der Kontaktfläche* hängt von den in Tabelle 5 B 1 aufgeführten Faktoren ab.

Lage und Höhe der Bruchzone bestimmen die Länge der Verankerungssäulen (s. Abb. 10). Je länger die Säulen, desto größer die Verankerungsoberfläche. Aber ebenso wie die Festigkeit einer Kette von der Stärke des schwächsten Gliedes bestimmt wird, so wird die Verankerungsfestigkeit entscheidend von der Länge der kürzesten Säule beeinflußt. Wenn die Verankerungsmöglichkeiten in beiden Säulen grundsätzlich die gleichen wären, so wären bei Lokalisation der Bruchzone in der Knochenmitte die günstigsten Bedingungen gegeben, weil dadurch 2 gleichlange Säulen bedingt würden. Tatsächlich sind sie aber nicht gleich. Andere Faktoren sind deshalb meist mindestens ebenso bedeutsam. Die Höhe der Bruchzone ist von Wichtigkeit, weil in der ganzen Ausdehnung der Bruchzone die Verankerungsmöglichkeiten ganz wesentlich verringert sind. Deshalb ist in der Regel die Stabilisierungsmöglichkeit um so besser, je niedriger die Bruchzone ist. Dies gilt insbesondere dann, wenn die Festigkeit der Bruchzone vermindert ist (z. B. bei 2- und Mehrspaltbrüchen).

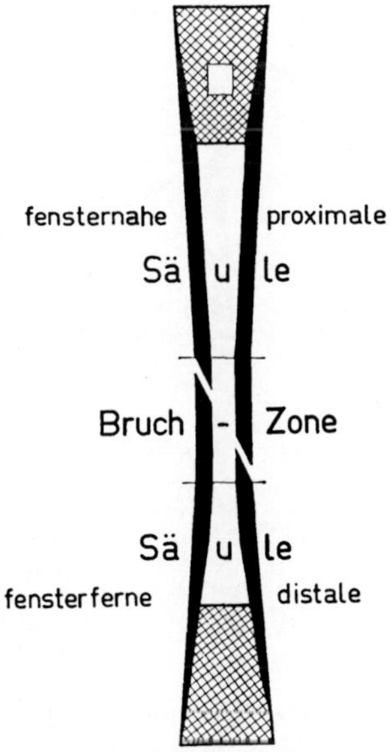

fensternahe proximale
Säule
Bruch-Zone
Säule
fensterferne distale

Abb. 10. Nagelungsmechanische Einteilung eines gebrochenen Röhrenknochens in Bruchzone und Verankerungssäulen

Die *Form der Compactarohrlichtung* in beiden Säulen ist für die erreichbare Verankerungsfestigkeit von größter Wichtigkeit. Da sie die Indikationsstellung in entscheidender Weise beeinflußt, ist vom nagelungsmechanischen Standpunkt aus die Einteilung des Röhrenknochens in *Verankerungsfelder* zweckmäßig (s. Abb. 11).

Zunächst unterscheiden wir das widerstandsfähige *Compactarohr* von der dünnen *Corticalishülle*, die den Epiphysenteil des *Spongiosastückes* umgibt und die nagelungsmechanisch nicht genutzt werden kann. Als *Diaphyse* ist nur der spongiosafreie Teil des Compactarohres bezeichnet, während sein spongiosahaltiger Teil *Metaphyse* genannt wird. Die Stelle, an der die Compactarohrlichtung in beiden Standardebenen gleich weit ist — wobei sie im sagittalen Durchmesser durchaus weiter sein kann als im lateralen (frontalen) (s. Abb. 12) — ist die *Taille*. An der Taille kann man die beiden *Randstücke* von dem *Mittelstück* unterscheiden. Der Taille benachbart sind die beiden *Trichter*. Die *Lage des Fensters* bestimmt die Lokalisation des *konvergierenden* und des *divergierenden Trichters*. Der neben der Taille gelegene Teil der Trichter wird als *parataillerer*, der neben der Metaphyse gelegene Teil als *paraspongiöser Trichter* bezeichnet. Je nach Lage zum Fenster muß das *fensternahe* vom *fensterfernen Spongiosastück* unterschieden werden.

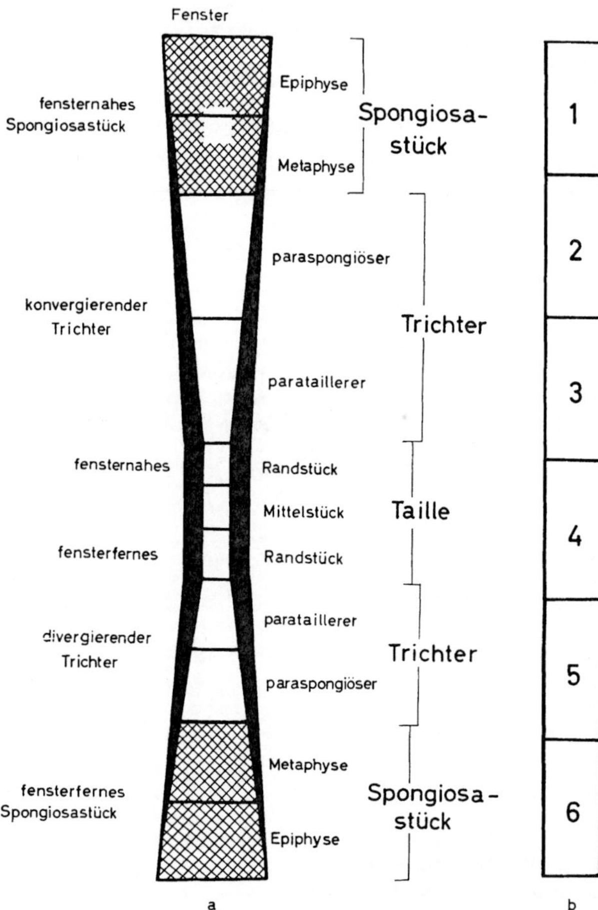

Abb. 11 a u. b. Nagelungsmechanische Einteilung des Röhrenknochens in Verankerungsfelder, bezogen auf die metrische Einteilung des Knochens in Sechstel (rechts im Bild). Trichter (-Felder) längen-asymmetrisch dargestellt. Zur Diaphyse rechnen nur Taille und angrenzende (Compacta-)Trichter. Das Compactarohr reicht bis zur Grenze von Meta- und Epiphyse. Die Wand der Epiphyse wird als Corticalishülle bezeichnet

Die erreichbare Verankerungsfestigkeit ist in den verschiedenen Verankerungszonen nicht gleich (Abb. 13).

Im *fensternahen Spongiosa-Stück und im paraspongiösen konvergierenden Trichter* ist eine feste Verankerung nicht möglich. Die Verankerung des Bündels im Fenster ist zu kurz. Sie wirkt sich zwar durch Bündelschnürung für die Stabilisierung im allgemeinen, nicht aber für die unmittelbare Nachbarschaft günstig aus. In der Metaphyse und im paraspongiösen Trichter füllt das Bündel den Markraumquerschnitt nur ungenügend. Der Querschnitt *b* der Abb. 13 stellt die Querschnittsfüllung am Übergang zum paratailleren konvergierenden Trichter dar — also in einem Segment, in dem der Verankerungstotraum schon wesentlich kleiner als in den fensternäher gelegenen Teilen ist. Infolge der durch die Umlenkung bewirkten Spannung des Bündels muß bei Frakturen in diesem Bereich die Nagelung ohne Vorschränkung der Nagelenden zu einer Verkippung der Fragmente gegeneinander führen (Abb. 14).

Im *paratailleren konvergierenden Trichter* sowie im *fensternahen Randstück und im Mittelstück der Taille* sind die Verankerungsmöglichkeiten am günstigsten (*Indikationsgrad I*, s. Abb. 27). Hier kommt es zu einer multiplen Verklemmung des durch Fenster-, Verkeilungs- und Taillenschnürung 3fach geschnürten Bündels (s. Abb. 13). Verstärkt wird die Verankerung durch die unregelmäßige Oberflächenbeschaffenheit der Compactarohr-Innenwand (*Erhöhung des Gleitwiderstandes*,

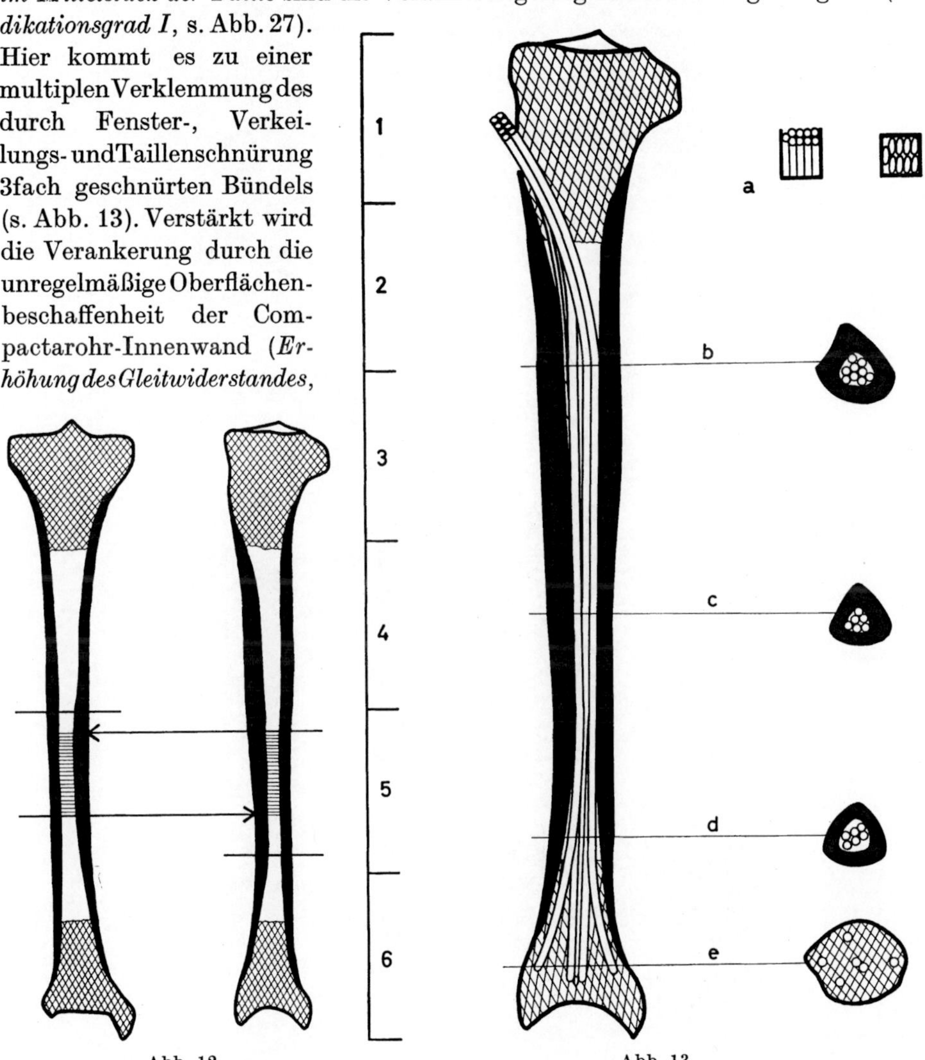

Abb. 12. Begrenzung der „wahren" Taille des Schienbeines in Berücksichtigung des Röntgenbildes in 2 Ebenen: Die wahre Taille liegt nur dort, wo der Markraum sowohl im sagittalen als auch im lateralen Durchmesser gleichmäßig eng ist

Abb. 13a—e. Verankerung eines Nagelbündels in den einzelnen Verankerungszonen der Tibia. a Lage der Nagelenden im Fenster (links Aufsicht, rechts Schnitt im Fensterniveau); b Querschnitt am Übergang vom paraspongiösen in den paratailleren Trichter; c Querschnitt in der Mitte der Taille; d Querschnitt im paraspongiösen Teil des divergierenden Trichters; e Querschnitt in der Epiphyse des Spongiosastückes. Es liegen 6 durchgehende (4 vorgeschränkte, 2 gerade) Nägel und 3 Verkeilungsnägel

durch *Eckenschienung* (Abb. 16a) und durch *Furchungseffekt* (Abb. 16b). Dies wirkt sich vor allem auf die Drehstabilisierung günstig aus.

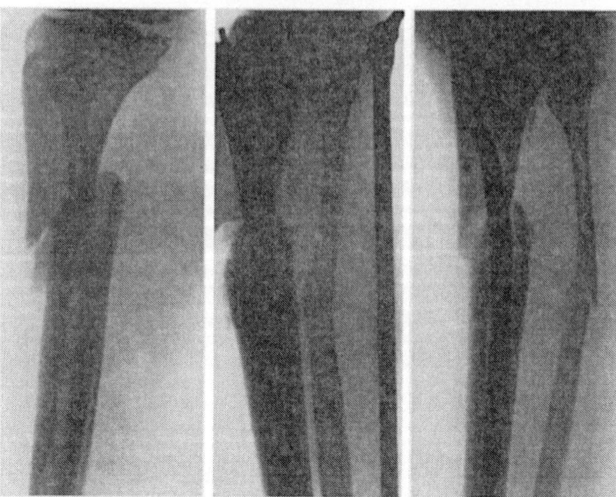

Abb. 14. Verkippung der Fragmente im Sinne der Antekurvation bei nicht indizierter Nagelung einer Schienbeinfraktur im paraspongiösen konvergierenden Trichter (Bildmitte). Rechts: Zustand nach Korrektur im Gipsverband

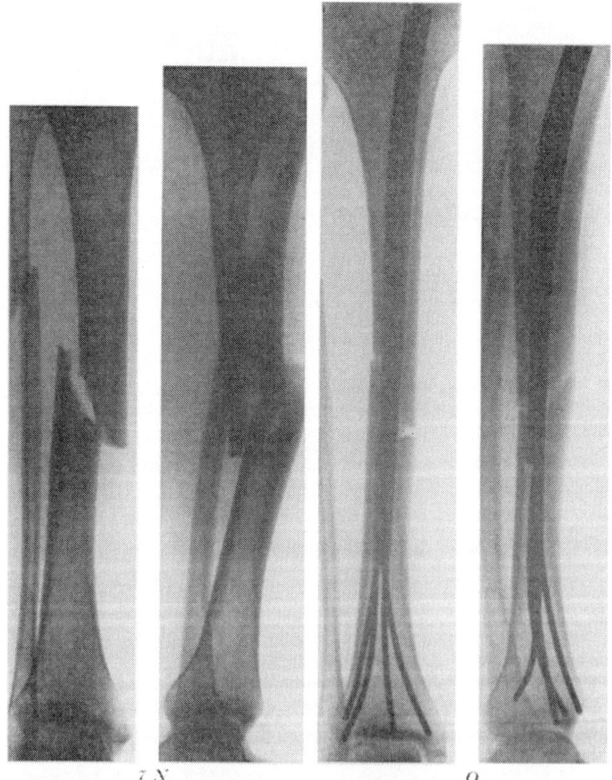

Abb. 15. Typische Verkeilung des konvergierenden Trichters: 7 Tage alter, langer, gezähnelter, außen ansteigender Schrägbruch des rechten Schienbeines im 3./4. Sechstel (= parataillerer, konvergierender Trichter und Taille) mit Wadenbeinbruch im 3. Sechstel bei einem 20jährigen Gärtner. Primär stabile Nagelung mit 9 Nägeln. Stationäre Behandlung 21 Tage. Sehr enge Taille infolge dicker Compacta (besonders vorn). Nur 5 durchgehende Nägel. 4 Verkeilungsnägel (besonders im seitlichen Bild gut sichtbar). Grenzzone nicht respektiert (s. Abb. 89). (Glücklicherweise) keine Nagelwanderung. Nagelentfernung 128 Tage nach der Nagelung nach fester knöchener Überbrückung

Etwas weniger intensiv ist die erreichbare Verankerung im *fensterfernen Randstück der Taille* und im *parataillleren divergierenden Trichter* (*Indikationsgrad II*, s. Abb. 27). Im fensterfernen Taillenrandstück ist zwar die Verklemmung wie im Mittelstück. Doch liegt es in der Nachbarschaft des divergierenden Trichters, der nicht durch Verkeilung fest aufgefüllt werden kann (Abb. 13d). Dennoch

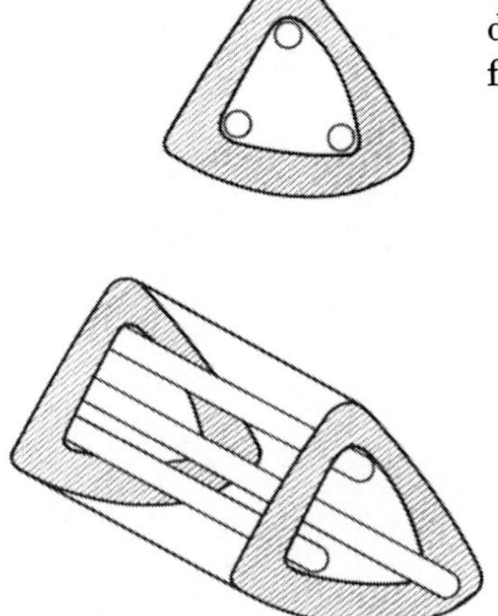

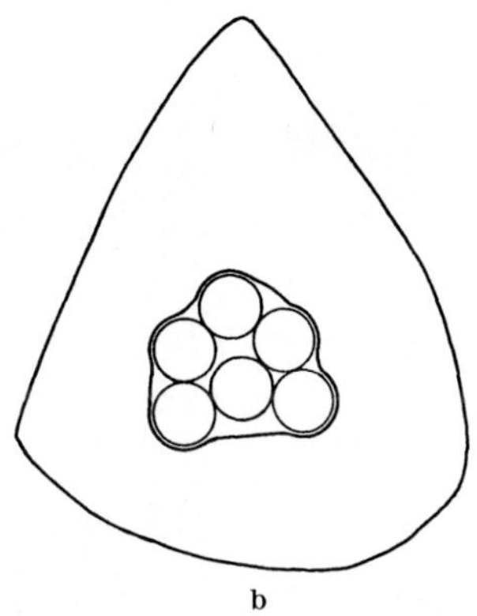

a b

Abb. 16a u. b. a Eckenschienung als Stabilisierungsfaktor bei nicht kreisrundem Querschnitt des Compactarohres; b Kontaktoberflächenvergrößerung durch Furchungseffekt der Randnägel des Bündels

ist bei Frakturen in diesem Bereich eine stabile Nagelung meistens möglich (Abb. 6, 18, 22, 93). Sie wird durch schienende Wirkung von Randnägeln bewirkt, die fensternahe durc die Taillenschnürung und in entgegengesetzter Richtung durch Verklemmung der Nagelspitzen in der Spongiosa (Abb. 17) fixiert sind. Dazu muß aber immer eine günstige Konstellation körpereigener Kräfte (s. S. 29) kommen.

Im *paraspongiösen divergierenden Trichter* wird die Verankerung durch die gleichen Faktoren bewirkt wie im paratailleren Trichter. Die erreichbare Festigkeit ist geringer (*Indikationsgrad III*, s. Abb. 27). Bei günstigem Zusammentreffen mit körpereigenen Kräften ist auch in diesem Bereich eine stabile Nagelung oft möglich (s. Abb. 7 u. 116).

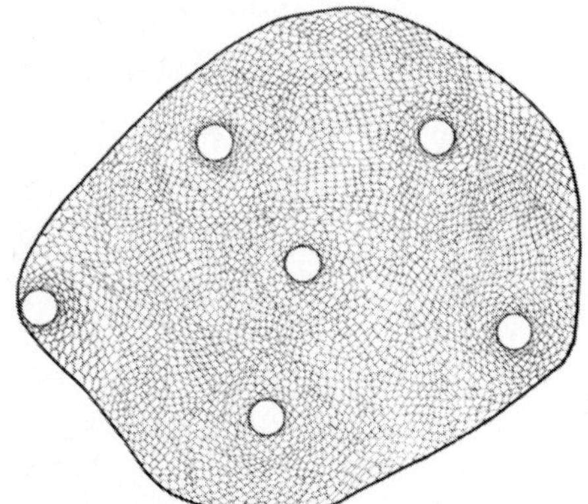

Abb. 17. Spongiosaverankerung des gespreizten Nagelbündels (supramalleolärer Querschnitt der Tibia nach Nagelung mit 5 vorgeschränkten Nägeln und 1 geraden Nagel

Am ungünstigsten sind die Verankerungsbedingungen in der *fensterfernen Metaphyse*. Einerseits ist die fensterferne Verankerungssäule bei Frakturen in diesem Bereich sehr kurz. Andererseits liegt zwischen der nächsten festen Verankerung im fensterfernen Randstück der Taille und der Spongiosaverankerung ein aufgelockerter Bündelabschnitt. Deshalb läßt sich eine stabile Nagelung hier nur bei außergewöhnlich günstiger Konstellation körpereigener Kräfte und auch nur dann erreichen, wenn die Verformungsbeanspruchung nicht besonders groß ist (z. B. am Oberarm oder am Schienbein bei Fortfall einer Gehbelastung bis zur Callusstabilisierung) (*Indikationsgrad IV*, s. Abb. 27).

Die Vorschränkung mehrerer Nägel führt zu einer breiten Verteilung der Nägel im fensterfernen Spongiosastück (s. Abb. 13e). Dieser *Spreizeffekt des Bündels* verbessert die Drehstabilisierung und die Distraktionsstabilisierung (durch Verhakung,

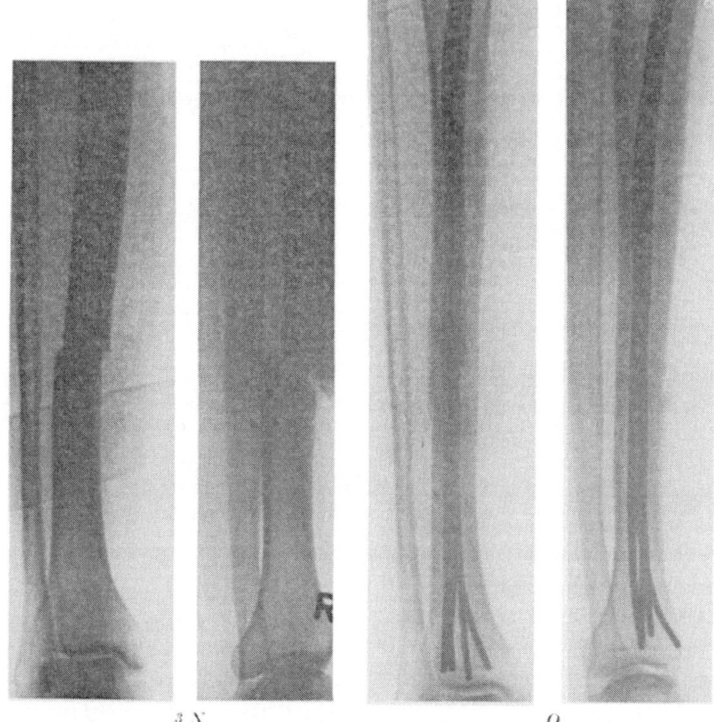

Abb. 18. Distraktionsstabilisierung durch „Verhakung" der vorgeschränkten Nagelspitzen: 3 Tage alter, kurzer, gezähnelter, hinten ansteigender Schrägbruch (mit Mikrofragmenten) des rechten Schienbeines im 4. Sechstel (= fensterfernes Randstück der Taille) bei einer 69jährigen Rentnerin. Primär stabile Nagelung mit 6 Nägeln (2 Verkeilungsnägel). Stationäre Behandlung 12 Tage

s. Abb. 18). Allerdings wird die drehstabilisierende Wirkung zum Teil durch Verwringungsmöglichkeit des aufgelockerten Bündelabschnittes eingeschränkt. Dennoch ist in der Regel die Drehstabilisierung wesentlich besser als bei Verwendung von dicken starren Nägeln. Sie hebt sich beim Nachlassen der deformierenden Kraft in der Regel von selbst immer vollständig auf, wenn sie im Rahmen der Nagelelastizität stattfindet. Die Verwringung des Nagelbündels führt nämlich zu einer elastischen Spannung im Bündel.

Wie aus Tabelle 5 B weiter hervorgeht, hängt die Verankerungsfestigkeit auch von der *Intensität des Kontaktes*, also der Querverklemmung, ab. Für diese wiederum sind entscheidend: die Querelastizität des Compactarohres und die Querelastizität der Spongiosa.

Die *Querelastizität des Compactarohres* ist in der Regel so groß, daß auch die Nagelung mit den in Querrichtung völlig unelastischen Nägeln zu einer relativ starken Verklemmung führt. Auf Grund unserer Stabilitätsprüfungen haben wir nicht den Eindruck, daß diese Querverklemmung wesentlich geringer ist als nach Nagelung mit — infolge Kleeblatt- oder V-Profil — querelastischen Nägeln. Bei einem altersstarren Knochenrohr müßte eigentlich die Querverklemmung weniger gut sein. Wir haben aber bisher keinen Unterschied in der Stabilisierbarkeit alter und jüngerer Erwachsenenknochen feststellen können.

Die *Querelastizität der Spongiosa* ist für die Verankerungsfestigkeit der *Nagelspitze* von großer Wichtigkeit. Gerade die große Elastizität der jugendlichen Spongiosa dürfte zu einem wesentlichen Teil für die gute Verankerungsmöglichkeit in diesem Alter verantwortlich sein. Schließlich hängt die Verankerungsfestigkeit von der *Knochenfestigkeit* ab. Im Compactarohr der beiden Säulen ist die Wandfestigkeit eigentlich immer so groß, daß dadurch die Biegungs- und Querverschiebungsfestigkeit nicht beeinträchtigt wird. Dies ist auch bei fortgeschrittenen Osteoporosen der Fall. Anders liegt es hier mit der Spongiosafestigkeit. Bei einer Entkalkung der Spongiosa wird das Knochengerüst wesentlich weicher und die Nägel finden keinen Halt.

Es besteht nun — wie man nach alledem glauben könnte — keine Notwendigkeit, den Markraum unter großer Gewaltanwendung mit Nägeln aufzufüllen. Wir haben bei den ersten 70 Nagelungen im Mittel bei Oberschenkelnagelungen 7, bei Schienbeinnagelungen 5, bei Oberarmnagelungen 4, bei Speichennagelungen 3, bei Ellennagelungen 2 Nägel eingeschlagen und in 95% primäre Stabilität erreicht. Jetzt verwenden wir im Durchschnitt mehr Nägel, insbesondere nachdem wir im Experiment an Knochen von amputierten Extremitäten mehr Nägel in den Markraum einbringen konnten, ohne daß eine Knochensprengung aufgetreten ist. Die Zuverlässigkeit der stabilisierenden Nagelungswirkung wächst mit der Zahl der im Querschnitt verankerten Nägel. Es sollten deshalb immer so viele Nägel, wie ohne Gefahr der Compactarohrsprengung möglich, eingeschlagen werden. (Über die Vermeidung der Compactarohrsprengung s. S. 109.)

Die mit der Bündel-Nagelung erreichbare Verankerungsfestigkeit kann durch andere Nagelungsmethoden in der Regel nicht erzielt werden. Die schon erwähnten Konzessionen im Hinblick auf die Nagelstärke — verursacht durch das „gefürchtete Festfahren" (S. FISCHER 1960) — und der erforderliche Spielraum für die seitliche Einführung (s. S. 22) oder für die Einführung in gekrümmte Compactarohre (Oberschenkel und Speiche) bedingen schon bei großer Routine, sorgfältiger Meßtechnik und reichhaltigem Nagelvorratslager einen relativ großen Verankerungstotraum. In der Nagelungstechnik weniger geübte Operateure mit einer beschränkten Nagelauswahl müssen den Kampf mit dem Totraum häufig mit dem Gipsverband beenden.

Die Verkeilungsmöglichkeit des konvergierenden Trichters und der Spreizeffekt der Bündelspitze bringen weitere von den anderen Nagelungsmethoden nicht nutzbare Vorteile.

c) Körpereigene Kräfte als ergänzende Stabilisierungsfaktoren der Nagelung

Wenn auch eine genügende Bündel- und Verankerungsfestigkeit Grundvoraussetzung für die Erreichung einer stabilen Nagelung sind, so ist die *Mitwirkung körpereigener Stabilisierungskräfte* in der Regel *unentbehrlich*. Vor allem die *Festigkeit der Bruchzone* und der frakturnahen Säulenenden entscheiden oft darüber, ob die Nagelung stauchungsstabil wird oder nicht. Bei ungenügender Festigkeit (z. B. bei Trümmerbrüchen und pathologischen Frakturen) ist oft die Erzielung einer Stauchungsstabilität nicht oder doch nur dann möglich, wenn die Verformungsbeanspruchung im Sinne der Stauchung gering ist (s. Abb. 22).

Tabelle 7. *Formale Klassifizierung des Bruchtyps bei Röhrenknochen*[1]

1. *Nach der Zahl der Bruchspalte*[2]
   - a) *Einspaltbruch* (s. Abb. 19a u. b)
   - b) Zweispaltbruch (Stückbruch) (s. Abb. 19c)
   - c) Mehrspaltbruch (Trümmerbruch)

2. *Nach dem Verlauf des Bruchspaltes zur Längsachse*

a) Querbruch	(s. Abb. 19a)	„gerade“
b) Schrägbruch	(s. Abb. 19b)	Brüche
c) Spiralbruch	(s. Abb. 20)	

3. *Nach der Höhe der Bruchzone*
   - a) Kurzer Bruch
     - kurzer Schrägbruch = maximal so hoch, wie Schaftbreite im gleichen Querschnitt
     - kurzer Spiralbruch = maximal so hoch, wie doppelte Schaftbreite im gleichen Querschnitt
   - b) Langer Bruch

4. *Nach der Lage der Bruchzone*
   metrisch (1.—6. Sechstel) und nagelungsmechanisch (nach Verankerungszonen)

5. *Nach der Kontur des Bruchspaltes*
   - a) gezähnelter Bruch (s. Tab. 10)
   - b) *ungezähnelter Bruch*

6. *Nach der Struktur der Bruchzone*
   - a) *„normaler“ Bruch*
   - b) pathologischer Bruch

7. *Nach der Vollständigkeit der Zusammenhangstrennung*
   - a) *vollständiger Bruch*
   - b) unvollständiger Bruch

[1] Bei der formalen Charakterisierung des Bruchtyps an Hand des Röntgenbildes werden im speziellen Fall die in der Tabelle *kursiv gedruckten* Merkmale (1a, 5b, 6a, 7a) nicht ausdrücklich genannt, falls sie gegeben sind.

[2] Mikro-Fragmente (s. S. 52) bleiben bei der Beschreibung unberücksichtigt.

Ganz allgemein können wir *knöcherne* und *weichteilbedingte körpereigene Stabilisierungskräfte* unterscheiden (Tabelle 5C). Die Art der *knöchernen Widerstände* wird wesentlich durch den *formalen Bruchtyp* bestimmt (Tabelle 7). Die *Zahl der Bruchspalte* (s. Abb. 19), ihr *Verlauf zur Längsachse* (Abb. 19 u. 20 sowie Tabellen 8 u. 9), die *Höhe der Bruchzone*, die *Kontur* des *Bruchspaltes* (Tab. 7 u. 10 rechts), die *Struktur der Bruchzone* und die *Vollständigkeit der Zusammenhangstrennung* spielen eine Rolle. *Die exakte Diagnose des Bruchtyps* — nach den Kriterien der Tabellen 7 bis 9 — *sollte deshalb am Anfang der Überlegungen zur Frage der Indikation stehen.*

Es ist im Einzelfall möglich, den Widerstandseffekt der einzelnen Bruchtypen im Hinblick auf ihre Verformungsrichtung zu analysieren und daraus für die Nagelung verbindliche Rückschlüsse zu ziehen. In Tabelle 10 sind diese Widerstandseffekte im Hinblick auf ihren Wirkungsgrad durch Symbole —, (+), +, ++ und +++ gekennzeichnet. Dabei ist auch der Widerstandseffekt durch Weichteile berücksichtigt. Ihr Widerstand hängt wesentlich von der begleitenden Weichteilschädigung, von der Muskelstärke usw. ab.

Außer dem Bruchtyp können sich körpereigene Kräfte für die Stabilisierung dadurch günstig auswirken, daß ein *unverletzter Beiknochen* vorhanden ist. Für den Regelfall kann man sagen, daß der Beiknochen für die Reposition mehr stört, als er für die spätere Stabilisierung nützt. Dennoch ist das Vorhandensein eines Beiknochens nach gelungener Nagelung meist vorteilhaft. Im Unterschenkelbereich führt die ungebrochene Fibula zu einer besseren Dreh-, Distraktions- und Biegungsstabilität. Beim Unterarm wirkt die unverletzte Speiche im Sinne einer Verbesserung der Biegungs- und der Distraktionsstabilität.

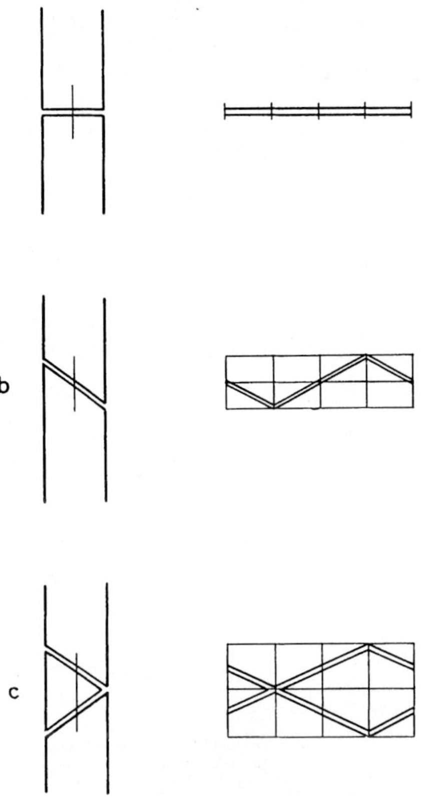

Abb. 19. Bruchspaltverlauf bei „geraden" Einspalt- (a, b) und Zweispaltbrüchen (c). Links im Bild: a.p.-Ansicht mit Markierung der Mitte durch kurzen Längsstrich; rechts im Bild: aufgerollter Bruchspalt. Bei Zweispaltbrüchen verlaufen nebeneinander 2 Bruchspalten

Weichteilbedingte Widerstände wirken (s. Tabelle 5 C) einerseits durch *Wegverlegung*

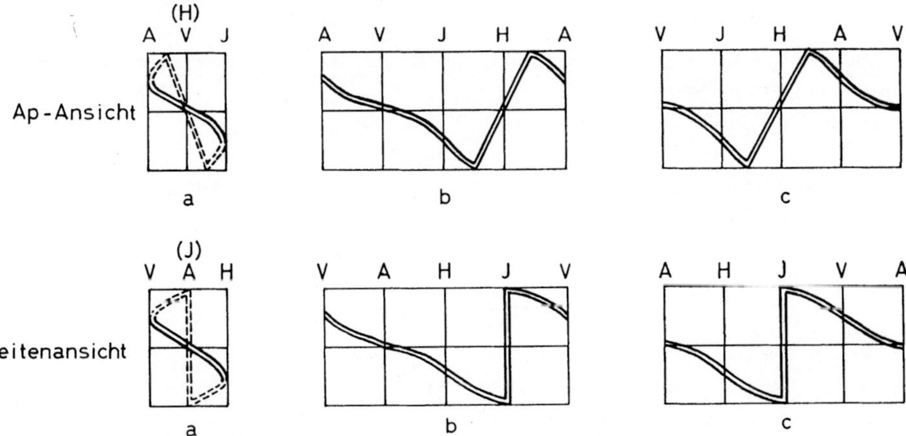

Abb. 20. Bruchspaltverlauf bei spiraligen Einspaltbrüchen. Links im Bild oben: a.p.-Ansicht eines (gewöhnlichen) Spiralbruches, unten Seitenansicht eines „halben Spiralbruches" (im Sinne der Böhler-Schule); Mitte und rechts im Bild oben und unten die zugehörigen aufgerollten Bruchspalten. A = außen, J = innen, V = vorn, H = hinten

bzw. Sperrung, andererseits durch *Vertäuung.* Während sich die Wegverlegung vor allen Dingen im Sinne einer Behinderung der Querverschiebung auswirkt, spielt die Vertäuung vor allen Dingen im Sinne der Verbesserung der Distraktionsstabilität und in geringem Umfange auch von Knickungs- und Verdrehungsstabilität eine gewisse Rolle.

Tabelle 8. *Spezielle Differenzierung gerader (=Biegungs-)Brüche*

	Verlaufsrichtung des Bruchspaltes bzw. Lage des Keiles	Ursache
Einspaltbruch	nach *innen* ansteigend	X-Verbiegung
Zweispaltbruch	Keil(basis) *innen*	
Einspaltbruch	nach *außen* ansteigend	O-Verbiegung
Zweispaltbruch	Keil(basis) *außen*	
Einspaltbruch	nach *vorn* ansteigend	Antekurvations-verbiegung
Zweispaltbruch	Keil(basis) *vorn*	
Einspaltbruch	nach hinten ansteigend	Rekurvations-verbiegung
Zweispaltbruch	Keil(basis) *hinten*	

Tabelle 9. *Spezielle Differenzierung spiraliger (Drehungs-)brüche*

	Verlaufsrichtung des Bruchspaltes bzw. Lage des Keiles	Ursache
Einspaltbruch	nach *innen* ansteigend	Innendrehung
Zweispaltbruch	Keil(basis) *innen*	
Einspaltbruch	nach *außen* ansteigend	Außendrehung
Zweispaltbruch	Keil(basis) *außen*	

Die Einkalkulation körpereigener Kräfte in die Stabilisierungswirkung der Bündel-Nagelung bringt Erweiterungsmöglichkeiten der Indikation. Wenn man diese Kräfte kennt und sie — soweit sie fest abschätzbar sind — in den Stabilisierungsplan einbezieht, so kann durch Nagelung auch in solchen Knochenabschnitten Stabilität erreicht werden, die auf Grund von Compactarohrform usw. weniger günstig sind.

2. Auswirkungen auf die Knochenbruchheilung

Der Zweck der Bündel-Nagelung ist nicht nur die primär-stabile, sondern vor allem die *dauerhaft-stabile Osteosynthese.* Die dauerhafte Stabilität setzt den *fließenden Übergang von nagelbedingter in callusbedingte Stabilität* voraus. Dieser fließende Übergang ist nur gewährleistet, wenn der Verminderung der Verankerungsfestigkeit durch Kontaktresorption — zu der es bei jeder Nagelungsmethode kommt — eine callusbedingte Festigkeitszunahme etwa parallel geht.

Tabelle 10. *Graduelle Widerstandseffekte von Knochen (nach Bruchtypen) und Weichteilen im Hinblick auf die Verformungsrichtung, bezogen auf das distale Fragment*

Verformungsrichtung		Knochen (nach röntgenologischem Bruchtyp)								Weichteile
		Schrägbruch mit ansteigendem Bruchspalt nach				Spiralbruch mit ansteigendem Bruchspalt nach		Querbruch	Gezähnelter Bruch	
		vorn	hinten	außen	innen	außen	innen			
		v ← → h	v ← → h	a ← → i	a ← → i	a ← → i	a ← → i			
Quer-verschiebung	i. S. der vorderen Stufenbildung	—	++	—	—	+	+	—	(+)	(+) bis +
	i. S. der hinteren Stufenbildung	++	—	—	—	+	+	—	(+)	(+) bis +
	i. S. der äußeren Stufenbildung	—	—	++	—	—	++	—	(+)	(+) bis +
	i. S. der inneren Stufenbildung	—	—	—	++	++	—	—	(+)	(+) bis +
Verbiegung	i. S. der Beugung	(+)	(+)	(+)	(+)	(+)	(+)	(+)	—	— bis (+)
	i. S. der Streckung	(+)	(+)	(+)	(+)	(+)	(+)	(+)	—	— bis (+)
	i. S. der Abduktion	(+)	(+)	(+)	(+)	(+)	(+)	(+)	—	— bis (+)
	i. S. der Adduktion	(+)	(+)	(+)	(+)	(+)	(+)	(+)	—	— bis (+)
Stauchung		++	++	++	++	++	++	+++	—	—
Distraktion		—	—	—	—	—	—	—	—	(+) bis ++
Verdrehung	i. S. der Außendrehung	+	+	+	+	—	++	—	++	— bis +
	i. S. der Innendrehung	+	+	+	+	++	—	—	++	— bis +

+++ starker Widerstand, ++ mittelstarker Widerstand, + leichter Widerstand, (+) geringer Widerstand, — kein Widerstand

Spezielle Untersuchungen über Schnelligkeit und Stärke der Kontaktresorption bei Marknägeln sind uns nicht bekannt. Allgemein ist die Beobachtung, daß sich Nägel mit wachsendem Abstand vom Nagelungstag zunehmend lockern. Es dauert aber in der Regel *mehrere Monate*, bis sich eine derartige Lockerung auf die Stabilisierung wesentlich auswirkt.

Von der Verminderung der Verankerungsfestigkeit durch *Kontaktresorption* ist die durch *Abnahme der Wandfestigkeit* — insbesondere durch Spongiosaentkalkung — zu unterscheiden. Diese kann zum Nachgeben der Spongiosa und zur Instabilität führen. Die Verhinderung eines Sudeckschen Syndroms spielt deshalb für die Prophylaxe der sekundären Instabilität eine wesentliche Rolle. Die stabile Marknagelung bietet aber gerade in dieser Beziehung günstigste Voraussetzungen. *Instabile Marknagelung + Gipsverband wirken dagegen ausgesprochen sudeckfördernd.* Bei der nicht selten mitentscheidenden Verankerung der Nägel in der Spongiosa sollte man diese Tatsache im Hinblick auf den Zeitpunkt der definitiven Gipsabnahme in Rechnung stellen.

Wie wirkt sich die Bündel-Nagelung auf die *Knochenbruch-Heilung* aus? Die Antwort auf diese Frage müssen wir vorwiegend an Hand des Schrifttums geben. Wir möchten sie als weitgehend verbindlich ansehen, weil unsere Beobachtungen keinerlei Anhaltspunkt dafür gegeben haben, daß grundsätzliche Unterschiede zwischen den Auswirkungen der Bündel-Nagelung und denen anderer Nagelungsmethoden auf die Bruchheilung bestehen.

Marknagelungen führen praktisch immer zu einer *Zerstörung der A. nutritia.* Da diese die Compactainnenwand im mittleren Drittel verläßt, also an einer relativ engen Markraumstelle, an der auch ein dünnerer Nagel den Markraumquerschnitt weitgehend ausfüllt, so entgeht dieses Gefäß wohl kaum einmal der Zerreißung. Theoretisch müßte diese Zerstörung der Markraumgefäße zu einer Ernährungsstörung der Compacta führen. SPALTEHOLZ hat 1911 nachgewiesen, daß die Blutversorgung des Tibiaschaftes — und das gilt wohl auch für andere Knochenschäfte — in der Hauptsache durch die A. nutritia und nur im geringen Umfange durch periostale Gefäße geschieht. Dies haben kürzlich MACNAB (1957) und NELSON und Mitarbeiter (1960) bestätigt. In Anbetracht dessen kann man sich nur wundern, daß es durch Marknagelungen nicht regelmäßig oder doch oft zu — auch klinisch faßbaren — schwereren Ernährungsstörungen der Compacta mit Knochennekrosen und dergleichen kommt. Tatsächlich hat das Massenexperiment der Marknagelung in aller Welt gezeigt, daß die *Zerstörung der Markraumgefäße durch die Nagelung auf den Knochen keine derartigen schädigenden Auswirkungen hat, daß dadurch die Indikationsstellung grundsätzlich beeinflußt werden könnte.* Dies gilt jedenfalls für das Erwachsenenalter. Im *Wachstumsalter* birgt die Zerstörung der ernährenden Arterie die *Gefahr der Wachstumsstörung* in sich, da insbesondere auch nach den Untersuchungen von MORGAN (1959) die Wachstumszonen ihre Blutzufuhr größtenteils von der A. nutritia erhalten. Wie die Erfahrungen mit Nagelungen bei Kindern gezeigt haben, kann es sowohl zur Verminderung wie zur Verstärkung des Knochenwachstums kommen. Dennoch sind Wachstumsstörungen nach Marknagelungen bei Kindern selten so stark, daß sie sich funktionell auswirken (s. S. 52).

Da bei Schaftfrakturen die A. nutritia bzw. einer der 2 Hauptäste ohnehin zerreißt, ist der zusätzlich durch Marknagelung zu erwartende Schaden weniger groß. Wenn dann allerdings durch die Art der Verletzung, durch Vorerkrankung oder (am häufigsten) durch operative Freilegung zusätzlich die periostale Blutversorgung unterbrochen wird, so muß dies zu Knochennekrosen führen. Ein derart von der Blutversorgung abgeschnittener Knochen wird vom Körper zwar in der Regel nicht abgestoßen, sondern — wie ein freies Transplantat — schleichend durch lebenden Knochen ersetzt. Hier liegt aber eine wichtige Ursache für Heilungsstörungen (s. Kontraindikationen S. 58).

Was den Einfluß der Marknagelung auf die *Knochenbruchheilung* anbetrifft, so ist theoretisch von großer Wichtigkeit, daß die Callusbildung bei der Frakturheilung großenteils vom *Periost* ausgeht (OLLIER, LEXER 1928, BÜRKLE DE LA CAMP 1927, BLOCK 1940 u. a.).

Über die praktischen Auswirkungen der Marknagelung auf die Callusbildung sind zahlreiche und eingehende Untersuchungen angestellt und viele klinische Beobachtungen mitgeteilt worden. Die Beurteilung des Einflusses der stabilen Markraumschienung mit Nägeln aus korrosionsbeständigem Stahl — nur diese interessieren in diesem Zusammenhang — ist nicht einheitlich.

KÜNTSCHER (1941, 1953 [1], 1953 [3], 1957 [1], 1957 [3], 1958 [2], 1959 [2], 1959 [3]), der sich sehr eingehend mit diesem Problem beschäftigt hat, ist der Auffassung, daß die Callusbildung durch die Marknagelung dann *gefördert* wird, wenn durch die Nagelung volle Stabilität bewirkt wird. Eine derart exakte Ruhigstellung mit Ausschaltung von „kleinsten Millimeterbewegungen" (KÜNTSCHER 1950 [2]) werde durch keine andere Methode erreicht. Sie sei aber der wichtigste Faktor für eine schnelle und zuverlässige Callusbildung.

Untersuchungen von OBERDALHOFF (1948) haben ergeben, daß die Markraumgefäße an der Keimgewebsbildung nach experimentellen Frakturen der Knochenschäfte im allgemeinen nur gering mitbeteiligt sind. Das Knochenmark sei für die knöcherne Heilung eines Schaftbruches oder Schaftdefektes entbehrlich. Seine Ausschaltung bedinge keine erkennbare Störung in der Callusbildung einer Fraktur. Entscheidend für die glatte Heilung eines Schaftbruches sei vor allem das Zusammenwirken von Bruchumgebung und periostbedecktem Knochengewebe. Knochenhaut und Markgewebe reichen nach OBERDALHOFF mit ihren Gefäßen zur knöchernen Verheilung eines Schaftbruches, abgesehen von subperiostalen Brüchen, allein nicht aus. Die Ausschaltung der Frakturumgebung führe einen Schaftbruch in eine Pseudarthrose über, weil sich die umgebenden Weichteile in maßgebender Weise an der Bruchhyperämie und der Keimgewebsbildung des Schaftbruches beteiligten.

HASCHE-KLÜNDER (1952) hat beobachtet, daß es infolge der Sprengwirkung des Nagels auf die innere Corticalisschicht zu innerem Abbau und äußerem Anbau am Compactarohr kommt. JACKSON u. MACNAB (1959) haben experimentell starke Callusbildung im unteren Drittel der Tibia beobachtet, obwohl das Endost entfernt und der Markkanal mit Wachs ausgefüllt worden war, was zu einer Nekrose der Knochenrinde geführt hat.

Nach L. BÖHLER (1944) regt der Marknagel aus nichtrostendem Stahl — im Gegensatz zu dem Marknagel aus rostendem Stahl (s. KÜNTSCHERS Versuche) — durch seine bloße Anwesenheit im Markraum die Callusbildung nicht an. L. BÖHLER (1944) hat bei der genauen Verfolgung zahlreicher Fälle beobachtet, daß die Callusbildung am Schienbein und an den Vorderarmknochen durch den Marknagel

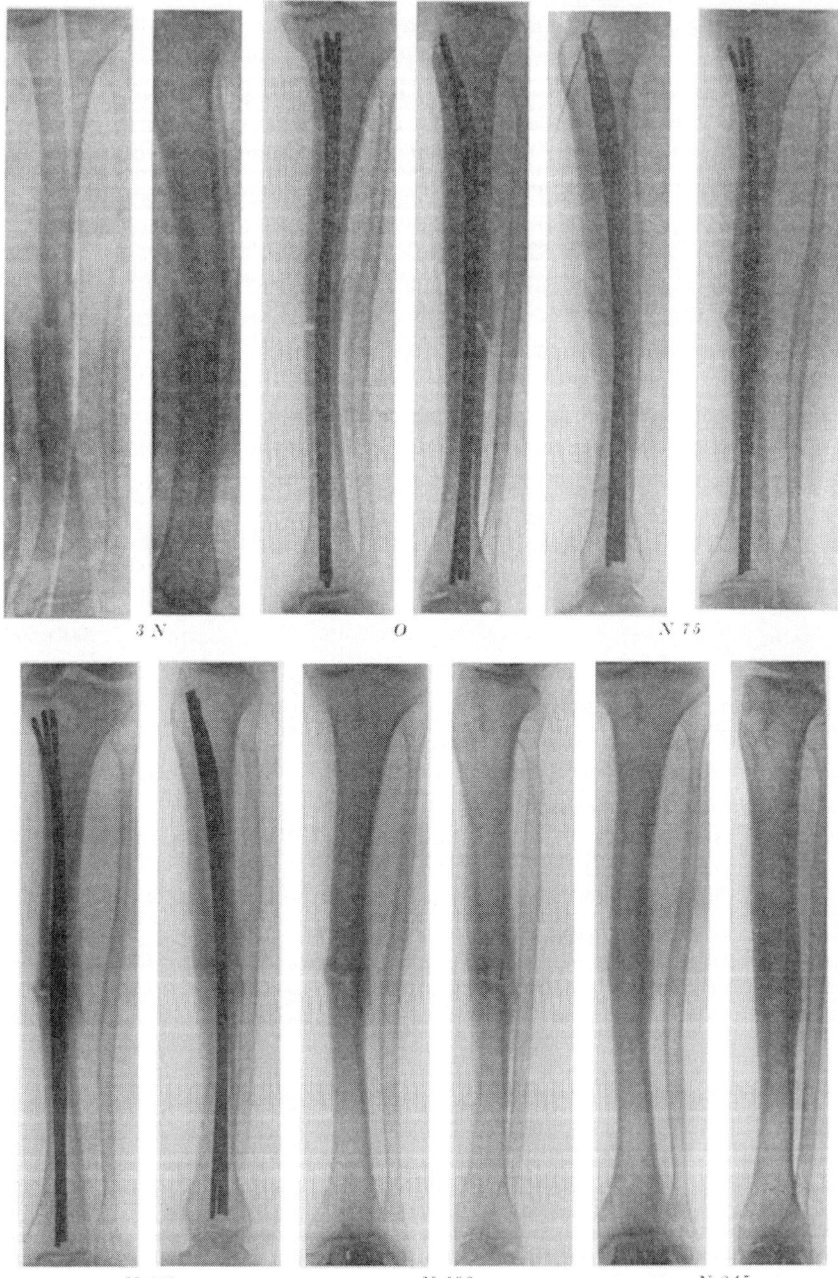

Abb. 21. Verzögerung der Bruchspaltauffüllung mit röntgensichtbarem Callus nach Bündel-Nagelungen: 3 Tage alter, langer Zweispaltschrägbruch mit äußerem Keil des linken Schienbeines im 3./4. Sechstel (= parataillerer, konvergierender Trichter und Taille) mit Wadenbeinbruch im 3. Sechstel bei einer 59jährigen Landwirtin. Primär und dauerhaft-stabile Nagelung mit 4 Nägeln. Stationäre Behandlung 23 Tage. Volle Gehbelastung von der 7. Woche an. Arbeitsaufnahme 2 Monate, Nagelentfernung 4 Monate nach der Nagelung. Noch 136 Tage nach der Nagelung ist der Bruchspalt gut erkennbar: Trotzdem war die Fraktur allein durch Callus vollstabil. Erst rund 8 Monate nach der Nagelung ist der Frakturspalt völlig knöchern überbrückt (*N 245*)

manchmal verzögert oder ganz aufgehalten wird. Deshalb sei die durchschnittliche Behandlungsdauer der Unterschenkelbrüche in dem ersten Jahr der Marknagelung an der Klinik länger gewesen als früher. Die gleiche Beobachtung machten nach L. Böhler (1944) Fischer, Raisch und Schneider.

Trueta u. Cavadias (1955) haben als erste darauf hingewiesen, daß die Zerstörung der ernährenden Arterie des Knochens durch die Marknagelung zu einem *Verlust der endostalen und interstitiellen Callusbildung führt.* Dies äußere sich röntgenologisch in einem stark verlängerten Sichtbarbleiben des Bruchspaltes.

Auch wir glauben, nach Küntscher- und Bündel-Nagelungen die Beobachtung gemacht zu haben, daß die Bildung des röntgenologisch erkennbaren Callus im Vergleich zur *Callusbildung* bei mit Gipsverband behandelten Frakturen *etwas verzögert* verläuft. Insbesondere füllt sich der Bruchspalt selbst oft sehr spät — meistens erst nach der Nagelentfernung (Abb. 21) — mit röntgensichtbarem Callus auf (Abb. 25, 122 u. a.). Ein Unterschied in der Schnelligkeit der Callusbildung zwischen Frakturen, die mit Küntschernägeln oder Bündel-Nägeln stabil genagelt wurden, war nicht erkennbar. Die Fremdkörperwirkung scheint die gleiche zu sein, wenn man Nägel eines bestimmten Typs mit völlig gleichartiger chemischer Zusammensetzung benutzt.

Wirkt die formgerechte Reposition heilungsverzögernd?

Nach der Theorie L. Böhlers ist eine der wichtigsten Aufgaben der Frakturenbehandlung die Erzielung einer Verkürzung von 1—10 mm. Diese soll der heilungsverzögernden Sperrung der Knochen durch die der Nekrose anheimfallenden Randzonen der Frakturflächen entgegenwirken. Ohne sie komme es häufig zur Pseudarthrose.

Watson-Jones (1957) hat im Vorwort zu seinem weitverbreiteten Lehrbuch „Fractures and Joint Injuries“ ganz besonders betont: „I believe that gaps between the fragments of a fractured bone are always filled if immobility is complete, and that there is never need to make allowance for ‚inevitable resorption‘ at the fracture-site.“ Den gleichen Standpunkt hat Küntscher immer wieder vertreten. Auch Geiser (1959) hat kürzlich aus eingehenden experimentellen Untersuchungen gefolgert, daß die Verkürzung keineswegs unerläßliche Voraussetzung für eine ungestörte Frakturheilung ist. Bei genau adaptierten Frakturen spiele die Resorption der Fragmentenden ohne gleichzeitigen Ersatz praktisch keine Rolle.

Für die ungestörte Frakturheilung ist eine *exakte Ruhigstellung* unerläßliche Voraussetzung. Darüber gibt es keinen Zweifel. „Wie exakt“ muß aber in praxi die Immobilisation der Fraktur selbst sein? Welcher Stabilisierungsgrad ist erforderlich? Küntscher (1950) ist der Meinung, daß die Callusbildung nur dann ungestört bzw. sogar rascher als nach konservativer Behandlung verläuft, wenn bzw. weil die *„kleinsten Millimeterbewegungen“ ausgeschaltet* werden. Geiser (1959) behauptet die „Instabilität jeglicher interner Fixation einschließlich der Marknagelung“.

Auch wir glauben nicht, daß es bisher durch Marknagelungen gebrochener Röhrenknochen beim Menschen oft möglich gewesen ist, primär eine *„knochenfeste* Stabilität“ zu erzielen. Das kann selbst durch „perfektionierte Maßarbeit“ — Aufbohrung des Compactarohres in großer Ausdehnung mit genormten Fräsen und Einpassen genormter Nägel — in der Regel nicht erreicht werden. Dies geht aus den Ausführungen über den Verankerungstotraum (s. S. 22) hervor. Der durchschnittliche sagittale Totraum beträgt z. B. bei Tibianagelungen mit einem Kleeblattprofilnagel im Bereich der Taille etwa 2 mm (s. Abb. 8). 2 mm Totraum gestatten im peripheren Compactarohr ein Spiel von etwa 4^0! An Oberschenkel, Oberarm und Radius ist der Totraum (relativ) größer. Schon daraus ergibt sich, daß die Nagelungen mit einem starren, dicken Profilnagel in der Regel *nicht „knochenstabil" sein können. Dennoch heilten* die Frakturen dann *ungestört*, wenn bei der klinischen Stabilitätsprüfung „Stabilität" festgestellt wurde. Eine Bewegung im Bruchspalt von 1 mm — d. h. die Aufklappbarkeit des äußeren oder inneren Bruchspaltes um 1 mm — muß sich bei Schienbeinfrakturen im mittleren Drittel in einem Bewegungsausschlag des Fußes von durchschnittlich je 10 mm nach innen und außen auswirken. Eine derartige Wackelbewegung ist klinisch (gerade) erkennbar. Deshalb muß man KÜNTSCHER (1950) zustimmen, daß *Millimeterbewegungen ausgeschaltet* werden müssen. *Mehr* ist aber *nicht denkbar.*

Die *Heilungsgeschwindigkeit* von Frakturen steht — das gilt auf jeden Fall für Schienbeinfrakturen — in *Abhängigkeit* von der *Schwere der vorausgegangenen Verletzung* (Grad der Frakturverschiebung usw.). Darauf haben insbesondere ELLIS (1956 u. 1958) sowie JACKSON u. MACNAB (1959) hingewiesen. Man sollte bei der Beurteilung des Heilungsverlaufes auch daran denken, bevor man eine evtl. verzögerte Callusbildung der Marknagelung zur Last legt.

Was die *Form der Callusbildung* anbetrifft, so sind nach ALSLEV 4 verschiedene Arten zu unterscheiden:

1. Wolkencallus (s. Abb. 100),
2. geringer Callus bei idealer Reposition mit schneller Heilung (s. Abb. 6, 7),
3. bevorzugte Callusbildung an einer Seite (s. Abb. 25),
4. weitreichende Periostreaktion (s. Abb. 26).

Näher soll in diesem Zusammenhang auf die Frage der Callusbildung nach stabiler Marknagelung nicht eingegangen werden, zumal auf eine umfangreiche Literatur verwiesen werden kann. Der Ablauf der Knochenbruchheilung bei instabilen Markraumschienungen ohne zusätzliche äußerliche Fixation ist in dem Kapitel „Gefahren" (s. d.) beschrieben.

Zusammenfassend ergibt sich, daß durch eine stabile Bündel-Nagelung ebenso wie durch die anderen Marknagelungsmethoden die Bruchheilung nicht derart gestört wird, daß dadurch die Vorteile der primären Stabilisierung illusorisch würden. Die primäre Stabilität geht vielmehr fließend in die — durch die Heilungsvorgänge bewirkte — dauerhafte Stabilität über.

D. Gefahren der Bündel-Nagelung und ihre Vorbeugung

Das Ziel der Bündel-Nagelung ist die *risikoarme Osteosynthese*. Der *Wert einer Behandlungsmethode* wird nicht allein von ihrer Heilwirkungskraft, sondern zu einem wesentlichen Teil von der *Größe der Gefahren* bestimmt, die mit ihr heraufbeschworen werden. Völlig risikofreie Behandlungsarten gibt es nicht. In jedem Einzelfalle muß geprüft werden, ob der zu erwartende Erfolg in einem gesunden Verhältnis zum Behandlungsrisiko steht. Die Gefahren der Bündel-Nagelung sind in vielerlei Beziehung die Gefahren der Marknagelung schlechthin. Diese grundsätzlichen Gefahren werden im folgenden an Hand des Schrifttums und auf Grund eigener Erfahrungen besprochen. Am Schluß eines jeden Kapitels finden sich dann die für die Praxis wichtigsten Richtlinien zur Verringerung oder Ausschaltung des entsprechenden Risikos. Wir können die *allgemeinen Gefahren* von den *lokalen und regionären Gefahren* unterscheiden.

1. Allgemeine Gefahren

a) Operationsschock

Der Operationsschock ist nach KÜNTSCHER (1950) die „*Hauptgefahr der Marknagelung*". Das Verdienst von L. BÖHLER (1944) ist es, auf diese Gefahr als erster eindringlich hingewiesen und Verhütungsmöglichkeiten aufgezeigt zu haben.

Tödlich ausgegangene Nagelungsschocks sind vor allem bei Durchführung der Operation im bereits vorbestehenden (traumatischen) Schock oder bei schlechtem Allgemeinzustand aus anderer Ursache (z. B. vorausgegangener Fettembolie) beobachtet worden. Andererseits wurden sie öfter nach langdauernden Eingriffen mit schwierigen und eingreifenden Repositionsmanövern, Komplikationen beim Nagelungsakt — Festlaufen des Nagels, ausgiebiger Knochensprengung — und großem Blutverlust bei offenen Nagelungen gesehen. Auch starkes und andauerndes Hämmern am Knochen ist verantwortlich gemacht worden.

Wir haben einen schweren Operationsschock bisher nicht beobachtet. Nur bei einer wegen Unverschieblichkeit der Fraktur (3 Monate nach offenem Bruch) offen durchgeführten Oberschenkelnagelung ist es während der Operation zu einem als Operationsschock gedeuteten Zustand mit stärkerem Pulsanstieg und Blutdruckabfall gekommen. Beides normalisierte sich noch während der Operation.

Wir führen die geringe Schockfrequenz einerseits auf die guten Anaesthesisten, die der Klinik zur Verfügung stehen, zurück. Andererseits dürfte sie durch die bei Anwendung von Extensionstisch und Viermastkran (s. S. 65) gegebene schonende Reposition auch schwieriger Frakturen bedingt sein.

Vorbeugungsrichtlinien:

1. Keine Nagelung im Schock.
2. Genügende Vorbehandlung kontrakter Frakturen im Dauerzug (s. S. 62).
3. Zweizeitiger Eingriff bei unverschieblicher Fraktur (s. Tabelle 13).
4. Gute Anaesthesie.
5. (Schonende) vollapparative Reposition (s. S. 69).
6. Operation (möglichst) in Blutleere (s. S. 85).
7. Nur geschlossene Nagelung.

b) Fettembolie

Die Gefahr der schweren Allgemeinstörung durch Nagelungsfettembolie wird unterschiedlich beurteilt. MAATZ (1943) hat im Tierversuch nachgewiesen, daß es bei Marknagelungen immer zu Fettverschleppungen im Blut kommt. Diese seien jedoch in der Regel so geringgradiger Natur, daß sie klinisch keine wesentlichen

Erscheinungen machten. Selbst bei gleichzeitiger Nagelung von 4 großen Röhrenknochen beobachtete MAATZ im Tierversuch keine ins Gewicht fallende Allgemeinstörung. MAATZ (1943), HÄBLER (1950), CALABI u. LASTO (1949), MOEYS (1952), HARNACH (1953) u. a. halten die Gefahr einer tödlichen Nagelungsfettembolie für gering.

Fälle von tödlicher Fettembolie wurden von FISCHER-MAATZ (1942) — darunter 1 nach Schienbeinnagelung — STÖR (1943), L. BÖHLER (1944), HÄBLER (1950), PELTIER (1950), SENFF (1950), PELTIER (1952) u. a. beschrieben.

RÜCKERT hat 1956 aus der Literatur 27 Todesfälle nach 752 *Oberschenkel*nagelungen zusammengestellt. Das bedeutet eine *Mortalität von 3,6%!*

GOETZE (1950) hat an der Erlanger Klinik „mindestens 4 sichere tödliche Fettembolien" nach Nagelungen gesehen. SENFF (1950) hält die Fettemboliegefahr bei Jugendlichen für besonders groß.

Auch KÜNTSCHER (1950) sieht in der *Nagelungsfettembolie* eine „*Hauptgefahr*". KÜNTSCHER (1950) hat den Führungsspieß für den Nagel hohl gestaltet und konnte so den Druck in der Markhöhle selbst messen. „Es zeigte sich, daß durch rasches Einschlagen *gefährliche Drucke* auftreten können, wenn das Mark nicht an der Nageleinschlagstelle und an der Bruchstelle ausweichen kann. Letzteres ist bei großem Hämatom und straffen Weichteilen der Fall. Es dauert hier dann oft mehrere Sekunden, bis der Druck wieder zur Norm abfällt." KÜNTSCHER hält die Fettembolie dadurch für vermeidbar, daß nicht im Zustand der traumatischen Fettembolie genagelt, daß das Einschlagfenster groß genug angelegt, daß der Nagel nur sehr langsam mit größeren Pausen vorgetrieben und daß bei älteren Frakturen und Pseudarthrosen offen genagelt wird. Die letztgenannte Vorbeugungsmöglichkeit ist nicht vollwirksam, wie die 2 von SENFF (1950) bei offenen Nagelungen beobachteten Todesfälle beweisen.

Wir haben nach Bündel-Nagelungen keine tödliche Nagelungsfettembolie beobachtet. Bei einer offenen, ohne Blutleere durchgeführten Oberschenkelnagelung fanden wir nach der Operation bei einer Röntgenkontrolle der Lungen wegen pneumonieähnlicher Symptome multiple Verdichtungen im Sinne einer Fettembolie. Der Zustand des Kranken war nie bedrohlich. Wieweit bei dem als Operationsschock gedeuteten Operationszwischenfall (s. S. 39), bei dem offen, ohne Blutleere ausgeführten Eingriff eine Fettembolie im Spiele war, muß unentschieden bleiben. Die EKG-Kontrolle ergab die Zeichen einer Rechtsbelastung des Herzens.

Die Frage, wie groß die Gefahr der Fettembolie bei Bündel-Nagelung überhaupt ist, können wir nicht beantworten, da wir die Nagelungen meistens in Blutleere gemacht haben. Theoretisch muß die Gefahr der Fettembolie im Vergleich zu Küntschernagelungen wohl geringer bemessen werden, weil die Nägel *nacheinander* eingeschlagen werden und es zu einem „Spritzenstempeleffekt", wie er durch Küntschernagel + Spieß bedingt wird, *nicht* kommt. Bei Schienbein-Bündel-Nagelungen am Amputationspräparat beobachteten BECK u. GELDMACHER (1960), daß schon bei der Einführung eines einzelnen Nagels Fett aus Einschlagöffnung und Frakturspalt herausquillt. *Dabei entspricht die austretende Fettmenge etwa der Größe des Nagelvolumens.* Es besteht also keine sonstige Ausweichmöglichkeit für das im Markraum befindliche Fett. Bei Vollfüllung des Markraumes quellen große Fettmengen aus Einschlagöffnung und Frakturspalt.

Der Inhalt der Haverschen Kanäle kann physikalisch als Flüssigkeitssäule betrachtet werden, die inkompressibel ist (Knese 1958). Ähnliches gilt wahrscheinlich für den Inhalt von Compactarohr und Spongiosamaschen. Daher muß jede Volumenverdrängung zum Entweichen des Fettes nach außen oder ins Blut führen. Daß es in der Regel bei Bündel-Nagelungen *nach außen* entweicht, dafür scheinen die von Leutschaft (1961) an unserer Klinik — u. a. mit Anwendung fortlaufender EKG-Schreibung während der Operation — durchgeführten Untersuchungen zu sprechen. (Dazu wurden die Nagelungen ohne Blutleere gemacht.) In einem Falle haben wir in einer Sitzung 3 Knochen (Oberschenkel, Oberarm, Speiche) ohne Blutleere genagelt, ohne daß Zeichen einer Fettembolie oder eines Operationsschocks feststellbar waren.

Das Risiko der Fettembolie ist durch eine Blutleere weitgehend auszuschalten (s. S. 85).

Vorbeugungsrichtlinien:
1. Keine Nagelung im Zustand traumatischer Fettembolie.
2. Keine Nagelung ohne Blutleere.

c) Sonstige „Allgemeingefahren“

In der vorantibiotischen Zeit sind Todesfälle infolge Infektion mehrfach beschrieben worden. Im Schrifttum der letzten 10 Jahre wird über derartige Todesfälle nicht mehr berichtet. Die durch *Infektion* gegebene „*Allgemeingefahr*“ läßt sich vor allem durch Vermeidung des örtlichen Infektionsrisikos (s. S. 46) verringern.

Komplikationen des Heilverlaufs durch *Thrombusembolie und Pneumonie* müssen nach Nagelungen auf jeden Fall wesentlich seltener sein als nach konservativer Behandlung, da die Kranken von vorneherein viel beweglicher sind und wesentlich früher das Bett verlassen können. Eine systematische krankengymnastische Prophylaxe (s. S. 112) wird auch hier das Risiko weiter vermindern.

Slany (1944) hat die *Blutveränderungen* nach Marknagelungen systematisch untersucht. Er stellte fest, daß es nach Marknagelungen in der Regel zu einer hochgradig vermehrten Ausschüttung von Retikulocyten, zu einer Ausschwemmung unreifer weißer Blutkörperchen (Myelocyten und Jugendformen), zu einer Eosinophilie, zu einem vorübergehenden Absinken der Zahl der roten Blutkörperchen und des Hämoglobingehaltes und zu einem Anstieg der Blutsenkungsreaktion kommt. Alle diese Veränderungen sind nur vorübergehender Natur. Untersuchungen von Rettig (1951) haben dies im wesentlichen bestätigt. Nienhaus fand nach einem anfänglichen Anstieg in der Regel einen Eosinophilensturz auf unter 50% der Ausgangswerte in den nächsten Tagen mit einem gleichzeitigen Ansteigen der Steroide im Harn. Es kam innerhalb kurzer Zeit zu einer Normalisierung der Eosinophilenwerte.

Vorbeugungsrichtlinien:
1. Keine offene Nagelung.
2. Systematische krankengymnastische Thrombose- und Pneumonieprophylaxe.

Bei *pathologischen Frakturen* der Röhrenknochen durch bösartige Tumoren ist wegen der meist ausbleibenden knöchernen Heilung die Nagelung nahezu die einzige Möglichkeit, den Kranken für den Rest des Lebens aus dem Bett zu bringen.

Deshalb wird die Marknagelung bei solchen Frakturen gern geübt. Auch wir haben in 3 Fällen eine Bündel-Nagelung mit sehr gutem Sofortergebnis durchgeführt (Abb. 22). Dennoch sollte bei der Indikationsstellung zu derartigen Nagelungen auch immer die *Gefahr der Tumorzellenaussaat* berücksichtigt werden. Peltier

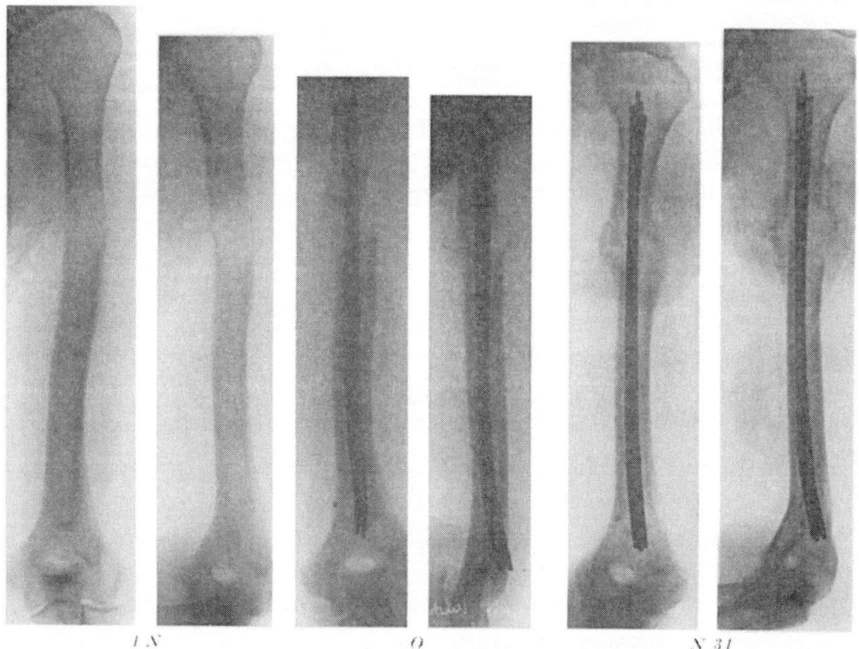

Abb. 22. Bündelnagelung bei pathologischer Fraktur: 1 Tag alter, langer, pathologischer Bruch des linken Oberarmes im 2./3. Sechstel (=parataillerer divergierender Trichter) bei einem 62jährigen Lehrer. Primär und dauerhaft-stabile aufsteigende Nagelung mit 4 Nägeln. Stationäre Behandlung 11 Tage

(1951) hat sehr interessante Experimente zur Frage des beschleunigten Tumorwachstums und der Tumorzellenaussaat durch Marknagelung angestellt. Er kommt zu dem Ergebnis, daß sowohl örtliche Ausbreitung der Tumorzellen wie embolische Verschleppung durch die Marknagelung wahrscheinlich gefördert werden.

Es ist deshalb insbesondere zu diskutieren, ob derartige Nagelungen nicht grundsätzlich unter prophylaktischer Gabe cytostatischer Medikamente durchgeführt werden sollten. Die Anlegung einer Blutleere dürfte sich gerade hier besonders günstig auswirken.

Vorbeugungsrichtlinien:

1. Prophylaktische Gabe cytostatischer Medikamente.
2. Reposition und Nagelung in Blutleere.

2. Lokale und regionäre Gefahren

a) Intraoperative Schädigungen („Operative Unfälle")

Die Möglichkeit der Provokation von Knochen-, Gelenk-, Nerven-, Gefäß- und Weichteilschädigungen muß bei jeder Nagelung in Rechnung gestellt werden.

α) Knochenschädigungen durch „*Nagelungsfrakturen*" sind besonders unangenehm. Sie können bei (unsachgemäßer) Ausmeißelung des „Einschlagfensters"

(= „*Meißelungsfraktur*"), durch *Knochensprengung*, *Knochenperforation* und *Kantenabbruch* (an Frakturfläche oder Knochenfenster) geschehen.

In der Literatur sind viele Fälle von Nagelungsfrakturen beschrieben worden. Jeder, der Nagelungen durchgeführt hat, kennt sie aus eigener Beobachtung. Es liegt gewissermaßen in der Natur des starren, dicken Nagels, daß er — bei dem Versuch, ihn von der Seite her oder in physiologisch gekrümmte Compactarohre einzuschlagen — die Knochenfestigkeit bis an die Grenze seiner Widerstandsfähigkeit, und nicht selten darüber hinaus, beansprucht.

Bei Bündel-Nagelungen haben wir Nagelungsfrakturen in 3 Fällen beobachtet:

In dem 1. Falle kam es zur Absprengung eines kleinen (etwa 1 × 2 cm großen) Knochenstückes durch die Spitze eines Nagels beim Anprall an die Bruchfläche des peripheren Fragmentes. Die Nagelung wurde trotzdem stabil.

Beim 2. Fall brach während einer aufsteigenden Oberarmnagelung beim Einschlagen des letzten (4.) Nagels der bruchnahe Rand des Knochenfensters wegen zu starker Spannung des Nagelbündels aus. Die Nagelung blieb deshalb instabil und es mußte zusätzlich ein Gipsverband angelegt werden.

Ein 3. Nagelungsbruch entstand bei der Ausmeißelung des Knochenfensters am distalen Oberarm bei einem alten Manne. Der (sehr spröde) Oberarmknochen brach so, daß ein suprakondylärer Schrägbruch entstand. Daraufhin wurde die Nagelung gar nicht erst versucht.

(Nagelbedingte) Knochensprengungen und -perforationen haben wir nicht beobachtet.

Knochenschädigungen durch die — unvermeidbare — *Zerstörung der Markraumgefäße* wirken sich dann im Sinne der Devitalisierung aus, wenn die periostale Blutversorgung ausgefallen ist. Breite — primär jedenfalls — aseptische Knochennekrosen ganzer Schaftstücke mit Abstoßung sind beschrieben worden. In der Regel kommt es allerdings zum schleichenden Umbau — mit erheblicher Heilungsverzögerung.

Vorbeugungsrichtlinien:

1. Knochenfenster mit scharfen Instrumenten und technisch einwandfrei ausheben (s. S. 97).
2. Knochenfenster lang genug anlegen (s. S. 97).
3. Beim Nagelvorschlagen auf Anprallsymptome achten, insbesondere wenn die Nagelspitze auf die Gegenwand trifft oder in Höhe der Fraktur liegt (s. S. 105).
4. Nägel nicht „hart" einschlagen (s. S. 105).
5. Nie bei Störungen der periostalen Blutversorgung nageln (s. S. 48).

β) Gelenkschädigungen können durch Verletzungen fensternah liegender Gelenke bei der *Anlegung des Fensters* und bei der *Nagelentfernung* sowie durch *Einschlagen der Nagelspitzen* in Gelenke entstehen. Alle diese Ereignisse sind in der Literatur beschrieben worden. Einmal ist es sogar zum tödlichen Ausgang (durch Hüftgelenksempyem) gekommen.

Wir haben Gelenkverletzungen durch Gelenkeröffnung nicht beobachtet. Wegen der guten Kurvengängigkeit des Bündelnagels kann man immer in „respektvollem" Abstand vom Gelenk bleiben.

Gelenkperforationen durch Einschlagen von Nagelspitzen haben wir 2mal verursacht. Immer wurden die Nägel während der Operation zurückgezogen. Ein

Gelenkschaden ist in keinem Falle entstanden. Er ist auch bei einmaliger Perforation nicht zu erwarten.

Vorbeugungsrichtlinien:

1. Knochenfenster in genügender Entfernung vom Gelenk anlegen (s. Spez. Teil).
2. Sorgfalt bei Nagelentfernung (s. S. 119).
3. Grenzzone beim Nagelungsakt respektieren (s. S. 109).
4. Gelenk-Röntgen-Durchleuchtung in 2 Ebenen vor Wundverschluß.

γ) **Nerven-, Gefäß- und Weichteilschädigungen** können theoretisch durch *Anspießen* mit der Nagelspitze entstehen. KÜNTSCHER (1950) hat betont, daß ein derartiger Fall „bei mehreren Tausenden von Marknagelungen" niemals beobachtet worden ist, obwohl sich Führungsspieß oder Nagel nicht selten in die Weichteile verirren. KÜNTSCHER vermutet, daß die abgerundete Spitze Nerven, Gefäße und Weichteile immer zur Seite ausweichen läßt. Auch wir haben derartige Schädigungen durch Anspießen nie gesehen, obwohl es gerade in der Anfangszeit der Bündel-Nagelung oft zu Nagelverirrungen bzw. -auswanderungen gekommen ist.

HART (1943) hat bei 4 Nagelungen wegen Oberarmbruchs nach der Operation 2mal eine Radialislähmung beobachtet. Bei einem Fall war der Nerv durch einen Splitter angespießt worden, der während der Operation ausgebrochen ist, beim anderen ist die Reposition nur durch starkes Abknicken der Bruchstelle gelungen. Bei der späteren Freilegung des Nerven fand sich dieser in schwieliges Gewebe eingebettet. Nach der Neurolyse bildete sich die Lähmung in beiden Fällen zurück.

In einem Falle haben wir eine *Medianuslähmung* nach der Nagelung beobachtet. Diese ist dadurch zustande gekommen, daß — vor Einführung der vollapparativen Reposition — während der Nagelung versucht wurde, mit Hilfe von Einzinkerhaken die Fragmentenden zu reponieren. Die Reposition ist dadurch gut gelungen. Aber hinterher bestand eine Medianuslähmung, die sich motorisch inzwischen völlig zurückgebildet hat, sensibel noch nicht vollkommen.

Eine vorübergehende *Peronäuslähmung* haben wir nach einer Oberschenkelnagelung beobachtet. Während der Operation hat das U-Stück des 4 Mast-Kranes bei dem Kranken, der mit gebeugtem Knie aufgelegt wurde, gegen das Wadenbeinköpfchen gedrückt. Bei der Lagerung mit gestrecktem Knie — wie wir sie jetzt grundsätzlich vornehmen — ist eine derartige Schädigung nicht zu erwarten.

Besonders erwähnenswert ist, daß *Nerven*-(oder Weichteil-)*Druckschädigungen durch* die zur apparativen Reposition benutzten *Lederriemen* auch bei sehr starken Zügen *nie beobachtet* wurden.

Vorbeugungsrichtlinien:

1. Sorgfältige Lagerung unter Vermeidung von Druckstellen (s. S. 71).
2. (Schonende) vollapparative Reposition (s. S. 69).
3. Einer Nagelverirrung durch übersichtliche Fensterdarstellung beim Einstecken des Nagels vorbeugen (s. S. 103).
4. Nagelauswanderung durch Rö.-Kontrolle in 2 Ebenen bei der Frakturzonenpassage vermeiden (s. S. 105).
5. Keine Reposition mit Einzinkerhaken.

b) Bruchheilungs-Störungen

Die wichtigsten Störungsfaktoren einer normalen Bruchheilung nach Nagelung sind

1. die *Infektion,*
2. die *Diastase der (lebenden) Bruchenden* und
3. die *Instabilität.*

Ihre Folgen sind *verzögerte Bruchheilung* und schließlich *Pseudarthrose.* Wir halten es aus praktischen Gründen für zweckmäßig, die Pseudarthrosen in *Infektpseudarthrosen,* (aseptische) *Defektpseudarthrosen* — durch *primäre Diastase* (Distraktion) oder *sekundäre Diastase* (infolge aseptischer Knochennekrose) — und in *Instabilitätspseudarthrosen* kausal zu unterteilen.

α) Infektion. Sie ist eine schwerwiegende Komplikation der Marknagelung, weil sie die Gefahr der *schweren Ostitis* mit Sequestrierung und chronischer Eiterung einerseits und die der *Infektpseudarthrose* andererseits in sich birgt und nicht selten mit der Amputation endet.

Am größten ist die Infektionsgefahr bei Nagelungen offener Frakturen. Nach einer Sammelstatistik von Krösl (1957) ist es bei Nagelungen offener Unterschenkelbrüche in *71,4—18,8%* zu einer Infektion gekommen. Die Einzelwerte waren: 71,4% — 64,0% — 53,4% — 40,0% — 33,3% — 26,6% — 22,2% — 21,5% — 18,8%. (Demgegenüber wird nach dieser Sammelstatistik die Zahl der Infektionen bei offenen Brüchen nach konservativer Behandlung zwischen 0,0 und 20% angegeben.) Bei offenen Oberschenkelfrakturen liegt die Infektionsquote noch höher.

Sehr groß ist die Infektionsgefahr auch bei offenen Nagelungen geschlossener Frakturen. Während hier die Infektionsquote der konservativen Behandlung gleich Null ist, hat Häbler (1950) bei 225 offenen Nagelungen geschlossener Brüche in 35 Fällen *(15,6%)* eine Infektion der Frakturstelle beobachtet. J. Böhler (1951) hat bei 3 geschlossenen Nagelungen geschlossener Oberschenkelbrüche 1mal eine Infektion gesehen. Bei veralteten geschlossenen Unterschenkelbrüchen hat Häbler nach offener Nagelung in 43% (!) eine Infektion erlebt. Auf die von Bürkle de la Camp (1958) beobachtete „ungeheuerlich große“ Zahl von Osteomyelitiden nach Marknagelung wurde schon am Anfang (s. S. 2) verwiesen. Sicher ist die Infektionsquote allgemein nicht geringer als bei Osteosynthesen mit anderen Fixationsmitteln (Drahtumschlingung, Verschränkung usw.). Nach M. Lange (1959) schwanken die Angaben über die Infektionshäufigkeit der Metallosteosynthesen zwischen 1,5 und 37%.

Ungleich geringer dagegen ist die Infektionsgefährdung bei geschlossener Nagelung. Nach einer Sammelstatistik von Krösl (1957) hat die Zahl der Infektionen bei geschlossener Nagelung geschlossener Unterschenkelbrüche bei insgesamt 1667 Fällen zwischen *8,1 und 0,0%* betragen. Die Einzelprozentzahlen waren: 8,1% — 4,4% (6,2%) — 3,5% — 3,4% — 2,5% — 1,8% — 1,5% — 0,7% — 0,0% — 0,0%.

Die Zahl der *Infektionen nach Bündel-Nagelung* betrug bei 85 geschlossenen Nagelungen geschlossener Frakturen 0, bei 15 geschlossenen Nagelungen früher offener, pp-verheilter Frakturen 1 (6,6%), bei 4 (geschlossenen) Nagelungen frischer offener Frakturen 1 (25%), bei 3 offenen Nagelungen immer geschlossener Frakturen 1 (33,3%) und bei 2 offenen Nagelungen früher offener Frakturen 1 (50%).

Die Infektion verlief in 2 Fällen als reine *Nagelbetteiterung*, die die Bruchheilung nicht wesentlich gestört hat. Sie heilte spätestens nach Nagelentfernung innerhalb weniger Tage.

Bei 2 Fällen kam es zur *tiefergreifenden Ostitis* mit längerdauernder Wund- oder Fisteleiterung und Heilungsverzögerung, in keinem Falle bisher zur (Infekt-) Pseudarthrose oder zur breiten (z. B. Ring-)Sequesterbildung.

Zur Behandlung der Knocheninfektion hat sich uns die *lokale gezielte Antibioticainstillation* (insbesondere von Nebacetin) — wie auch sonst bei Osteomyelitis — sehr gut bewährt. Dazu schrauben wir bei tiefergreifender Ostitis eine Spezialkanüle in ein etwa in der Mitte zwischen Bruchstelle und Nageleinschlagstelle gebohrtes Compactaloch. Die 3mal täglich durchgeführte Instillation der Antibioticumlösung führt so zu einer breiten Verteilung im Compactarohr in beiden Richtungen. Die Zahl der Infektionen hoffen wir in Zukunft dadurch wesentlich reduzieren zu können, daß wir grundsätzlich keine offenen Nagelungen mehr machen (s. S. 58).

Zusammenfassend ist festzustellen: Das Infektionsrisiko ist bei der Nagelung offener Frakturen und bei der offenen Nagelung geschlossener Frakturen so groß, daß man auf beide Nagelungsarten grundsätzlich verzichten sollte. Die Nagelung offener Frakturen umgeht man durch konservative Vorbehandlung bis zur Wundheilung und Einlegung einer weiteren Wartezeit entsprechend dem Infektionsgrad der Wunde. Die offene Nagelung ist durch vollapparative Reposition oder ein Vorgehen, wie es in Tabelle 13 beschrieben ist, vermeidbar.

Vorbeugungsrichtlinien:

1. Nur geschlossen nageln.
2. Bei Unmöglichkeit der geschlossenen Reposition Nagelung in 2. Sitzung durchführen (s. Tabelle 13).
3. Nie bei offener Wunde im Bereich der Fraktur nageln.
4. Nie vor Ablauf eines Mindestintervalles (s. Tabelle 13) nach Heilung infizierter Wunden nageln.

β) Aseptische Heilungsstörungen. (1) Diastase der (lebenden) Bruchenden. Eine Fraktur heilt, indem (lebender) Callus eine Brücke zu den lebenden Enden der Fragmente schlägt. Je größer die Diastase zwischen den beiden Grenzlinien lebender Knochensubstanz, desto länger muß die Callusbrücke werden. Je länger sie ist, um so fester muß sie sein, um die Stabilisierung bewirken zu können. Deshalb nimmt bei Frakturen mit Diastase der „vitalen Fronten" (Geiser 1959) die Zeit bis zur callösen Stabilisierung mit der Größe der Diastase zu. Dadurch kann der fließende Übergang von nagelbedingter in callusbedingte Stabilisierung gestört werden und es zur *sekundären Instabilität* kommen (s. S. 47). Für die Größe der Diastase der vitalen Fronten ist im Einzelfalle die Nagelung in Distraktion (primäre Diastase), die Ausdehnung der (aseptischen) Nekrose der Fragmentenden und die Größe ausgebrochener und devitalisierter Knochenstücke verantwortlich. Knochennekrose in einer Ausdehnung von wenigen Millimetern, wie sie bei jeder Fraktur stattfindet, verzögert den Festigungsprozeß nicht wesentlich. Die durch Adaptation der Bruchflächen bewirkte Verbesserung der Stabilisierung kompensiert die geringe Verzögerung der Heilung vollauf. Dies gilt um so mehr, als die zur Erzielung einer Verkürzung erforderliche Seitenverschiebung vermehrte Anforderungen an die Callusfestigkeit stellt. *Hauptursache* für die Entstehung einer

Defektpseudarthrose ist die *Devitalisierung der Fragmentenden in größerer Ausdehnung* (durch Nagelung von Frakturen mit Störungen der periostalen Blutversorgung, die Nagelung in größerer Distraktion und das Vorhandensein devitalisierter Knochenausbrüche).

(2) Instabilität. Eine störungsfreie Bruchheilung ist, wie erwähnt, nur dann garantiert, wenn im Bereich der Bruchstelle für die ganze Zeit bis zur Festigung durch Callus *mechanische Ruhe* herrscht. Damit diese Ruhigstellung auf jeden Fall gewährleistet ist, muß im unmittelbaren Anschluß an die Operation durch *Stabilitätsprüfung* festgestellt werden, ob die Fraktur durch die Markraumschienung tatsächlich stabil geworden ist oder ob diese Stabilität durch einen zusätzlichen Verband erzwungen werden muß.

Eine unfreiwillige instabile „Nagelung" ist nur ein technischer Mißerfolg. Ihre Nichterkennung und die Unterlassung einer zusätzlichen Fixation endet in der Regel mit einem therapeutischen Mißerfolg. Primäre Stabilität verbürgt noch *keine dauerhafte Stabilität.* Dennoch ist es selten, daß eine nicht vorgetäuschte primäre Stabilität nicht auch für die normale Dauer der Bruchheilung erhalten bleibt.

Durch *regelmäßige Stabilitätskontrollen* (s. S. 118) kann man sich vor dem Übersehen einer sekundären Instabilität und ihren Auswirkungen schützen. Derartige Kontrollen müssen bei *„drohender Sekundärinstabilität"* durch Heilungsverzögerung (infolge Infektion oder Diastase) in 1wöchigem Abstand gemacht werden. Bei normaler Bruchheilung genügt ein 14tägiges Intervall, falls bestimmte Beschwerden (s. S. 116) keine Zwischenkontrolle veranlassen. Sekundäre Instabilität droht auch bei Entstehung eines Sudeckschen Syndroms, weil die Spongiosaverankerung durch die Osteoporose geschwächt wird.

Ein wichtiges *röntgenologisches (Spät-!)Zeichen der Instabilität* ist das Auftreten von Querrissen im Callus (s. Abb. 23). In diesen Fällen ist die Callusbildung oft besonders groß. J. BÖHLER (1943) hat die oft beobachtete vermehrte Callusbildung mit dem Kugelcallus nach den feinen Fissuren des 2. und 3. Mittelfußknochens verglichen. Auch bei diesen liegen die Bruchflächen genau aneinander. Während des Gehens kommt es bei jedem Schritt zum leichten Abknicken des körperfernen Bruchstückes gegen die Streckseite. Dieser ständige mechanische Reiz, bei dem die Bruchstelle an der Beugeseite auf Zug und an der Streckseite auf Druck beansprucht wird, führt zu einer vermehrten Callusbildung.

Die *Häufigkeit von verzögerter Bruchheilung und Pseudarthrose nach Marknagelung* wird im Schrifttum in der Regel gegenüber der nach konservativer Behandlung als wesentlich erhöht angegeben (L. BÖHLER, BÜRKLE DE LA CAMP u. v. a.). Daran sind Infektpseudarthrose, Defektpseudarthrose und Instabilitätspseudarthrose wohl primär zu gleichen Teilen beteiligt. Sekundär münden auch die beiden erstgenannten Formen häufig in die Instabilitätspseudarthrose. Nicht selten wurde nach Marknagelung die sekundäre Instabilität durch Nagelermüdungsbruch beobachtet und beschrieben.

Wir können uns wegen der relativ kleinen Zahl von Nagelungen und der z. T. gegebenen Kürze der Beobachtungszeit noch kein endgültiges Urteil über die Häufigkeit der Pseudarthrose nach Bündel-Nagelungen erlauben.

Bisher haben wir nach Nagelungen keine Pseudarthrose beobachtet. Die ersten 100 Bündel-Nagelungen sind inzwischen ausnahmslos knöchern geheilt. Darunter waren 2 „echte" Pseudarthrosen. Die *Diagnose der Pseudarthrose* basiert auf den von BLOCK (1940) aufgestellten Richtlinien: „Kommt es nicht zu knöcherner Verfestigung des Bruches oder zur knöchernen Ausfüllung einer Fehlstelle im Knochen (eines Defektes) oder bildet sich nach vorübergehender Vereinigung in den Callusmassen erneut und für dauernd eine Spaltbildung heraus, so sprechen wir von Pseudarthrose, von Falschgelenkbildung. Mit GULEKE ist vor allem bei dieser Begriffsbestimmung Wert darauf zu legen, daß es sich um einen Endausgang

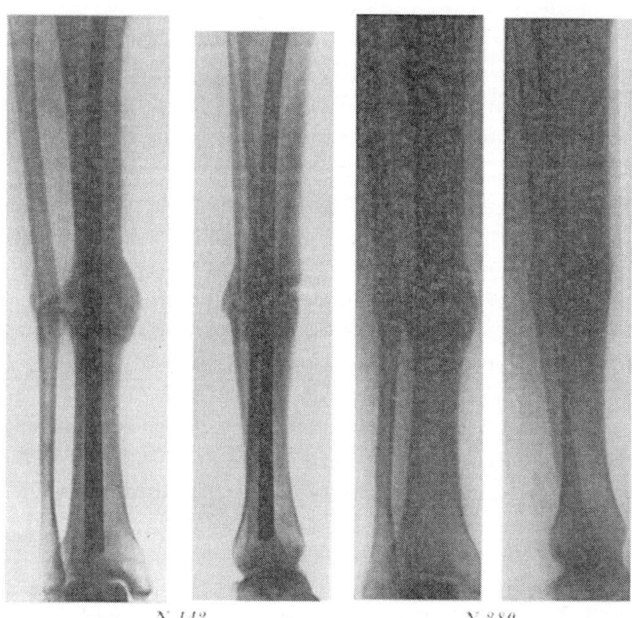

Abb. 23. Querriß im Callus als röntgenologisches Spätzeichen einer sekundären Instabilität: Kurzer, vorn ansteigender Schrägbruch des rechten Schienbeines im 4. Sechstel (= Taille) mit Wadenbeinbruch im 4. Sechstel bei einem 30jährigen Buchbinder. Primär teilstabile Nagelung. Stationäre Behandlung 23 Tage. Volle Gehbelastung von der 5. Woche an. Arbeitsaufnahme 6 Monate, Nagelentfernung 8 Monate nach der Nagelung. Sehr kurze Taille. Ungenügende Verkeilung. Wahrscheinlich hätte noch mindestens 1 Nagel durch die Taille hindurchgeschlagen werden können. Infolge ungenügender Stabilisierung Ermüdungsbruch im Callus und Überproduktion von Callus

der somit abgeschlossenen oder zum Erlahmen gekommenen Wiederherstellungsvorgänge handelt (BRUN, CUNEO, LEXER, MAGNUS, v. REDWITZ). Von ihr scharf zu trennen ist die Heilungsverzögerung, vor allem die Verzögerung der knöchernen Verfestigung".

Vorbeugungsrichtlinien:

1. Bestmögliche Längsadaptation der Bruchflächen vor Beginn des Nagelungsaktes (s. S. 79).
2. Keine Nagelung bei Störung der periostalen Blutversorgung.
3. Strenge Indikationsstellung bei Zweispalt- und Mehrspaltbrüchen.
4. Sofortige zusätzliche Fixation durch äußeren Verband oder Nachnagelung bei Instabilität.
5. Regelmäßige Stabilitätsprüfung zur Früherkennung der sekundären Instabilität — gehäuft bei „drohender Sekundärinstabilität".

c) Nagelwanderung

Die Gefahr der Nagelwanderung mit *Einbruch in Nachbargelenke*, „*innerem Hautdecubitus*“ der Nageleinschlagstelle (mit Sekundärinfektion) oder *Sekundärinstabilität* ist bei jeder Methode, die längselastische Nägel benutzt, zwangsläufig größer als bei Verwendung längsstarrer Nägel. Zusätzlich zu der Fortbewegung durch „Hubmechanismus“ bei Biegungsbewegungen und durch die Schwerkraftwirkung (nach Lockerung und bei Spongiosaatrophie) kommt der *Spannungsdruck in Längsrichtung*. A.W. FISCHER (1943), RIEDER u. SCHUMANN (1943), J. BÖHLER (1953) u. a. haben Nagelwanderungen nach *Marknagelung*, RUSH (1955) und der Verfasser (1957) solche nach *Markpinnung* beschrieben.

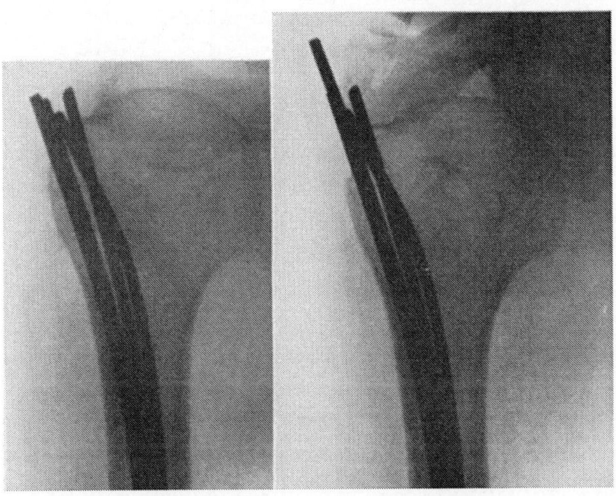

Abb. 24. Nagelwanderung nach absteigender Oberarmnagelung. Links im Bild: 2 Tage nach der Nagelung; rechts im Bild: 62 Tage nach der Nagelung. Der gewanderte Nagel wurde um 1 cm gekürzt und wieder eingeschlagen. Die Wundheilung war komplikationslos, die Knochenbruchheilung ebenfalls

Wir haben bisher Nagelwanderungen mit Einbruch in Nachbargelenke 2mal beobachtet. In beiden Fällen war die Grenzzone (s. S. 109) bei der Nagelung nicht freigelassen worden. Die Nagelwanderung machte sich $2\frac{1}{2}$ bzw. 4 Monate nach der Nagelung durch Schmerzen bei Gelenkbewegungen während der Belastung bemerkbar. Die Spitzenkalotten der Nägel lagen bei der Röntgenkontrolle unmittelbar vor der Mitte des Gelenkspaltes. Im ersteren Falle wurde mit der Gehbelastung ausgesetzt und die Nagelentfernung 4 Wochen später (nach Überbrückung der Fraktur) durchgeführt. Im letzteren Falle entfernten wir die Nägel sofort, da die Fraktur bereits fest war. Bewegungseinschränkungen sind in keinem Falle zurückgeblieben.

Zu einem inneren Hautdecubitus der Operationsnarbe kam es durch die Nagelenden 3mal. In 2 Fällen konnten die Nägel wegen eingetretener callusbedingter Festigung entfernt werden. In dem anderen Fall (Abb. 24) wurde der gewanderte Nagel gekürzt.

Vorbeugungsrichtlinien:

1. Respektierung der Grenzzone (s. S. 109).
2. Nagelenden nicht zu lang überstehen lassen.
3. Nagelkürzung bei drohender Gelenk- oder Hautperforation.

d) Metallose

Bürkle de la Camp (1958) hat vorgeschlagen, „jede durch einen metallischen Fremdkörper entstandene Schädigung des Knochens, der Gelenke und des benachbarten Gewebes, die sich durch Kalkmangel, Knochenschwund, reaktive Wucherung, Höhlenbildung und ähnliche Vorgänge erkennbar macht, als *Metallose*" zu bezeichnen. Diese Begriffsbestimmung ist auch für uns maßgebend.

Über *Metallose* gibt es ein umfangreiches Schrifttum. Von neueren Arbeiten seien insbesondere die Übersichtsdarstellungen von Watson-Jones (1957), Bürkle de la Camp (1958), M. Lange (1958), Bechtol, Ferguson u. Laing (1959) sowie die Arbeiten von Laing (1958), Seyfarth (1958), Scales und Mitarbeiter (1959), Cohen (1959), Laing und Mitarbeiter (1959), Laing (1958), Ferguson und Mitarbeiter (1959), Ferguson und Mitarbeiter (1960), Ferguson (1960) genannt.

Küntscher (1941 [1], 1950 [1], 1957 [1], 1957 [3], 1958 [2]) hat eingehende tierexperimentelle Untersuchungen angestellt, um die Reizwirkungen metallischer Fremdkörper, die in die Markhöhle eingelegt wurden, zu studieren. Drähte aus starkrostendem Eisen führten ebenso wie solche aus Aluminium und Magnesium zu einer heftigen entzündlichen Reaktion wie bei bakterieller Osteomyelitis. Es kam zur Kalkverarmung der Knochenrinde, zu einer mächtigen mantelartigen Callusbildung um den Knochen herum, die anfangs einen saumartigen Zwischenraum zwischen Knochenrinde und Callusmantel freiließ und oft zur Bildung kleinerer oder größerer Sequester. Der dem Periost aufsitzende Callus erstreckte sich über die ganze Länge des Knochenschaftes. Seine Dicke erreichte oft ein Mehrfaches der Knochenrindenstärke. Die Reaktion entsprach der nach Crotonöl-Injektion in die Markhöhle. Nach Einlegung von Einzeldrähten aus einer „sehr wenig rostenden Eisen-Nickel-Stahl-Legierung" beobachtete Küntscher „nur eine hauchdünne periostale Knochenauflagerung". Bei Benutzung von Drähten aus V_2A-Stahl zeigten sich — bei einer Beobachtungszeit von über einem Jahr — keinerlei Veränderungen am Knochen, solange nur soviele davon in den Markraum eingelegt wurden, daß es zu keinem stärkeren Druck auf die Compactarohr-Innenwand kam. Dagegen bildete sich reichlich periostaler Callus, wenn von dem Drahtbündel ein ständiger Druck auf die Wand ausgeübt wurde. Entsprechend unterscheidet Küntscher eine chemisch- und eine mechanisch-bedingte Reizwirkung von Markraumschienen.

Nach Marknagelungen beim Menschen hat Küntscher (1953 [2]) öfters Osteoporosen beobachtet, die er — nicht glücklich — als „Sudecksche Atrophie" bezeichnet hat. Außer diesen dürfte auch die häufig beschriebene „weitreichende Periostreaktion", die nach Alslev eine typische Form der Callusbildung nach Marknagelungen ist (s. S. 38), Folge einer Metallose i. S. von Bürkle de la Camp sein.

Wir beobachteten nach Bündel-Nagelungen folgende Reaktionsformen, die wir als Ausdruck einer *Metallose werten:*

1. Periostitis-Symptome,
2. Spongiosa-Porosen,
3. Spontanschmerzen des genagelten Knochens,
4. Metallimprägnationen des Nagellagers.

Als *Periostitissymptome* bezeichnen wir die — von KÜNTSCHER beschriebenen — röntgenologischen Veränderungen, die dadurch charakterisiert sind, daß es auf der zur Knochenmitte hin gelegenen Seite des Periostes zu einer Compacta-Porose, auf der peripheren Seite zum Auftreten schmaler Callussäume kommt. Die Lage des Periostes selbst wird durch einen feinen Spalt gekennzeichnet. Stärke und Ausdehnung der Periostitissymptome variieren von eben erkennbaren, wenige Zentimeter langen, nur auf einer Knochenseite gelegenen Zonen bis zu weitreichenden Periostreaktionen i. S. von ALSLEV, die die Knochenschäfte in ganzer Länge und ringsum betreffen. Derartige Periostitissymptome haben wir bei mehreren Fällen festgestellt, ohne daß sie sich auf den Heilungsverlauf erkennbar störend ausgewirkt haben.

Auch *Spongiosa-Porosen* in der Umgebung der Nagelspitzen haben wir nach Bündel-Nagelungen beobachtet (Abb. 6, 21, 123). Sie unterscheiden sich von der Osteoporose beim posttraumatischen Sudeckschen Syndrom durch das Fehlen der verwaschenen Zeichnung und des fleckigen Charakters. Insbesondere fehlt die Kombination mit den typischen Weichteil- und Gelenksymptomen eines Sudeckschen Syndroms. Sie sind folglich nicht als Ausdruck eines (echten) Sudeckschen Syndroms zu deuten. Nach Entfernung der Nägel haben sich die beobachteten Spongiosa-Porosen stets rasch und vollständig zurückgebildet.

Ein Teil der Kranken klagte über *Spontanschmerzen im Bereich des genagelten Knochens*. Sie wurden in der Regel als relativ gering („heimliche Schmerzen"), unabhängig von äußerlichen Einwirkungen (Druck, Belastung, Erschütterung usw.), im übrigen als periodisch wechselnd und oft als wetterabhängig bezeichnet. Sehr selten waren sie so stark, daß schmerzstillende Medikamente gewünscht wurden. Eine eindeutige Parallelität zu „Periostitissymptomen" fanden wir nicht.

Metallimprägnationen des Nagellagers äußern sich als dunkle Gewebsverfärbungen. In der Umgebung der überstehenden Nagelenden haben wir sie dann öfters gesehen, wenn die Nägel länger als 6 Monate lagen. Wahrscheinlich wird die Metallimprägnation des Gewebes zum Teil durch das Zurückbleiben von Metallpartikeln, die beim Abschneiden der Nägel entstehen, bedingt. In letzter Zeit sind wir deshalb dazu übergegangen, die Wunden nach dem Abschneiden der Nägel mit einem feuchten Tupfer auszutupfen, um möglichst viele der Metallpartikel zu entfernen.

Wieweit die beschriebenen Symptome der Metallose Folge chemischer, mechanischer, elektrolytischer oder anderer durch die Bündel-Nagelung bewirkter Vorgänge sind, können wir bislang nicht sagen. Wahrscheinlich sind die Periostitissymptome überwiegend mechanisch-, d. h. druckbedingt, weil wir eine Zunahme beobachtet zu haben glauben, seit wir im Durchschnitt mehr Nägel pro Nagelung verwenden. Zum Teil sind die metallosebedingten Störungen sicherlich auf die bei Verwendung mehrerer Nägel zwangsläufig etwas stärkere Korrosion zurückzuführen. Von im Gang befindlichen Überprüfungen mit Spannungsmessungen, histologischen und metallurgischen Untersuchungen erhoffen wir uns weitere Aufklärung.

Wenn wir auf Grund unserer Erfahrungen und in Berücksichtigung des Schrifttums Bündel-Nagelungen und andersartige Marknagelungen im Hinblick auf Häufigkeit und Stärke von Symptomen i. S. einer Metallose miteinander vergleichen, so glauben wir, daß wesentliche Unterschiede nicht bestehen. Auf jeden

Fall halten sich die metallosebedingten Störungen in einer Größenordnung, daß dadurch die Indikationsstellung zur Bündel-Nagelung auch in Zukunft nicht eingeengt werden dürfte.

Vorbeugungsrichtlinien:

1. Nur weitgehend korrosionsbeständige, chemisch und physikalisch einheitliche Nägel verwenden (s. S. 92).
2. Oberflächenpolitur der Nägel schonend behandeln.
3. Beim Abschneiden der Nägel entstehenden „Metallstaub" sorgfältig entfernen.
4. Nagelentfernung möglichst innerhalb des ersten halben Jahres nach der Nagelung.

e) Wachstumsstörungen

Nach den Untersuchungen von SCHNEIDER (1950) ist anzunehmen, daß es nach Marknagelungen bei Kindern praktisch immer zu „Veränderungen am Knochen in Form von Deformierung der Epiphysen, vorzeitiger Verschmelzung der Epiphysenfugen oder Verbreiterung und Unregelmäßigkeiten" kommt. Entscheidend

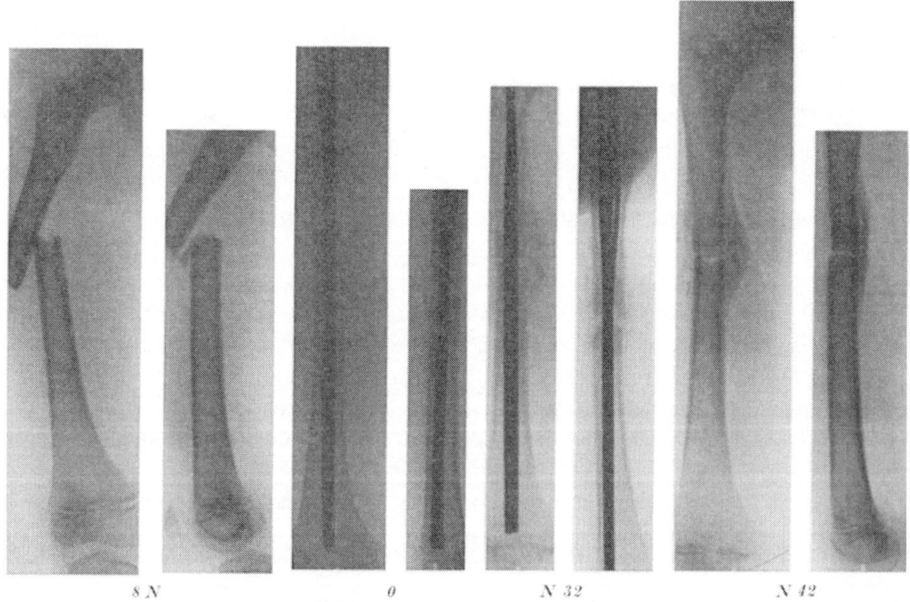

Abb. 25. Bündel-Nagelung im Kindesalter: 8 Tage alter, gezähnelter Querbruch mit Mikrofragmenten des rechten Oberschenkels im 3. Sechstel (= Taille) bei einem 8jährigen Jungen. Primär und dauerhaftstabile Nagelung mit 3 Nägeln. Stationäre Behandlung 16 Tage. Volle Gehbelastung von der 3. Woche an. Nagelentfernung 1 ½ Monate nach der Nagelung. Sehr kurze Taille. Einführung der Nägel von der medialen Seite des Trochanter major, wie bei Küntschernagelung (jetzt grundsätzlich Einschlagen von der Seite her). Der Bruchspalt selbst hat sich bis zum 42. Tag nach der Nagelung noch nicht mit röntgensichtbarem Callus ausgefüllt

ist aber erst die Frage, wieweit diese Veränderungen *wesentliche* bleibende *Deformierungen* und *Funktionsstörungen* verursachen. Während GRIESSMANN (1941), KÜNTSCHER (1942), SCHNEIDER (1950), JUNGE (1950), KASTRUP (1950), GALLUZZI und GIANELLI (1953) die Gefahr der wesentlichen Wachstumsstörung als gering veranschlagen, sprechen sich z. B. STOLTZ (1943), RAISCH (1944), L. BÖHLER (1944),

Schürch (1945) offen gegen die Marknagelung bei Kindern aus, weil sie stärkere Wachstumsstörungen beobachtet haben.

Wir haben 4mal Bündel-Nagelungen bei Kindern unter 14 Jahren gemacht. Es hat sich in 3 Fällen (5½, 8 und 12 Jahre) um Oberschenkelquerbrüche gehandelt, die durch konservative Behandlung nicht so gestellt werden konnten, daß mit einem befriedigenden Dauerresultat zu rechnen war. Jedes Mal konnten die Frakturen geschlossen genagelt werden. Sie heilten in guter Stellung (Abb. 25). Die Nägel wurden 50, 38 und 74 Tage nach der Nagelung entfernt. In 1 Fall haben wir bei einem 12jährigen Jungen einen Schienbeinbruch genagelt (Abb. 26).

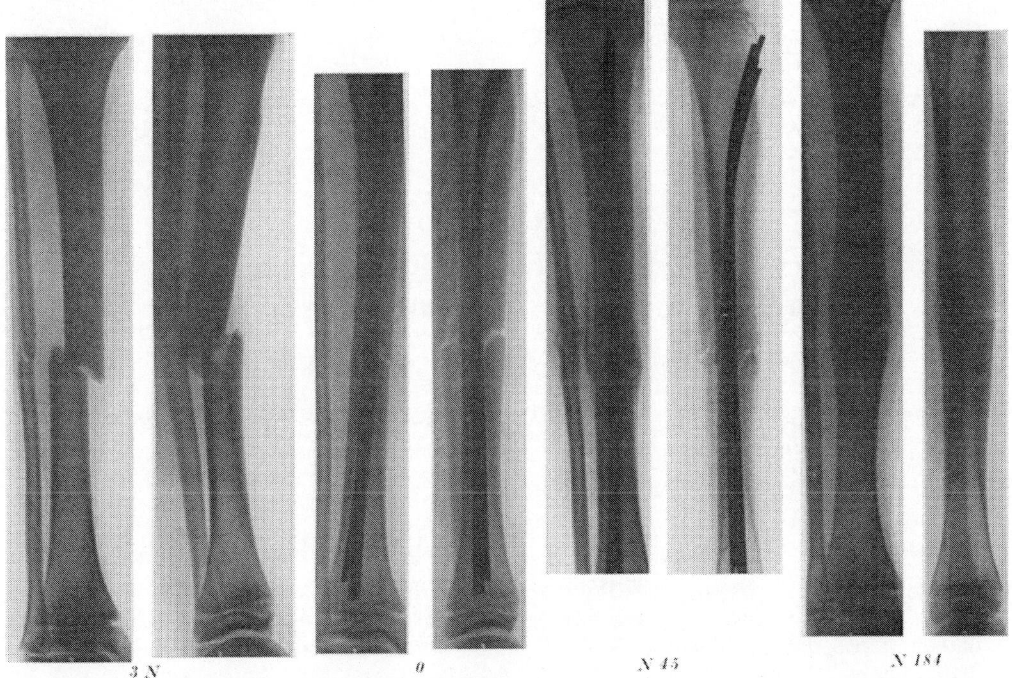

Abb. 26. Bündelnagelung im Kindesalter: 3 Tage alter, kurzer, gezähnelter, außen ansteigender Schrägbruch des rechten Schienbeines im 3./4. Sechstel (= Taille) mit Wadenbeinbruch im 3./4. Sechstel bei einem 12jährigen Schüler. Primär und dauerhaft-stabile Nagelung mit 4 Nägeln. Stationäre Behandlung 9 Tage. Volle Gehbelastung von der 2. Woche an. Nagelentfernung 2½ Monate nach der Nagelung. Die Spitzen und Enden der Nägel sind von den Nachbarepiphysen weit genug entfernt. Kräftiger spindelförmiger Callus

Unsere Indikationsstellung bei Kindern ist auf S. 58 beschrieben. Jugendliche ab 14 Jahre nageln wir unter gleicher Indikationsstellung, wie sie für Erwachsene üblich ist (s. S. 59).

Vorbeugungsrichtlinien:

1. Strenge Indikationsstellung für die Nagelung bei Kindern bis 13 Jahre (s. S. 58).
2. Frühzeitige Nagelentfernung.
3. Respektierung der Grenzzone, die bei Kindern 1 cm vor der Wachstumszone beginnt.

f) Röntgenschädigungen

Über Röntgenschädigungen der Kranken durch die zur Nagelung erforderlichen Röntgenkontrollen haben wir im Schrifttum keine Angaben finden können. Obwohl die Gefahr für den Kranken nicht so groß ist wie für den Operateur, sollte man die Schädigungsmöglichkeit der Gonaden immer im Auge haben. Deshalb besteht bei uns der Grundsatz keine Bündel-Nagelung mehr ohne Gonadenschutz des Kranken durchzuführen.

Vorbeugungsrichtlinien:
(s. Strahlenschutz S. 81).

Zusammenfassend ist festzustellen, daß die Gefahren der Bündel-Nagelung zu einem wesentlichen Teil die Gefahren der Marknagelung schlechthin sind. Sie dürfen bei keiner Nagelung unberücksichtigt bleiben, wenn das Ziel der allgemein risikoarmen Marknagelung verwirklicht werden soll. Durch geeignete Vorbeugungsmaßnahmen läßt sich das Risiko der Bündel-Nagelung auf ein tragbares Mindestmaß reduzieren.

E. Vor- und Nachteile der Bündel-Nagelung im Vergleich zu anderen Behandlungsmethoden

1. Vorteile gegenüber der konservativen Behandlung

L. Böhler hat die grundsätzlichen Vorteile der Marknagelung vor den konservativen Behandlungsmethoden 1944 ausführlich beschrieben. Als wesentliche Punkte sollen hier nur herausgestellt werden:

Die bessere Wiederherstellung der ursprünglichen Knochenform, die geringere Beeinträchtigung der Gelenk- und Muskelfunktion, die Herabsetzung der Frequenz für Thrombose, Thrombusembolie und Pneumonie, die Vermeidung bzw. Verminderung der Gefahr des Decubitus von Haut oder Nerven, der Bohrlochosteomyelitis, der Gipsdermatitis, der ischämischen Muskelkontraktur, der Weichteilverletzung bei der Gipsentfernung, der Distraktionsschädigung durch Dauerzugverbände. Dazu kommen die Annehmlichkeiten, wie sie die größere Beweglichkeit und das Fehlen eines Gips- bzw. Streckverbandes für Kranke und Pflegepersonal mit sich bringen. „Die Extension, darüber besteht kein Zweifel, verlangt während Wochen tägliche und verständnisvolle Aufmerksamkeit" (Baumann 1959). Ähnliches gilt für den Gipsverband, bei dem meistens die Notwendigkeit besteht, ihn mehrmals zu wechseln. Besonders bedeutsam scheint uns der Vorteil der vollständigen oder doch weitgehenden Wiederherstellung der Knochenform durch die Nagelung. Hier sind die durch Nagelung erreichbaren Resultate im Hinblick auf Achsenknickung und Verdrehung besser. Sie übertreffen die Ergebnisse im Hinblick auf Verkürzung und Querverschiebung ganz wesentlich, da es ja eine ausdrückliche (und weitgehend anerkannte) Forderung L. Böhlers ist, bei der konservativen Behandlung eine Verkürzung zu erzielen und Querverschiebungen — soweit überhaupt Knochenkontakt vorhanden ist — nicht zu beseitigen. Aber auch die *Querverschiebung der Fragmente* gegeneinander führt — wie die Achsenknickung — zu einer *unphysiologischen Belastung der benachbarten Gelenke*, die der zunehmenden *Größe der Querverschiebung proportional wächst.* Knorpeldruckschädigungen auf einer Seite, Bandüberdehnungsschäden auf der anderen Seite des Gelenkes sind die zwangsläufige Folge. Die Auffassung, daß Seitenverschiebungen für die benachbarten Gelenke kaum von Bedeutung seien, ist nicht länger aufrechtzuerhalten. Es läßt sich leicht nachweisen, daß beispielsweise die Heilung eines Unterschenkelschaftbruches unter Querverschiebung um volle Schaftbreite in ihrer Auswirkung etwa ebenso groß für die benachbarten Gelenke ist, wie eine Achsenknickung von 6^0. Bei derartigen Achsenknickungen aber hat L. Böhler (1953) eine signifikante Steigerung der Arthrosishäufigkeit im Vergleich mit der nach achsengerechter Stellung nachgewiesen. Böhler schreibt wörtlich: „Bei der Nachuntersuchung hat uns die große Zahl der Arthrosen der Sprunggelenke überrascht". Wenn L. Böhler bei Spätnachuntersuchungen nach geschlossenen, konservativ behandelten Unterschenkelschaftbrüchen 2—5 Jahre nach dem Unfall in 10%, 23—26 Jahre nach dem Unfall in 45,45% eine Arthrose der Sprunggelenke der kranken Seite feststellte, obwohl 87,15% achsengerecht standen und 90,19% eine Verkürzung von nur 0—10 mm hatten, so drängt sich uns die Vermutung auf, daß hier die bewußt vernachlässigte Querverschiebung eine wesentliche Rolle gespielt hat.

2. Vorteile gegenüber sonstigen Metallosteosyntheseverfahren (außer Marknagelungen)

Alle übrigen Osteosyntheseverfahren lassen sich grundsätzlich — wenn man von der percutanen Knochenfixation durch gekreuzte Bohrdrähte absieht, die zur Behandlung von Schaftfrakturen kaum und wenn, dann nur im Zusammenhang mit Gips- oder Streckverbandbehandlung in Frage kommt — *nur unter Eröffnung der Fraktur* zur Anwendung bringen. Daraus ergibt sich, daß die Infektionsquote und die Gefahr der Heilungsstörung, die durch die Freilegung der Fraktur (Weichteilverletzung, Periostschädigung usw.) gegeben sind, wesentlich größer ist. Zur inneren Fixation kommen für Schaftfrakturen speziell *Drahtumschlingungen*, *Schienung durch Lanesche Platte* und *Verschraubungen* in Frage.

Das Ergebnis der Umfrage von M. Lange (1959) bei 25 europäischen Kliniken war im Hinblick auf die *Drahtumschlingung* folgendes: „Sie wird von der Hälfte der befragten Kliniken ausdrücklich abgelehnt, ganz gleich in welcher Form, einschließlich der Falzcerclage (n. Leemann). Sie hat die gesetzten Erwartungen nicht erfüllt". Becker hat mit der Drahtumschlingung schlechte Erfahrungen gemacht und deshalb vor ihr gewarnt. M. Lange (1959) lehnt die Drahtumschlingung heute ganz ab. Er beobachtete in den letzten Jahren nach 52 Unterschenkeldrahtumschlingungen, die zumeist andernorts gemacht waren, 12 Pseudarthrosen (20%). Wenn die Drahtumschlingung zu fest gemacht werde, gäbe es Arrosionen; wenn sie nicht genügend fest gemacht werde, entwickele sich eine Stellungsverschlechterung der Bruchstücke.

Laschenverschraubungen werden in etwa der Hälfte der von M. Lange befragten Kliniken angewendet. M. Lange betont, daß es große Eingriffe sind. Das Fixationsmaterial sei nicht immer einwandfrei, die Gefahr des Materialbruches bestehe. Die Gefahr von Gelenkversteifungen sei auch bei guter anatomischer Wiederherstellung groß. Die Gelenkversteifung sei z. T. durch eine Schädigung des Metalls, das in unmittelbarer Nähe des Gelenkes versenkt werde, bedingt. Die Infektion bedeute bei der unmittelbaren Gelenknähe Mitbeteiligung und Destruktion des Gelenkes.

Für die direkte Verschraubung von Schrägbrüchen gilt ähnliches.

Zusammenfassend ergibt sich, daß die andersartigen Metallosteosynthesen gegenüber der Marknagelung den großen Nachteil haben, daß sie eine Eröffnung der Bruchstelle voraussetzen. Sie sollten deshalb nur dann angewendet werden, wenn eine Marknagelung nicht angezeigt ist und auch die konservativen Behandlungsverfahren voraussichtlich zu keinem zufriedenstellenden Resultat führen werden.

3. Vorteile gegenüber anderen Markraumschienungsverfahren

Was ergeben sich durch die Bündel-Nagelung für Vorteile vor anderen Methoden der Markraumschienung? Diese Frage kann nur unter der Berücksichtigung der Vorteile der *Gesamtmethodik* — vollapparative Reposition + Bündel-Nagelung unter Durchleuchtungskontrolle mit Bildverstärker — besprochen werden.

Die Vorteile lassen sich in 4 Punkten zusammenfassen: zuverlässigere Stabilisierung, zuverlässigere Formwiederherstellung, Verminderung des Risikos und Vereinfachung von Operationsvorbereitung und -durchführung.

α) Eine zuverlässigere Stabilisierung wird erreicht durch:

zuverlässige Querschnittsfüllung der Markraumtaille (Vermeidung des zu dünnen Nagels),

Ausnutzung der vollen Markraumlänge (Möglichkeit des Abschneidens der einzelnen Nägel; keine Gefahr des zu kurzen Nagels),

Rotationsstabilisierung durch Spreizung der Bündelspitze (Querverankerung),

bessere Stabilisierung gegen Distraktion durch Verhakung der vorgeschränkten Nägel,

bessere Stabilisierung gegen Verkürzung (bei pathologischen und Trümmerbrüchen) durch Querverankerung der vorgeschränkten Nagelspitzen,

die Möglichkeit der Vollfüllung des konvergierenden Trichters und die

bessere Schienung des divergierenden Trichters durch Spreizung der Bündelspitze.

β) Die zuverlässigere Formwiederherstellung wird bewirkt durch:

die völlige Korrigierbarkeit der Verformung bei verschieblichen Frakturen durch vollapparative, optimal röntgenkontrollierte Reposition (und Retention) vor der Nagelung,

die Möglichkeit der Formanpassung der Nägel an physiologische Verbiegungen des Knochenrohres und die zuverlässigere Stabilisierung und damit Erhaltung des ursprünglichen Repositionserfolges.

γ) Eine Verminderung des Risikos ist möglich durch:

die Ausschaltung der Gefahr der Fettembolie durch das Nacheinandereinschlagen der Nägel und durch die Möglichkeit der Operation in Blutleere ohne Gefährdung der Asepsis,

die geringere Gefahr der Knochensprengung infolge Dosierbarkeit der Querschnittsgröße des Nagelbündels während der Operation und besserer Kurvengängigkeit der elastischen, nacheinander eingeschlagenen Einzelnägel,

Verringerung des Repositionstraumas durch vollapparative Reposition,

Verminderung der Infektionsquote durch grundsätzliche Vermeidung von offener Reposition und Nagelung in einer Sitzung, durch bessere Aseptik infolge weitgehenden Fortfallens einer Nachreposition während des Einschlagaktes und Unnötigkeit von Gewaltaktionen zur Mobilisierung eines festgelaufenen Nagels,

Vermeidung eines Auseinandertreibens der Fragmente, wie es bei zu dickem Nagel vorkommt,

Vermeidung eines Aufspießens oder einer Verlagerung eines isolierten, in sich geschlossenen Fragmentes,

die Möglichkeit der Nagelkürzung (Verhinderung der Gelenkeintreibung und eines Weichteildecubitus bei einem zu langen Nagelende),

die Entbehrlichkeit eines Führungsspießes, der sich verklemmen oder abbrechen kann,

bessere Kurvengängigkeit mit Vermeidung der Penetration im Bereich des Auftreffeldes,

geringere Gefahr eines Verfangens der Nagelspitze, wie es insbesondere bei Rushnägeln vorkommt,

bessere Kurvenstabilität der elastischen Nägel, die sich (bei genügender Fensterlänge) (s. S. 97) nicht dauerhaft verformen,

Vermeidung eines Festlaufens oder einer Sprengung bei physiologischen Compactarohrkrümmungen,

Vermeidung der Aufbohrung der Markhöhle (außer bei Pseudarthrosen),

Verringerung des Blutverlustes durch Operation in Blutleere,

Vermeidung der Gefahr der Strahlenschädigung für die Operationsmannschaft durch vollapparative Reposition und Retention.

δ) Eine Vereinfachung von Operationsvorbereitung und -durchführung wird erreicht durch:

Entbehrlichkeit eines Vorratslagers an Nägeln verschiedenster Form, Länge und Dicke,

Unnötigkeit von Meßaufnahmen und Berechnungen,

Verringerung der körperlichen Anstrengung durch die Möglichkeit der vollapparativen Reposition,

freie Wahl der Einschlagstelle wegen der Kurvensicherheit der Nägel, die ein seitliches Einschlagen überall möglich macht (dadurch insbesondere Vereinfachung der Durchführung von Oberschenkelnagelungen).

Alle diese Vorteile lassen es uns erhoffen, daß die grundsätzliche Überlegenheit der Marknagelung vor anderen Behandlungsmethoden bei bestimmten Frakturen langer Röhrenknochen mit Hilfe der Bündel-Nagelung in Zukunft allgemein häufiger genutzt werden kann als das bisher möglich war.

4. Nachteile der Bündel-Nagelung gegenüber andersartigen Behandlungsverfahren

Die Bündel-Nagelung hat — mit den anderen Marknagelungsmethoden — **gegenüber der konservativen Behandlung** den Nachteil, daß einerseits die *Notwendigkeit einer Operation* besteht, daß andererseits der *inventarielle Aufwand*

größer und die *Technik der Reposition schwieriger* ist, weil die Form des Knochens viel weitgehender wiederhergestellt werden muß und daß schließlich der Nagelungsakt an das *technische Können größere Anforderungen* stellt, als die Anlegung eines Gips-oder Streckverbandes.
Gegenüber den **sonstigen Metallosteosyntheseverfahren** (außer Marknagelung) hat sie u. E. *keine Nachteile.*

Im Vergleich mit den **anderen Methoden der Markraumschienung** muß die durchschnittliche *Verlängerung des Nagelungsaktes* hervorgehoben werden. Sie ergibt sich durch die Notwendigkeit, nicht nur einen, sondern mehrere Nägel richtig in den Markraum einzuführen. Bei ringsum geschlossenem Compactarohr (volladaptierte Fragmentenden) muß man im Mittel mit 3 min Einführungszeit pro Nagel, bei defektem Compactarohr (pathologische Frakturen, Zweispalt- und Mehrspaltbrüche) mit 5 min pro Nagel rechnen.

III. Die Praxis der Bündel-Nagelung

Allgemeiner Teil

A. Indikationsstellung

Die Bündel-Nagelung ist angezeigt, wenn damit eine stabile, formgerechte Markraumschienung wahrscheinlich ist und keine Kontraindikationen bestehen.

1. Allgemeine Kontraindikationen

Sie ergeben sich aus Tabelle 11. Zusätzliche Erläuterungen erübrigen sich, da sie im Abschnitt IV, D gegeben wurden.

Tabelle 11. *Allgemeine Kontraindikationen gegen Bündel-Nagelungen*

A. *Gegenanzeigen wegen zu großen Risikos*
1. Schock
2. Nichtabgeklungene Fettembolie
3. Unmöglichkeit der *geschlossenen* Nagelung
4. Floride Eiterungen
5. Ungenügendes Intervall nach Eiterungen im Bruchbereich (s. Tabelle 13) und an der Einschlagstelle
6. Störungen der periostalen Blutversorgung der Fragmente
   a) infolge breiter Freilegung vor weniger als 6 Monaten,
   b) infolge Drahtumschlingung,
   c) infolge Verletzung.
7. Frakturen bei Kindern bis zu 13 Jahren, wenn durch andersartige Behandlung ein ähnlich günstiges Resultat erreichbar ist

B. *Gegenanzeigen wegen Unzulänglichkeit des Inventars*
8. Fehlen eines Gerätes zur vollapparativen Reposition und Retention
9. Fehlen eines Röntgenbildverstärkers
10. Fehlen des Spezialinstrumentariums

2. Spezielle Indikation

Wenn keine allgemeinen Kontraindikationen gegeben sind, so wird die spezielle Indikationsstellung vom *Wahrscheinlichkeitsgrad,* in dem eine stabile, formgerechte Markraumschienung zu erwarten ist, bestimmt. Entsprechend unterscheiden wir die *5 Indikationsgrade* I, II, III, IV und 0 (s. Tabelle 12). Der Indikationsgrad wird in erster Linie von der im gegebenen Fall erreichbaren *Verankerungsfestigkeit* (s. Tabelle 5) bestimmt. Hier wiederum ist der wichtigste Faktor die *Lage und Beschaffenheit der Bruchzone:* Lage und Höhe der Bruchzone entscheiden über die Länge der Verankerungssäulen, ihre Festigkeit entscheidet über die Nutzbarkeit der Bruchzone zur Stabilisierung. So z. B. besteht eine optimale Festigkeit der Bruchzone bei Einspaltbrüchen, eine gestörte Festigkeit bei Zwei- und Mehrspaltbrüchen. Entsprechend ist die Indikation für Zweispaltbrüche und erst recht für Mehrspaltbrüche gegenüber der für Einspaltbrüche wesentlich eingeengt.

Tabelle 12. *Klassifikation der Nagelungs-Indikation nach dem Wahrscheinlichkeitsgrad, in dem eine stabile Nagelung jeweils durchführbar ist*

I	= mit an Sicherheit grenzender Wahrscheinlichkeit	(>90%)
II	= überwiegend wahrscheinlich	(>80%)
III	= wahrscheinlich	(>60%)
IV	= möglich	(um 50%)
0	= unwahrscheinlich	(<50%)

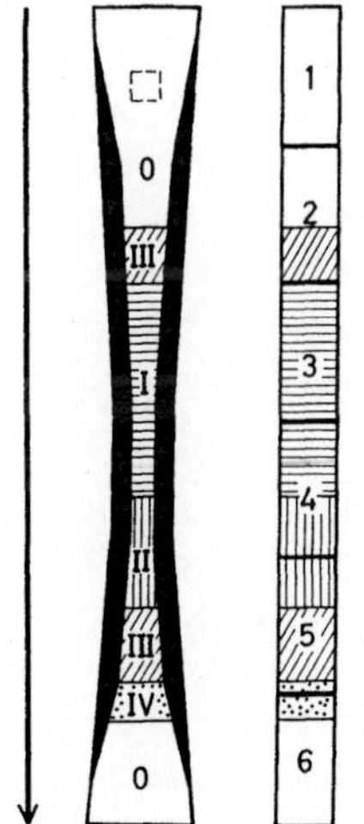

Abb. 27. Indikationsgrad der Bündel-Nagelung bei Einspaltbrüchen nach Lage der Bruchzone in den verschiedenen Verankerungsfeldern, bezogen auf die metrische Einteilung des Knochens in Sechstel (rechts). Klassifikation der Indikationsgrade siehe Tabelle 12. Bei Nagelungsmöglichkeit *auf* und *ab* — wie z. B. im Oberarmbereich — ergibt sich eine Erweiterung des Indikationsgrades. Bei Ausdehnung der Bruchzone über mehrere Verankerungsfelder gilt der Indikationsgrad des für die Verankerung ungünstigsten Feldes

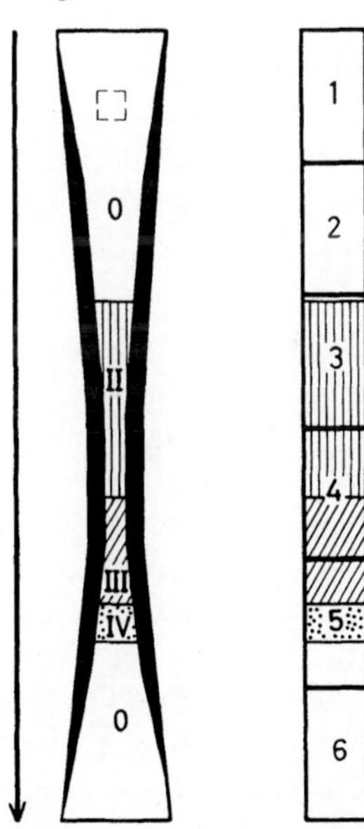

Abb. 28. Indikationsgrad der Bündel-Nagelung bei Zweispaltbrüchen (Stückbrüchen) nach Lage der Bruchzone in den verschiedenen Verankerungsfeldern, bezogen auf die metrische Einteilung in Sechstel. Bei Nagelungsmöglichkeit in nur einer Richtung besteht auch bei günstigster Lokalisation der Bruchzone nur der Indikationsgrad II

Der Indikationsgrad ist weiter abhängig von der allgemeinen *Knochenfestigkeit und -elastizität* (insbesondere der Spongiosa), von der möglichen *Nagelungsrichtung* und von der *Nutzbarkeit fest einkalkulierbarer körpereigener Kräfte* (s. Tabelle 13).

Bei einer normalen Knochenform und einer normalen Knochenfestigkeit und -elastizität gelten ganz allgemein für Einspaltbrüche je nach Lage der Bruchzone die in Abb. 27, für Zweispaltbrüche die in Abb. 28 angegebenen Indikationsgrade. *Bei Ausdehnung der Bruchzone auf mehrere Verankerungsfelder gilt der Indikationsgrad der für die Verankerung ungünstigsten Zone.* Bei herabgesetzter Knochenfestigkeit und -elastizität (z. B. durch Osteoporose) wird der Indikationsgrad um eine Stufe herabgesetzt, bei besonders günstiger Konstellation körpereigener Kräfte (ablesbar aus Tabelle 10) evtl. erhöht.

Für „Bündel-Bolzungen" gibt es nur ganz wenige Indikationen. Es sind die für eine stabile Nagelung ungeeigneten, durch konservative Behandlung allein nicht befriedigend zu stellenden Frakturen, vor allem Mehrspalt-(Trümmer-) und bestimmte Zweispaltbrüche. Man sollte aber in jedem Fall gut überlegen, ob die Bolzung mit Bündel-Nägeln tatsächlich ein wesentlich besseres Heilungsresultat erwarten läßt. Man soll sich vor allem auch fragen, ob nicht die percutane Markdrahtung nach Zrubecky (1955) auch zum Ziele führt. Wenn ja, so muß diese den Vorzug haben, weil sie der kleinere Eingriff ist, und in der Regel wohl nicht zur Zerstörung der Markgefäße führt. Gerade bei Trümmerbrüchen ist oft die periostale Blutversorgung gestört. Die Zerstörung der Markgefäße muß dann zu ausgedehnterer Nekrose und verzögerter Heilung, wenn nicht zur Defektpseudarthrose führen.

B. Wahl des Operationstermines und Vorbehandlung

Durch eine der individuellen Situation optimal angepaßte Wahl des Operationstermines und eine planmäßige Vorbehandlung lassen sich die Infektionsgefahren wesentlich vermindern, evtl. Repositionsschwierigkeiten umgehen und die Indikation zur geschlossenen Nagelung auf solche Brüche erweitern, die in einer Sitzung nicht ohne Eröffnung der Frakturstelle zu nageln sind. Das zweckmäßigste Vorgehen ergibt sich aus Tabelle 13. Es hängt von der *Beweglichkeit der Fragmente* und dem *Alter der Fraktur* einerseits und von der *Beschaffenheit der Hautdecke* und dem *wahrscheinlichen Infektionsgrad* der Bruchstelle andererseits ab.

Frische Frakturen operieren wir in der Regel nicht sofort nach Einlieferung, sondern erst im Rahmen des nächsten Operationsprogrammes. Dies hat den Vorteil, daß einerseits der traumatische Schock besser überwunden ist, daß andererseits die technischen Vorbereitungen stets optimal sind. Bei Einlieferung von Schaftbrüchen langer Röhrenknochen legt der diensthabende Arzt zunächst grundsätzlich einen Streckverband unter Verwendung eines möglichst schmalen Spannbügels an. Bei Brüchen des Unterschenkels wird eine Drahtextension durch das Fersenbein, bei solchen des Oberschenkels durch die Tuberositas tibiae angelegt und die kranke Extremität auf einer „halbgebeugten Schiene" (nach Kirschner, Böhler oder Braun) gelagert. Das Extensionsgewicht beträgt bei Oberschenkelfrakturen zunächst $^1/_7$, bei Unterschenkelfrakturen $^1/_{14}$ des Körpergewichtes. Dann steigern wir die Belastung evtl. bis zur Operation allmählich. Das Ziel ist eine *leichte Distraktion* der Fragmentenden. Bei Oberarmfrakturen

Tabelle 13. *Richtlinien zur Vorbehandlung vor Bündel-Nagelungen nach Stellung und Beweglichkeit der Fragmente und nach Infektionsgefährdungsgrad*

		Hautdecke geschlossen				*Hautdecke offen*
		Nicht infiziert		*Infiziert*		
		sicher nicht infiziert Haut unverletzt	*wahrscheinlich nicht infiziert* p.p.-verheilte Hautwunde	*leicht infiziert* nach leichter Eiterung (p.s.-)geheilte Hautwunde	*schwer infiziert* nach schwerer Eiterung (p.s.-)geheilte Hautwunde	*infiziert*
		a	b	c	d	e
1	Fragmentenden frei beweglich oder adaptiert	Falls nicht sofort Operation, Streckverband wegen Verkürzungsgefahr	Wie 1a — Antibiotica	Frühestens 1 bis 3 Monate nach Wundschluß wie 2b		Keine Nagelung, Behandlung der Weichteilwunde wie üblich + Antibiotica
2	Fragmentenden nicht adaptiert, durch Weichteile gesperrt	Mehrtägiger Streckverband (evtl. nach geschlossener Mobilisation in Narkose)	Wie 2a + Antibiotica	Wie 1c	Frühestens 1 Jahr nach Wundschluß wie 5a oder 6a	Keine Nagelung, plastische Deckung der Hautwunde + Antibiotica (gezielt)
3	Fragmentenden nicht adaptiert, durch Weichteile *und* Beiknochen gesperrt	Beiknochenresektion, geschlossene Mobilisation in Narkose, mehrtägiger Streckverband	Wie 3a + Antibiotica	Frühestens 1 bis 3 Monate nach Wundschluß wie 3b	Frühestens 1 Jahr nach Wundschluß wie 5a oder 6a	Wie 2e
4	Adaptierte Pseudarthrose	Evtl. Beiknochenresektion, vor Nageleinführung Markraumaufbohrung	Wie 4a + Antibiotica	Frühestens 1 bis 3 Monate nach Wundschluß wie 4b	Frühestens 1 Jahr nach Wundschluß wie 4b	Wie 2e
5	Nicht adaptierte Pseudarthrose	Zunächst sparsamste operative Mobilisation (Beiknochenresektion!) + Phemister (Zündholz), dann Streckverband bis zur Wundheilung + Antibiotica (vor Nageleinführung Markraumaufbohrung)	Wie 5a	Frühestens 1 bis 3 Monate nach Wundschluß wie 5a	Frühestens 1 Jahr nach Wundschluß wie 5b	Wie 2e
6	Heilung in Fehlstellung	Zunächst Osteotomie unter sparsamster Mobilisation und mit Bruchflächenpräparation, dann Streckverband für 2 Wochen + Antibiotica (vor Nageleinführung Markraumaufbohrung)	Wie 6a	Frühestens 1 bis 3 Monate nach Wundschluß wie 6a	Frühestens 1 Jahr nach Wundschluß wie 2d	Wie 2e

wird eine Drahtextension durch die Elle angelegt und eine vertikale Extension im Sinne von K. H. BAUER bzw. BAUMANN durchgeführt. Die Gewichtsbelastung beträgt anfangs $^1/_{14}$ des Körpergewichtes (wie bei Unterschenkelfrakturen). Der Rücken soll auf der kranken Seite gerade eben von der Unterlage abgehoben werden. Bei Unterarmfrakturen benutzen wir einen Griffbügel wie zur Handbefestigung für Unterarm-Nagelungen (s. Abb. 38), aber ohne Gelenke und Aufsteckkloben und ziehen damit nach Befestigung des Oberarmes am Bett unter rechtwinkliger Beugung im Ellenbogengelenk vertikal nach oben. Nur hier verzichten wir auf eine Drahtextension.

Bei **unbeweglichen, nicht adaptierten Frakturen** besteht in der Regel eine Verkürzung. Diese wird entweder durch allmählich gesteigerte Dauerzugbehandlung für mehrere Tage (evtl. mehrere Wochen) allein oder in Kombination mit einer Narkosemobilisation (evtl. nach vorausgegangener Resektion des Beiknochens) oder gemeinsam mit operativer, die periostale Blutversorgung schonender Trennung der Fragmentenden beseitigt. Eine Dauerextension ist zur Dehnung geschrumpfter Weichteile wesentlich besser geeignet als die maschinelle Extension unmittelbar vor der Nagelung.

Die *Gabe von Antibioticis* zur Vorbereitung oder Nachbehandlung geschlossener, früher sicher nicht infizierter Frakturen, ist überflüssig, wenn man geschlossen nagelt. Im übrigen aber ist eine prophylaktische + therapeutische Gabe antibakterieller Medikamente häufig zweckmäßig.

Bei **infizierten Bruchstellen** darf die operative Mobilisation bzw. Nagelung frühestens 1 Monat, bei *schwerer Infektion frühestens 1 Jahr* nach Wundschluß durchgeführt werden.

Nagelungen bei offener Hautdecke sollte man immer unterlassen. Bei frischen offenen Frakturen wird die Weichteilwunde versorgt und dann zunächst bis zur Wundheilung im Streckverband behandelt. Ältere Wunden über der Frakturstelle müssen zunächst zur Abheilung gebracht und später nach Ablauf einer Sicherheitsfrist (s. Tabelle 13) unter Antibiotikaschutz genagelt werden.

Es hat sich uns bewährt, am Tage vor der Operation außer der Rasur des Operationsfeldes, also der weiteren Umgebung der Einschlagstelle, einen Alkoholverband anzulegen, aber nur für die letzte Nacht. Zur Vorbehandlung gehört es auch, sich davon zu überzeugen, daß das zur Nagelung benötigte Gerät sich in ordnungsgemäßem Zustand befindet.

Die Forderung, nur geschlossen zu nageln, setzt voraus, daß bestehende Verschiebungen vor Beginn des Nagelungsaktes *mit großer Zuverlässigkeit* ohne Freilegung der Bruchstelle reponiert werden können. Um dies zu erreichen, muß man sich bei nicht adaptierten Bruchflächen schon in den Tagen vor der Operation darüber orientieren, ob die Bruchflächen gegeneinander verschieblich sind. Den Grad der Beweglichkeit kann man oft schon von den Röntgenbildern ablesen. *Stets* sollte man jedoch bei nicht frischen Fällen auch den *Grad der Beweglichkeit klinisch prüfen.* Immer, wenn es unsicher ist, ob die Fragmente sich genügend bewegen lassen, sollte man mehrere Tage vor der Nagelung in Narkose eine geschlossene Mobilisation versuchen und danach mehrere Tage lang im Streckverband behandeln. Bei Schienbeinbrüchen ist es zweckmäßig, vorher ein 2 cm langes Stück der Fibula zu resezieren, wenn die ungebrochene oder bereits geheilte Fibula als Sperrknochen wirkt. Bei Unterarmfrakturen ist es ebenfalls oft zweckmäßig, vorher den sperrenden Beiknochen zu resezieren. In diesen Fällen kann die Nagelung erst nach Wundheilung — also nach 8—10 Tagen — durchgeführt werden. Wenn eine unblutige Mobilisation der Fraktur nicht möglich ist, so muß die Operation *auf jeden Fall zweizeitig* durchgeführt werden. In der **ersten Sitzung** erfolgt dann die *operative Trennung der Bruchenden mit Bruchflächenpräparation.* Die Bruchflächen müssen unter größter Schonung der periostalen Blutversorgung so zugerichtet werden, daß sie später breitflächig in Kontakt zu bringen sind. An die erste Operation schließt sich eine rund 2wöchige Dauerzugbehandlung an. Danach erst wird in **zweiter Sitzung** die *geschlossene Nagelung* durchgeführt.

C. Lagerung, Reposition und Retention

Eine wesentliche Voraussetzung dafür, daß die Nagelung mit großer Zuverlässigkeit geschlossen durchgeführt werden kann, ist die Möglichkeit einer *weitgehend apparativen, in all ihren Phasen röntgenologisch kontrollierbaren Reposition und Retention* für die Dauer des Einschlagaktes. L. Böhler (1944) hat wohl als erster eine genaue Einrichtung und Festhaltung des Bruches vor Beginn des Nagelungsaktes gefordert.

Aufbauend auf den Arbeiten von L. Böhler (1930 u. 1943), Fischer u. Maatz (1942), Herzog (1943), Linsmayer (1943), Wittmoser (1943), Maatz (1945), Krömer (1950), Küntscher (1950) einerseits und dem Extensionsgerät 6090 der Firma Maquet haben wir eine eigene Repositionstechnik entwickelt. Bei deren Anwendung ist es möglich, die Hauptfragmente *jeder* noch verschieblichen und nicht durch einen (intakten) Beiknochen gesperrten Fraktur geschlossen und *formgerecht einzurichten* und für die Dauer der Nagelung *unverrückbar* festzuhalten. Dabei ist der Repositionsvorgang in jeder Phase in den beiden Standardröntgenebenen schnell und bei ungestörter Röntgensicht kontrollierbar.

Das Repositionsmanöver wird mit Hilfe eines „*Viermast-Kranes*" (s. S. 66 u. 73) durchgeführt. Bei Benutzung dieses Gerätes haben wir von den letzten 60 Nagelungsfällen mit verschieblicher Fraktur nicht einen offen reponieren müssen.

Eine wichtige Vorbedingung für das Gelingen von Reposition und Nagelung ist die **situationsgerechte Lagerung.** Wir verstehen darunter eine Lagerung, die folgende Bedingungen weitgehend erfüllt:

α) Günstige Ausgangsstellung für Reposition (Retention) und Nagelung. Der gebrochene Röhrenknochen muß in ganzer Länge ringsum frei zugänglich sein, damit jede nur mögliche Repositionskraft angesetzt werden kann. Die Zugrichtung muß zur Querverschiebungs- und Achsenknickkorrektur (s. S. 75 u. 78) unbegrenzt variiert werden können. Die Nagelungsstelle soll für den Operateur bequem erreichbar sein und mit *freiem* „*Anmarschweg*" für die Nägel.

Für jede Nagelungsart haben wir eine *typische Lagerungstechnik* ausgearbeitet (s. Spezieller Teil). Insgesamt sind aber nur *5 Variationen* erforderlich. Unterschenkel-, Oberschenkel- und Unterarmnagelungen können ab- bzw. aufsteigend aus der gleichen Ausgangsstellung vorgenommen werden. Nur bei Oberarmnagelungen ist die Lagerungstechnik für die absteigende Nagelung anders als für die aufsteigende.

β) Übersichtliche und unverrückbare Lagerung. Für Nagelungen der rumpfnahen Extremitäten garantiert nur die *Lagerung in Rücken- oder Bauchlage* diese Bedingungen. Bei Seitenlagerung ist die vorhandene Dreh-(Seitenkipp-)Stellung nicht einwandfrei überschaubar, und sie läßt sich nie unverrückbar festhalten. Die von KÜNTSCHER (1942) zur geschlossenen Nagelung von Oberschenkelschaftbrüchen empfohlene und seither von vielen angewendete Seitenlagerung mit Beugung und Adduktion im Hüftgelenk hat den Vorteil, daß die Trochantergegend zur Einführung des starren Küntschernagels besonders gut zugänglich wird. Trotzdem hat HÄBLER schon 1950 empfohlen, für Oberschenkelnagelungen den Patienten in Rückenlage aufzulegen und dabei das Becken etwas schräg zu lagern, damit der gesunde Oberschenkel beim Röntgen nicht stört. Diese Lagerung ziehen auch wir vor, zumal für das grundsätzlich geübte Einschlagen des Nagels von der Seite her der Trochanter immer gut zugänglich ist.

Unsere Lagerungsarten haben alle gemeinsam, daß der Patient entweder in Rücken- oder in Bauchlage aufgelegt wird. Wichtig ist es, daß *bei jeder Lagerung* ein stabiler *Distraktions-* und *Stauchungsgegenhalt* (s. S. 73) angebracht wird. Bei Nagelung rumpfnaher Knochen müssen diese Abstützungen am Rumpf angreifen.

Am größten ist die Gefahr der Verlagerung während der Extension bei Oberschenkelfrakturen, da hier die stärksten Züge ausgeübt werden. Die Abstützung mit Hilfe eines Sattelstabes am Becken bietet als Widerlager bessere Voraussetzungen als die Abstützung beim seitlich gelagerten Kranken durch eine Dammschlinge (s. z. B. bei KÜNTSCHER-MAATZ 1945) oder einen in der Hüftbeuge angreifenden Gegenzugstab. Wenn die Extension nach Rückenlagerung immer an beiden Beinen gleichzeitig geschieht, so ist ein Verrutschen des Beckens nicht möglich. Bei der Oberarmnagelung muß der Distraktionsgegenhalt nahe der Achselhöhle am Rumpf angebracht werden (Abb. 113 u. 118), bei der Unterschenkelnagelung am Oberschenkel (Abb. 97), bei der Unterarmnagelung am Oberarm (Abb. 125).

Die Anbringung eines *Stauchungsgegenhaltes* ist ebenso wichtig. Nur dadurch kann eine Nagelung der Frakturen in Distraktionsstellung vermieden werden, daß vor Beginn der Nagelung eine bestehende Distraktion bis zur Bruchflächenberührung rückgängig gemacht wird. Das gelingt in der Regel nur durch Stauchung — nicht durch Nachlassen der Extension allein. Der Stauchungsgegenhalt muß für die Oberschenkelnagelung an den Schultern (Abb. 104), für die Unterschenkelnagelung am Oberschenkel (Abb. 97), für die Oberarmnagelung an der gegenüberliegenden Rumpfseite achselhöhlennahe (Abb. 113 u. 118) und für die Unterarmnagelung am Oberarm (Abb. 125) angreifen.

γ) Röntgengerechte Lagerung. Nur Durchleuchtungen *senkrecht*, oder doch annähernd senkrecht *zur Längsachse des Knochens* und *in den Standardröntgenebenen* (ap und 90° seitlich dazu) gewährleisten eine *sichere Beurteilung* von Knochenstellung und Nagellage. Der Arzt ist gewohnt, die Röntgenbilder langer Röhrenknochen in der a. p.- oder (dazu senkrechten) seitlichen Sicht und ohne Verzerrung zu beurteilen. Der Schwenkungsbereich der zur Verfügung stehenden Bildverstärker um eine horizontale Achse beträgt maximal 90°. Dies macht es unmöglich, bei Schrägstellung der Standardröntgenebenen eines Knochens gegen die Vertikale bzw. Horizontale, eine Durchleuchtung in 2 senkrecht zueinander stehenden Ebenen ohne Stellungswechsel des gesamten Gerätes zur anderen Seite hin durchzuführen. Ohne Transport des Gerätes zur Gegenseite müßte man sich bei Verdrehung der Standardebenen des Knochens gegen die Horizontale bzw. Vertikale mit einer Röntgenkontrolle nur in einer Standardebene begnügen und die andere Ebene schräg kontrollieren. Dies führt leicht zu Fehlbeurteilungen der Lage von Knochen oder Nagel.

Aus diesen Gründen sind alle unsere Lagerungsarten darauf abgestellt, die Standardröntgenebenen des Knochens in die Vertikale bzw. Horizontale zu bringen und eine Durchleuchtung (möglichst) senkrecht zur Knochenlängsachse zu ermöglichen. Für Oberschenkelnagelungen z. B. stellen wir das Becken wegen der in der Regel 15° betragenden Außendrehstellung des proximalen Fragmentes mit Hilfe eines kippbaren Beckenbrettes um 15° schräg (Abb. 104 u. 105).

δ) Vermeidung von Gewebsquetschungen. Die Lagerung muß so erfolgen, daß nirgendwo das Gewebe umschrieben stärker gedrückt wird, damit nicht ein Decubitus von Haut oder Nerven entsteht.

ε) Günstige Bedingungen zur Durchführung der Anaesthesie. Marknagelungen sollten nur in *Allgemeinbetäubung* durchgeführt werden, Oberarmnagelungen nur in *Intubationsnarkose.* Die Bevorzugung der Rückenlage für unsere Lagerungsarten bietet gleichzeitig für den Anaesthesisten die besten Möglichkeiten für die Durchführung der Narkose. Lediglich zur aufsteigenden Oberarmnagelung ist eine Bauchlagerung unumgänglich, weil der Nagel von der Streckseite des Oberarmes her eingeschlagen werden muß. Bei Lagerung in Rückenlage müßte das periphere Bruchstück durch Schwenkung des Unterarmes in die Horizontale stark innenverdreht werden, um an die Einschlagstelle heranzukommen. Diese verstärkte Innendrehung führt zu einer Verdrehung des peripheren Fragmentes gegen das proximale, das man ja nicht fassen und deshalb nicht mitdrehen kann. Vielfach ist es üblich, zunächst bei dieser Verdrehung zu nageln und dann nachträglich die Verdrehung zu korrigieren. Dieses Vorgehen hat erhebliche Nachteile.

Bei der Bauchlagerung sollte der Bauch durch *Unterlegung eines schmalen Kissens in die Hüftbeuge* freigehalten werden. Dann führt nämlich die Intubationsnarkose auch bei adipösen Kranken zu keinen wesentlichen Atmungsschwierigkeiten.

1. Geräte zur Lagerung, Reposition und Retention

a) Extensionstisch

Zur Lagerung, Reposition und Retention benutzen wir den *Maquet-Extensionstisch* 6090, der von uns in verschiedenen Teilen ergänzt worden ist. Der *Maquet-Tisch* (Abb. 29) hat den Vorteil, daß er in seinem ganzen Aufbau *einfach gehalten,* daß er *gut beweglich,* dabei doch *fest arretierbar* und daß er *stabil* ist. Sehr zweckmäßig ist die Befestigung der Extensionssäulen auf *bodennahen Gleitschienen,* die mit der Bodenplatte des Tisches gelenkig verbunden, insgesamt um rund 270° schwenkbar und praktisch in jeder Stellung arretierbar sind. Die bodennahe Schienenführung ist für eine freie Röntgensicht — im Gegensatz zu den sonst meist üblichen halbhohen Schienen bzw. Gestängen — besonders günstig. Sie behindert bei der Reposition der Querverschiebungen überhaupt nicht. Sie bietet dazu günstigste Voraussetzungen für die Anbringung eines Gerätes zur Reposition von Querverschiebungen und Achsenknickungen, das ebenfalls die Röntgensicht nicht stört. Der Maquet-Tisch hat sich uns in vielen hundert Fällen zur geschlossenen Reposition und Retention für eine anschließende Fixation durch Marknagelung oder Gipsverband sowie als Lagerungstisch für Knochen- und Gelenkoperationen der Extremitäten verschiedenster Art hervorragend bewährt.

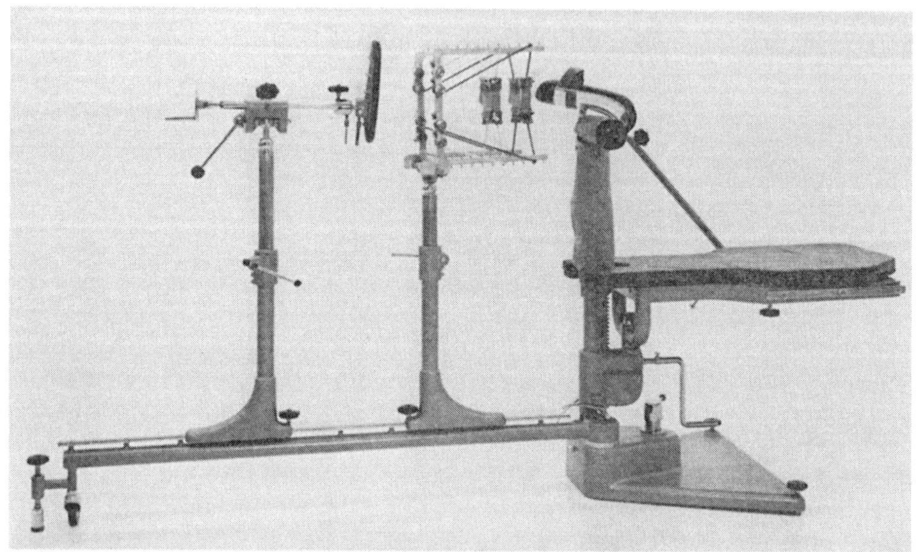

Abb. 29. Maquet-Tisch für eine Unterschenkelnagelung links hergerichtet. Zwischen Extensionssäule und Tisch steht der auf eine Vertikalsäule aufgesteckte Viermastkran. Am Gestänge des Spindelaggregates sitzt vor einem Rotationskloben eine fersenfreie Sohlenplatte. Abweichend von der Normalausführung finden sich an der Grundplatte zwei Nivellierschrauben und am Spindelaggregat zwei Arretierungsschrauben; die Gleitschiene ist tischwärts verlängert, die Feststellungshebel der Vertikalsäulen sind zur Gegenseite umsteckbar

b) Repositionsgerät

Das wichtigste Zusatzgerät zum Maquet-Tisch ist für Bündel-Nagelungen der *Viermastkran* (Abb. 30)[1]. Die im Handel befindlichen selbsthaltenden Repositionsgeräte von Maatz (1942), Böhler (1943), Linsmayer (1943), Wittmoser (1943), Häbler (1950) und Krömer (1950) haben den Nachteil, daß sie entweder die Röntgensicht bei der Benutzung des Bildverstärkers stören, oder doch stark einschränken, oder — insbesondere zur Reposition rebellischer Oberschenkelfrakturen — nicht zuverlässig genug sind. Ein weiterer Nachteil mehrerer Geräte ist die Notwendigkeit, die oft große Kraft erfordernden Seitenzüge mit der Hand zu machen und den Zug erst sekundär am Gerät zu verankern. Diesen Nachteil hatte auch das ursprünglich von uns entwickelte Gerät „Viermastanker“ (s. S. 14). Zwar ist es uns auch mit diesem Gerät in allen Fällen gelungen, die Fraktur nagelungsbereit zu reponieren, doch oft erst, nachdem die gesamte Operationsmannschaft am Rande der Erschöpfung angekommen war.

Der *Viermastkran* wird auf eine (kurze) Vertikalsäule des Maquet-Tisches aufgesetzt, die zwischen Tisch und Distraktionssäule auf die Gleitschiene aufgeschoben ist.

[1] Hersteller Maquet, Rastatt.

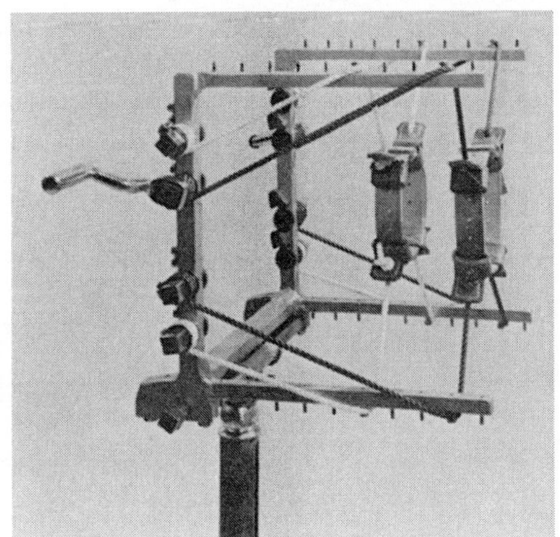

Abb. 30. Repositionsgerät des Verfassers, Typ Viermastkran, auf Vertikalsäule des Maquet-Tisches montiert (Hersteller: Maquet, Rastatt). Von einem U-Stück gehen horizontal 4 Längsmasten ab, die Umlenkzapfen tragen und frei enden. An den Vertikalstangen des U-Stückes sitzen außen die Seilwinden. Die Querzuggürtel sind an den Diagonalzugseilen aufgehängt. Die Seile für den proximalen Gürtel sind blau, für den distalen weiß. Auf die Zapfen der Längsmasten, von denen sie umgelenkt werden, sind kleine Umlenkrollen aufgesteckt. Die Seilwinden werden mittels umsteckbarer Kurbeln betätigt

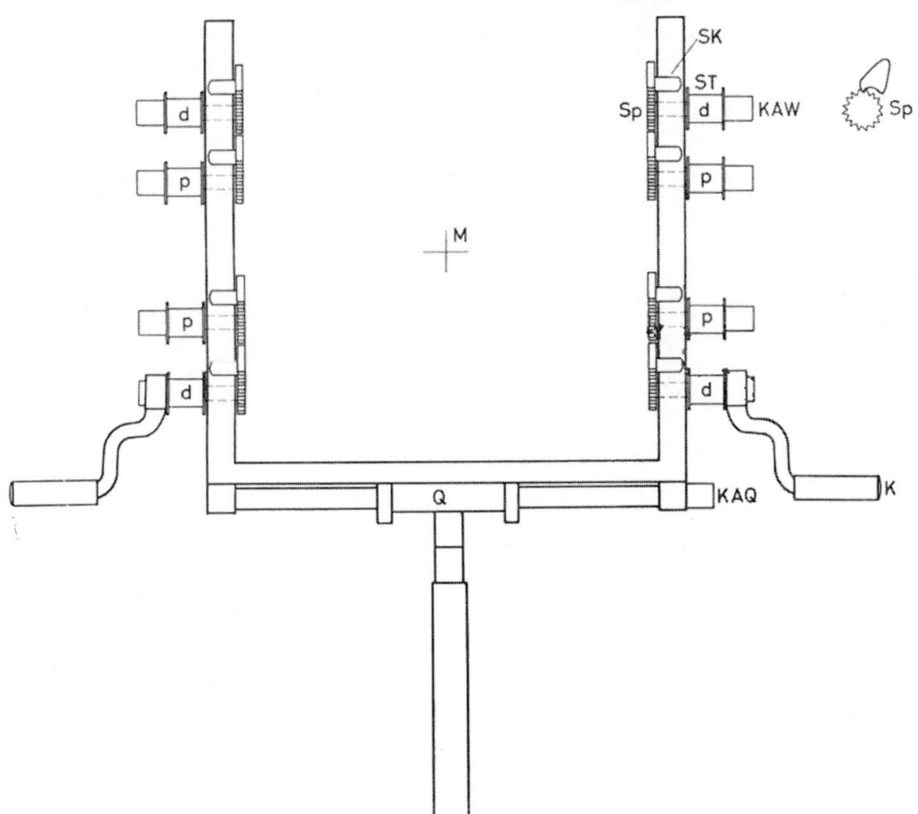

Abb. 31. Schematische Darstellung vom U-Stück des Viermastkranes. Von einer Horizontalstange gehen 2 Vertikalstangen ab, welche Winden für am distalen (d) und proximalen (p) Querzuggürtel angreifende Seile tragen. Die Winden bestehen aus Seiltrommel (ST), Sperrvorrichtung (Sp) mit Sperrklinke (SK) und Kurbelansatz (KAW). Die an der linken Vertikalstange befestigten Winden ziehen nach links, die anderen nach rechts. Das obere Windenpaar jeder Seite zieht nach oben, das untere nach unten. Die Horizontalstange sitzt auf einem Querschlitten (Q), der das U-Stück bei Betätigung seines Kurbelansatzes (KAQ) von der Mittellage aus (um maximal 10 cm) nach rechts und links verschiebt. Durch Ausziehen der Vertikalsäule ist das U-Stück um 35 cm höhenverstellbar. M = Lage der hypothetischen Längsmittelachse des Viermastkranes

In Abb. 30 und 31 sind die Bestandteile des Viermastkranes dargestellt. Zu ihnen gehört das *U-Stück*, bestehend aus Horizontalstange und (2) Vertikalstangen. An den Vertikalstangen sitzen die *Seilwinden* für die Seitenzüge mit den Verstellknöpfen. Die Anordnung der Winden ist *paarweise*. Es liegen immer die gleichgerichteten Züge des distalen und proximalen Fragmentes nebeneinander.

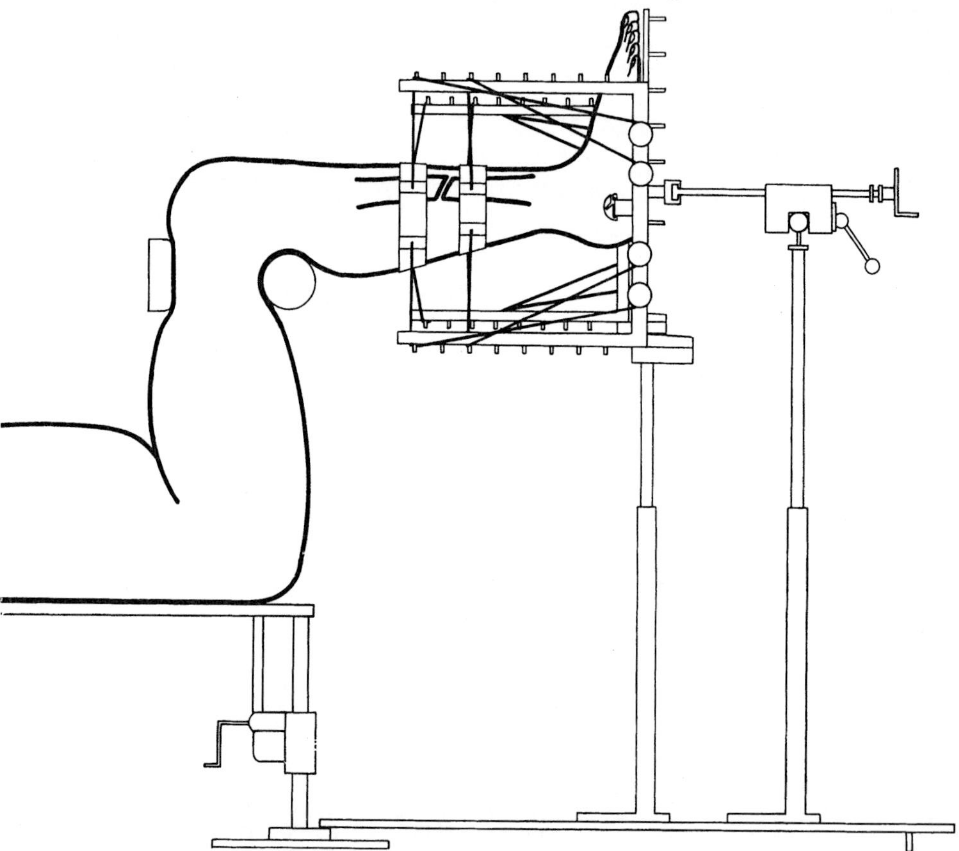

Abb. 32. Wirkungsprinzip des Viermastkranes am Beispiel einer Schienbeinfraktur erläutert. Die Querzuggürtel greifen jenseits des Bruchspaltes am distalen und proximalen Fragment an. Sie werden durch je 4 Diagonalzüge bewegt

Die Lage des Windenpaares zur hypothetischen Längs-Mittelachse (M) des Gerätes orientiert über die Richtung der durch sie bewirkten *Diagonalzüge*. Die Diagonalzüge geschehen mit Hilfe von Seilen, die zu den Diagonalzugmasten gehen und durch daran befestigte *Umlenkzapfen* in Richtung zu den Seilwinden gelenkt werden. Abb. 32 demonstriert das Wirkungsprinzip des Viermastkranes am Beispiel einer Unterschenkelfraktur im mittleren Drittel.

Der vertikale und horizontale Abstand der Diagonalzugmasten voneinander und die Mastlänge betragen 30 cm. Das U-Stück ist durch Ausziehbarkeit der Vertikalsäule des Extensionstisches in einem Bereich von 35 cm höhenverstellbar. Durch Querverschiebungsmöglichkeit des U-Stückes gegen die Vertikalsäule mit Hilfe einer Schraubspindel (Schlitten), kann für die Seitenzüge nach jeder Seite ein Weg von 10 cm gewonnen werden. Dies ist vor allem für die Reposition von rebellischen Oberschenkelfrakturen wichtig. Durch Verschiebung der Vertikalsäule auf der Gleitschiene ist es möglich, den Viermastkran in die günstigste Lage zum Bruch zu bringen und nach Bedarf in Richtung der Extension zu verschieben. Die *Seilzüge* greifen an *Lederriemen* an, die mit kontrastarmen Aluminiumschnallen um die Extremität herumgeschnallt sind. Ein Riemen zieht am proximalen, einer am distalen Fragment. Zur Reposition von Unterschenkel-, Oberarm- und Unterarmfrakturen verwenden wir die *Riemengröße I* (3 cm breit, 40 cm lang), für Oberschenkelfrakturen die *Größe II* (4 cm breit, 70 cm lang).

Die Verwendung des Viermastkranes bietet folgende Möglichkeiten:

α) Vollapparative Reposition und Retention. Es ist nur noch die Betätigung der Winden erforderlich. Nachspannung bzw. Lockerung sind *aufs feinste dosierbar.* Infolge Kraftübersetzung ist die Ausübung auch stärkster Züge mit *geringstem Kraftaufwand* möglich. Die vollapparative Reposition und Retention gewährleistet einerseits ein Höchstmaß an Zuverlässigkeit, andererseits *schaltet* sie eine *Strahlenbelastung* des „Repositeurs" praktisch *völlig aus.* [„Einer der schwerwiegendsten Einwände gegen Nagelungen ist, daß die Hände der reponierenden Assistenten durch Strahlenwirkung übermäßig gefährdet sind" (Herzog 1960).]

β) Ferngesteuerte, unter ständiger Röntgensicht dosierbare Züge. Durch ihre Anordnung an den Vertikalstangen des U Stückes liegen die Winden nicht im direkten Strahlengang. Bei Benutzung von Bleigummihandschuhen kann die Reposition unter ständiger Sicht erfolgen. Wenn eine Fernseheinrichtung zur Verfügung steht, so kann der Repositeur die *Wirkung seiner Züge* auf dem Schirm *direkt beobachten.* Wenn sie nicht zur Verfügung steht, so steuert ein Beobachter die Reposition.

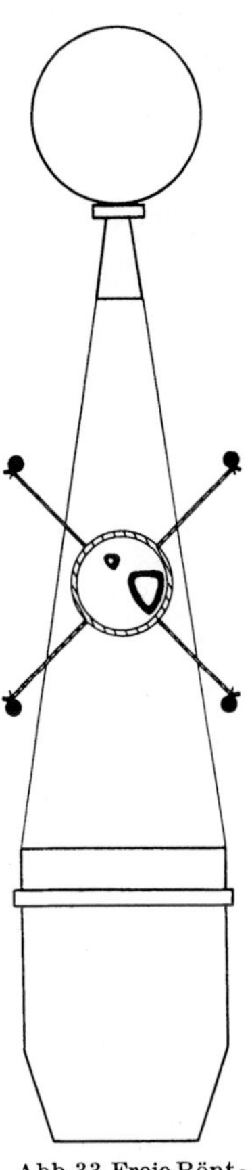

Abb. 33. Freie Röntgensicht beim Viermastkran in der a.p.-Ebene. Gleiches gilt sinngemäß für die seitliche Ebene. Die Längsmasten liegen außerhalb des Strahlenkegels. Ledergürtel und Zugseile sind kontrastarm und stören deshalb nicht

γ) Freie Röntgensicht in den Standardebenen. Durch die gewählte Anordnung der Diagonalzugmasten ist die Röntgensicht in der a.p.- und seitlichen Richtung immer *völlig frei,* falls bei der Lagerung darauf geachtet wurde, daß die Standardröntgenebenen des proximalen Fragmentes in die Horizontale bzw. Vertikale fallen (s. Abb. 33). Ein geringgradiger Schatten wird durch die beiden Aluminiumschnallen der Zugriemen und die Zugschlaufen geworfen. Er stört nicht.

δ) Schonende und zuverlässige Reposition. Die feine Dosierungsmöglichkeit des Zugweges und die Möglichkeit der ständigen Röntgenbeobachtung wirken weitgehend *gewebsschonend.* Das Gewebstrauma ist bei der Anwendung der üblichen Repositionsverfahren infolge von „stundenlangen Ringkämpfen" (Reich 1948) oft erheblich. Küntscher hat auf die Gefahr des Schocks bei geschlossenen Marknagelungen, wenn zu lange und zu intensive Repositionsmanöver gemacht werden, hingewiesen. Nikolay (1952) hat die große Häufigkeit von „unüberwindlichen Schwierigkeiten" bei der Einrichtung von Oberschenkelbrüchen hervorgehoben.

Mit Hilfe des Viermastkranes ist eine vollständige geschlossene Reposition beweglicher Fragmente nur bei 2knochigen Extremitätenabschnitten und auch hier nur dann nicht möglich, wenn ein intakter Beiknochen sperrt. Hier läßt sich aber häufig die Queradaptation durch Drehung und Kippung des peripheren Fragmentes von der Sohlenplatte aus erreichen. Bei Unterarmbrüchen mit gleichzeitigem Bruch von Elle und Speiche ist es zweckmäßig, zunächst einen Knochen mit dem Viermastkran geschlossen zu reponieren und zu nageln, dann die Reposition des anderen Knochens durch Drehung und Kippung zu versuchen. Bei Unmöglichkeit der Queradaptation des 2. Knochens kann dieser evtl. mit Hilfe von Drahtbügelseitenzügen eingerichtet werden. Bei isolierten Schienbeinbrüchen gelingt es in der Regel, durch Kippung der Sohlenplatte im Sinne der Pro- oder Supination eine Queradaptation zu erzielen.

ε) Universelle Verwendbarkeit für Frakturen der Röhrenknochen jeglicher Lokalisation und Körpergröße.

2. Lagerungs- und Repositionstechnik

a) Tischvorbereitung

Vor der Auflegung des Kranken muß der Tisch so vorbereitet werden, daß eine *situationsgerechte Lagerung* (s. S. 63) möglich ist. Wir unterscheiden: einen *Aufbau Oberschenkel* (Abb. 104), *Aufbau Unterschenkel* (Abb. 97), *Aufbau Unterarm* (Abb. 125), *Aufbau Oberarm* absteigend (Abb. 113) und *Aufbau Oberarm aufsteigend* (Abb. 118).

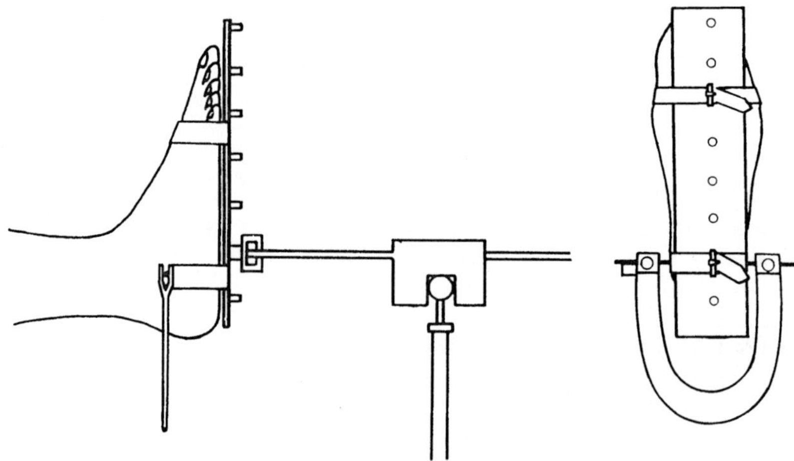

Abb. 34. Schmale, fersenfreie, mit Haltezapfen armierte Sohlenplatte zur Befestigung von Fuß oder Unterarm. Hier Befestigung eines Fußes mit Fersendrahtzugvorrichtung. Der Draht wird mit Hilfe eines Hakenriemens (Abb. 36) gefaßt und an die Sohlenplatte angeschnallt, der Vorfuß mit einem 3 cm breiten Lederriemen direkt festgemacht

Vor allem muß darauf geachtet werden, daß der zu nagelnde Knochen *mit seiner Längsachse in der Horizontalen und senkrecht über der Gleitschiene* sowie parallel zu ihr verläuft. Dazu muß die Gleitschiene für Armnagelungen um 90° (Oberarm) oder etwa 60° (Unterarm) „abduziert“ und die Tischplatte so verlängert werden, daß der Patient auf dem Tisch gegenüber der Normallage kopfwärts oder fußwärts verschoben gelagert werden kann (s. Abb. 113, 118 u. Abb. 125).

Die Vertikalsäulen sind entsprechend der Extremitätenlänge auf der Gleitschiene zu verschieben und das maximal ausgefahrene Spindelaggregat in Tischhöhe zu bringen.

b) Auflegen des Kranken

Nachdem die Allgemeinanaesthesie im Bett eingeleitet worden ist, wird der Kranke auf den vorbereiteten Tisch aufgelegt. Dazu sind (außer dem Anaesthesisten) *mindestens 3 Personen* erforderlich. Nur so lassen sich mögliche Schädigungen während des Auflegens (Durchspießen der Fraktur, Nervenschädigung, unnötige Traumatisierung des Gewebes im Bruchbereich) zuverlässig vermeiden.

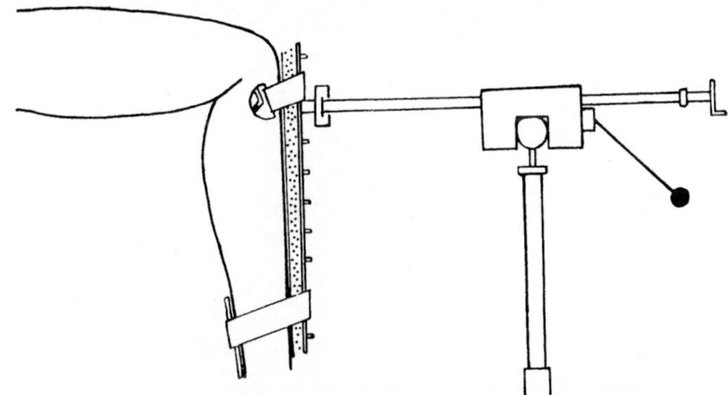

Abb. 35. Befestigung des rechtwinklig gebeugten Unterarmes zur aufsteigenden Oberarmnagelung (unter Zwischenschaltung eines Schwammgummipolsters) mit Hakenriemen. Der Drahtextensionsbügel ist nicht eingezeichnet. Falls vor der Operation nicht mit Drahtextension behandelt wurde, Befestigung des proximalen Unterarmes durch Ledergürtel (s. Abb. 118)

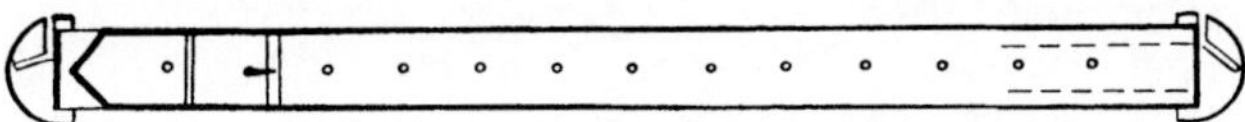

Abb. 36. Hakenriemen mit Schlitzösen zur Befestigung von Drahtextensionsvorrichtungen an der Sohlenplatte

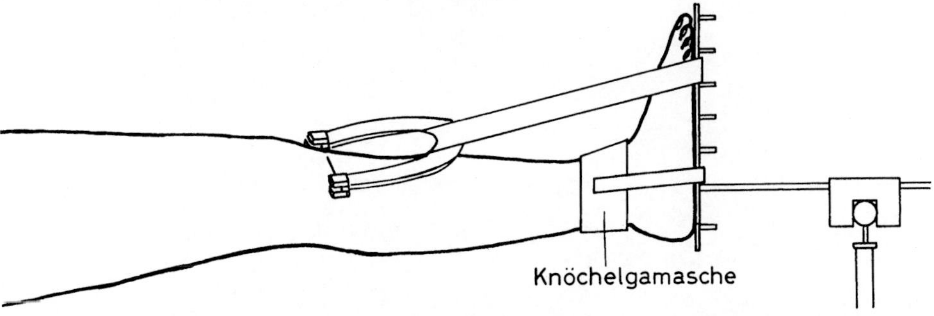

Abb. 37. Befestigung des Unterschenkels an der Sohlenplatte für Oberschenkelnagelungen. Eine Knöchelmanschette zieht die Fersensohle gegen die Sohlenplatte, ein Lederriemen vom Spannbügel zum zehennahen Teil der Sohlenplatte

Als *Befestigungsmittel* der Extremität an der Vertikalsäule haben sich 2 Hilfsmittel bewährt: Eine *schmale, fersenfreie, mit Haltezapfen armierte* **Sohlenplatte,** an die entweder der Fuß oder der Unterarm (Abb. 34, 35, 37) angeschnallt wird. Ferner die **Hakenriemen** (Abb. 36), die es ermöglichen, direkt an dem bereits vor

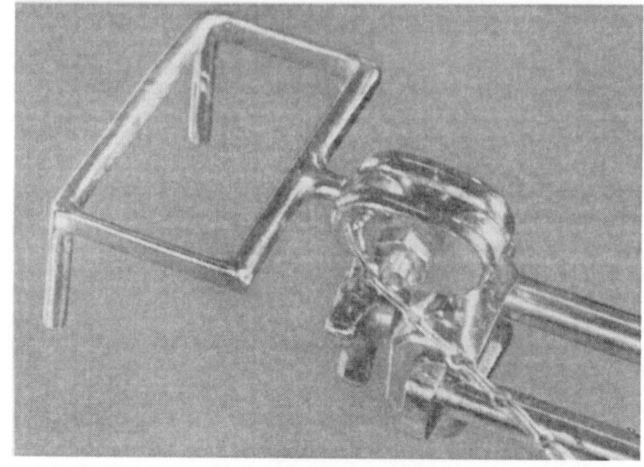

a

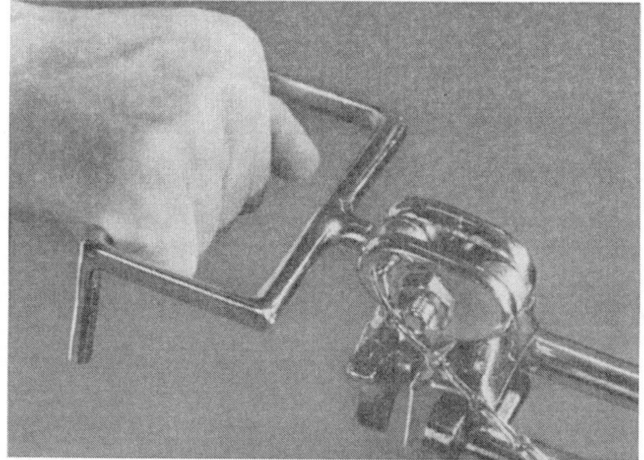

b

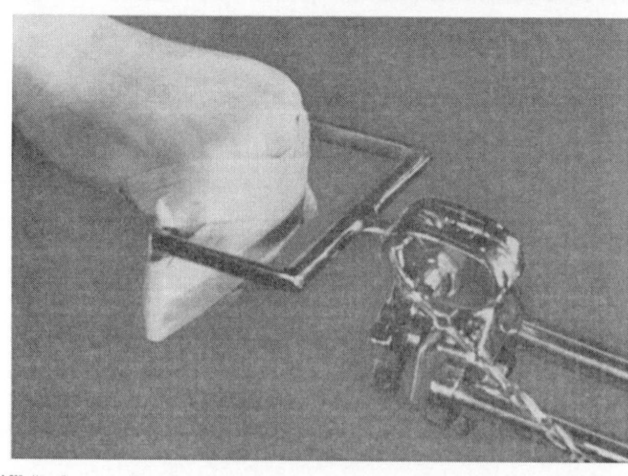

c

Abb. 38a—c. Griffbügel zur Handbefestigung für Unterarmnagelungen. a Leerer Griffbügel, am Spindelaggregat montiert; der Rahmen des Zugbügels ist über 2 hintereinandergeschaltete Kugelgelenke an dem Aufsteckkloben befestigt, der auf das Gestänge des Spindelaggregates aufgeschoben ist. (Im Bild ist die Kette erkennbar, mit der der Steckschlüssel für das Gerät angebunden ist). b Haltung der Hand an der Zugstange des Rahmens vor der Befestigung; die Zugstange greift im Bereich der Langfingerballen nahe der Hohlhandbeugefalte an. c Die Hand ist mit Heftpflaster am Rahmen des Griffbügels in typischer Weise befestigt; die Heftpflasterzüge umgreifen die Grundglieder der Langfinger, Zugstange und Zapfen in den verschiedensten Richtungen. Es muß darauf geachtet werden, daß die Fingergrundgelenke um 90° gebeugt sind

der Operation angelegten Fersen- oder Ellendraht zu ziehen. Diese Befestigungen gewährleisten eine gute Übersicht und sind rasch durchführbar. Durch Adaptation von Fuß oder Unterarm an die Sohlenplatte kann diese in Kombination mit dem Spindelaggregat gleichzeitig zur Längsstauchung benutzt werden. Zur Lagerung von *Oberschenkelfrakturen* hat sich uns die Befestigung bewährt, die in Abb. 37 dargestellt ist. Die Fußsohle wird mit Hilfe einer Knöchelgamasche, der Spannbügel mit Hilfe eines kräftigen Lederriemens gegen die Sohlenplatte geschnallt. Für *Unterarmnagelungen* benutzen wir einen besonderen **Griffbügel** (Abb. 38). Zu Oberarmnagelungen lagern wir gern mit rechtwinkelig gebeugtem Ellenbogengelenk. Dabei schnallen wir den Unterarm entweder nur mit Lederriemen gegen die gepolsterte Sohlenplatte (Abb. 118) oder benutzen bei liegender Drahtextension auch zusätzlich die Hakenriemen (Abb. 35).

Nach der Befestigung von Fuß, Hand oder Unterarm muß kontrolliert werden, ob Distraktions- und Stauchungsgegenhaltvorrichtungen richtig sitzen (s. Abb. 97).

Das *gesunde* Bein wird bei Unterschenkelnagelungen in Hüfte und Knie stark gebeugt und auf einen Beinhalter aufgelegt (Abb. 97). Bei der Oberschenkelnagelung wird das gesunde Bein mit Hilfe einer kräftigen Knöchelmanschette an dem gewöhnlichen Sohlenstück befestigt. Die Lagerung des gesunden Armes übernimmt bei Armnagelungen der Anaesthesist, der ja in der Regel eine Dauertropfinfusion anlegt. Bei Beinnagelungen wird der auf der kranken Seite gelegene Unterarm an den Narkosebügel angewickelt.

c) Repositionsmanöver

Das Repositionsmanöver sollte grundsätzlich nach einem *festen Plan* gehandhabt werden (Tabelle 14). Vor Beginn soll kontrolliert werden, ob der zu nagelnde Knochen senkrecht über und parallel zu der Gleitschiene und in der Horizontalen verläuft (s. S. 70).

Tabelle 14. *Repositionstaktik*

1. Grobe Korrektur der Verdrehung
2. Distraktion
3. Markierung
4. Querschnittsskizzierung
5. Queradaptation
6. Achsenknickkorrektur
7. Feinkorrektur der Verdrehung
8. Längsadaptation
9. Definitive Stellungskontrolle (evtl. Nachkorrektur)
10. Nacharretierung der „maschinellen Gelenke“

Dann muß die **grobe Korrektur der Verdrehung** des distalen Fragmentes erfolgen. Das distale Fragment muß auf das, mit Ausnahme des proximalen Unterschenkelfragmentes, einer drehungskorrigierenden Einwirkung von außen entzogene proximale Fragment *drehungsgerecht* aufgesetzt werden. Dazu ist die Kenntnis der typischen Verdrehungen bei den einzelnen Frakturformen erforderlich (s. Spez. Teil). Ganz allgemein kann man sagen, daß nach Oberschenkelschaftfrakturen das proximale Fragment in der Regel in 15° Außendrehstellung, bei Oberarmschaftfrakturen in 20° Innendrehstellung steht. Bei Unterschenkelfrakturen ist das proximale Fragment am Oberschenkel fixiert. Bei vertikaler Einstellung der Oberschenkellängsachse steht der proximale Unterschenkelschaft in 0° Drehstellung. Deshalb muß der distale Schaft ebenfalls in 0° Drehstellung gebracht werden. Als Zeiger dient die *Fußmittelachse* (Abb. 39), die der Verbindungslinie zwischen Fersensohlenmitte und Wurzel der 2. Zehe entspricht. Diese Verbindungslinie steht bei 0° Drehstellung im Kniegelenk gegen die Vertikale um 20° nach außen geneigt. Bei einer abnormen (anlagemäßigen oder erworbenen) Torsion des Schienbeines ist die Linie mehr oder weniger als 20° gegen die Vertikale geneigt. Die Verhältnisse auf der gesunden Seite müssen in jedem Einzelfall berücksichtigt werden. Entsprechendes gilt für die Korrektur der Verdrehung am Oberschenkel, Oberarm und Unterarm (s. Spez. Teil).

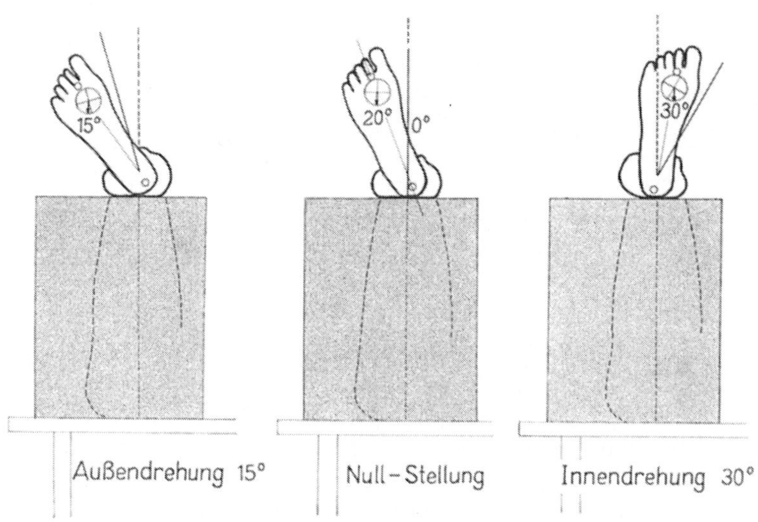

Abb. 39. Der Fuß als Zeiger zur Messung der Drehbeweglichkeit des Kniegelenkes bei 90° Beugung (aus HACKETHAL: Meßtechnik, Springer-Verlag, Berlin-Göttingen-Heidelberg, im Druck). Bei 0° Drehstellung ist die Fußlängsachse (Verbindungslinie zwischen Fersensohlenmitte und Wurzel der 2. Zehe) um 20° gegen die funktionelle Längsachse des Oberschenkels nach außen verdreht. Bei anlagemäßiger oder erworbener Schienbeinverdrehung kann dieser Winkel kleiner oder größer sein. Die Größe des Winkels auf der jeweils gesunden Seite orientiert über die im individuellen Falle richtige Drehstellung des peripheren Fragmentes. Auf die Vorfußsohle ist der Elkameter (Lot-Kompaß-Arthrometer) des Verfassers skizziert

Es folgt die **Distraktion.** Je nach Stärke der Verschiebung muß das Spindelaggregat zur Hälfte bis maximal aufgedreht (zur Fraktur hin „ausgefahren") sein. Nach *grober Vorextension* durch *Zug an der Vertikalsäule*, wird der weitere Zug unter Durchleuchtungskontrolle mit dem *Spindelaggregat* bewerkstelligt. Die Distraktion soll langsam geschehen, damit die evtl. geschrumpfte Muskulatur geschont wird. Bei stark verschobenen Oberschenkelfrakturen wird die Reposition durch Curarisierung wesentlich erleichtert. Je stärker die Kontraktur, um so langsamer die Extension! Die richtige Vorextension (s. S. 62) erleichtert die Reposition entscheidend.

Wenn eine genügende Distraktion erreicht ist, sollte das Spindelaggregat maximal eingefahren sein, damit genügend Weg für die spätere Stauchung zur Verfügung steht. Die Distraktion ist dann genügend, wenn eine gegenseitige Sperrwirkung der Fragmente bei der nachfolgenden Queradaptation nicht mehr stattfinden kann. Es sollte jedoch nicht mehr distrahiert werden, als gerade notwendig ist, da die erforderlichen Kräfte zur Queradaptation proportional mit dem Längszug ansteigen (WITTMOSER 1955). Schwierigkeiten treten fast nur bei Oberschenkelfrakturen auf. Wie auch WITTMOSER betont, gelingt die Reposition auf anatomisch kürzestem Wege nur in einem Teil der Fälle, da bei stark angeschrägten oder zackigen Brüchen Knochenzacken sperren können. Um dann schonend und schnell zum Ziel zu kommen, sollen die Bruchstücke *umführt* werden (Abb. 40).

Als nächstes empfiehlt sich unter Röntgensicht die **Markierung von Bruchflächen und Fragmentachsen** *in beiden Standardebenen.* (Vor Oberschenkelnagelungen ist die zusätzliche Markierung von Hüft- und Kniegelenksmittelpunkt nützlich.) Wir benutzen dazu einen (40 cm) langen Watteträger, damit die zeichnende Hand auf keinen Fall in den Strahlenkegel kommt. Die Markierung dient als Anhalt für die Anlegung der Ledergurte und als Hinweis für die Durchführung von Queradaptation und Achsenknickkorrektur (Abb. 41).

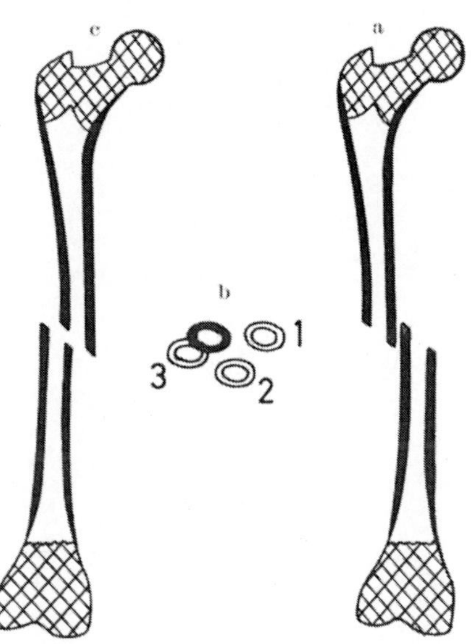

Abb. 40a—c. Umführungstechnik nach WITTMOSER (1950) zur Reposition sich sperrender Schräg- oder Spiralbrüche. a Vor der Umführung; b das periphere Fragment (doppelkonturierter Querschnitt) wird schrittweise von innen (1), über hinten (2), nach außen (3) herumgeführt; c nach der Umführung

Durch **Querschnittskizzierung** mit Fettstift auf die Scheibe des Röntgenkastens wird die Queradaptation, insbesondere für den Anfänger, wesentlich erleichtert. Unter Querschnittskizzierung verstehen wir die Aufzeichnung der Querschnitte der Bruchflächen des distalen und proximalen Fragmentes, entsprechend ihrer Verschiebung zueinander (Abb. 42). Die Querschnittskizze soll stets die Ansicht vom U-Stück des Repositionsgerätes her zeigen, weil der ,,Repositeur" von hier aus die Queradaptation bewerkstelligt.

Zur *Queradaptation* werden zunächst die mit den Nylonseilen armierten Ledergürtel so angeschnallt, daß der eine am proximalen Fragment und der andere am distalen Fragment angreift. Zur Orientierung dienen die Hautmarken. Die Ledergürtel sollen *straff angeschnallt* werden — um so fester, je dicker die Weichteile sind —, nachdem die Riemenschnalle und die an jedem Gürtel befestigten Seilschlaufen in die richtige Lage gebracht wurden (Abb. 43). Anschließend zieht der

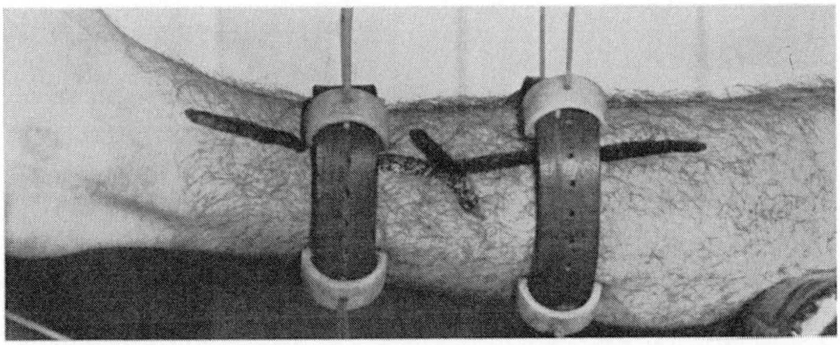

Abb. 41. Markierung von Bruchspalt und Fragmentachsen in der Seitenansicht auf der Haut. Die Markierung wird nach der situationsgerechten Lagerung (s. S. 63) mit einem langstieligen Watteträger unter Bildverstärkerkontrolle durchgeführt

Repositeur Bleigummihandschuhe über und stellt sich auf der Seite des U-Stückes hinter den Viermastkran. Zunächst muß der *Viermastkran in die günstigste Stellung* gebracht werden. Es ist darauf zu achten, daß das Gerät mit seinem der Einschlag-

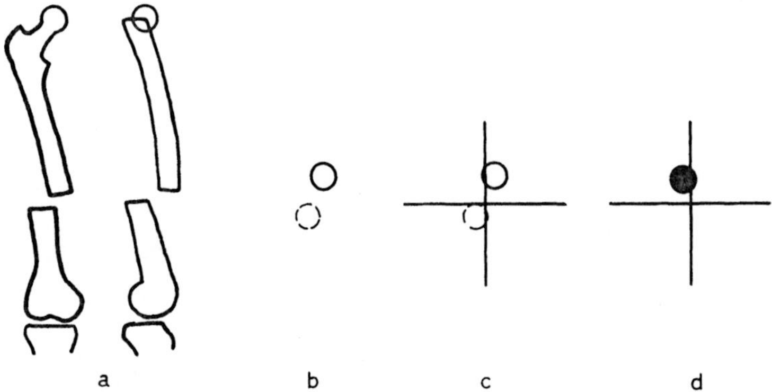

Abb. 42a—d. Querschnittsskizzierung der Bruchflächen (am Beispiel eines Oberschenkelschaftquerbruches im 4. Sechstel): Grundlage ist die Stellung der Bruchenden in der a.p.- und Seitenebene zueinander (a). Die Querverschiebung soll in der Ansicht vom U-Stück des Viermastkranes aufgezeichnet werden (b). Die nachträgliche Einzeichnung des Achsenkreuzes (s. Abb. 44) ist bei Oberschenkelfrakturen sehr nützlich (c), da der Vergleich mit der normalen Lage des ungebrochenen Oberschenkelquerschnittes zum Achsenkreuz im entsprechenden Sechstel (d) die Einstellung des proximalen Fragmentes erleichtert

stelle zugewandten Ende nicht zu nahe an die Einschlagstelle herankommt. Der „Viermaster" wird so eingestellt, daß die Umlenkzapfen für das proximale und distale Fragment in Höhe der entsprechenden Ledergürtel kommen. In der Regel werden die beiden am weitesten vom U-Stück entfernten und die benachbarten Umlenkzapfen benutzt (s. Abb. 46), gelegentlich auch andere. Was die Lage der Diagonalzugmasten zum Querschnitt anbetrifft, so wird der Viermastkran in der Regel so aufgesetzt, daß die hypothetische *Längsmittelachse* des Gerätes (Abb. 31) mit der funktionellen Längsachse etwa zusammenfällt. Dazu wird die Extremität etwa in die Mitte des U-Stückes gebracht. Dann bestehen in allen Richtungen etwa *gleichlange Zugwege (konzentrische Einstellung)*. Bei stark verschobenen Oberschenkelfrakturen empfiehlt sich eine *exzentrische Einstellung*. Die zweckmäßigste Art der exzentrischen Einstellung wird auf folgende Weise ermittelt: Zunächst muß festgestellt werden, wie stark die Abweichung der Fragmente gegeneinander und gegen ihre normale Lage zum „Achsenkreuz" ist (Abb. 42). Unter

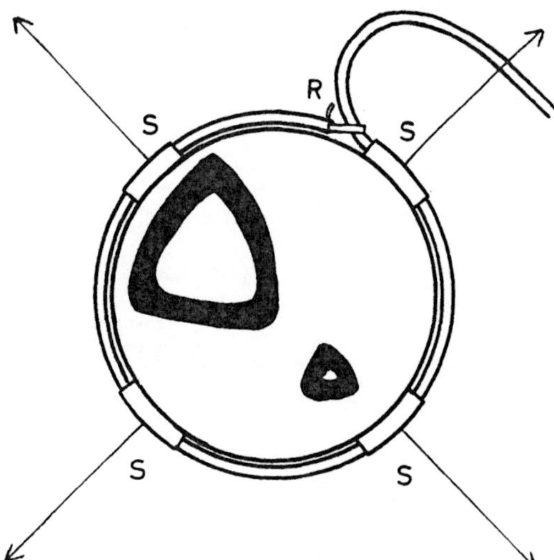

Abb. 43. Richtige Anlegung der Querzuggürtel zur Korrektur von Querverschiebungen: Die Riemenschnalle (*R*) soll nahe einer Diagonalebene liegen, damit sie nach dem Festschnallen bei der Durchleuchtung nicht stört. Die Seilschlaufen (*S*) müssen vor dem Festschnallen des Ledergürtels in die einzelnen Diagonalebenen eingerichtet werden. Bezüglich Riemengröße s. S. 69

Achsenkreuz verstehen wir das Kreuz, das entsteht, wenn man auf die funktionelle Längsachse des entsprechenden Knochens die Vertikale und die Horizontale fällt. Die *funktionelle Längsachse* wiederum ist die Verbindungslinie der Mittelpunkte der beiden Nachbargelenke des betreffenden Knochens (Abb. 44). Die normale Lage der Querschnitte des Oberschenkels in Höhe der verschiedenen Sechstel zum Achsenkreuz ergibt sich aus Abb. 44. Die Abb. 45 zeigt, wie man den Grad der Querverschiebung von proximalem und distalem Fragment gegenüber der normalen Querschnittslage ermitteln kann. Bei der in der Abb. 45 dargestellten Querverschiebung müßte das proximale Fragment um etwa Schaftbreite nach außen und das distale um fast doppelte Schaftbreite nach vorn gezogen werden. Um einen möglichst großen Zugweg nach außen und vorn zu bekommen, wird am zweckmäßigsten der Viermaster im Sinne der Abb. 46 u. 47 eingestellt. Die exzentrische Einstellung des Gerätes ist nur am Oberschenkel erforderlich, weil das Gerät besonders klein gehalten wurde, damit es bei der Operation einerseits möglichst wenig stört und andererseits universell verwendbar ist.

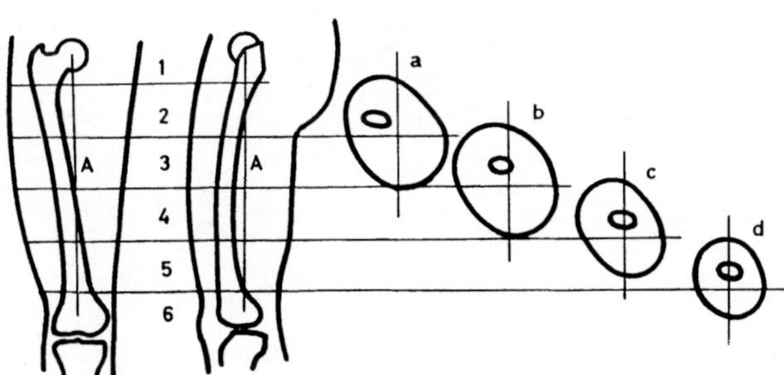

Abb. 44. Normale Lage der Querschnitte des Oberschenkels zum Achsenkreuz in verschiedenen Querschnitten. Das Achsenkreuz wird von der sagittalen Ebene einerseits und der lateralen (frontalen) Ebene andererseits gebildet, die sich in der funktionellen Längsachse (A) schneiden

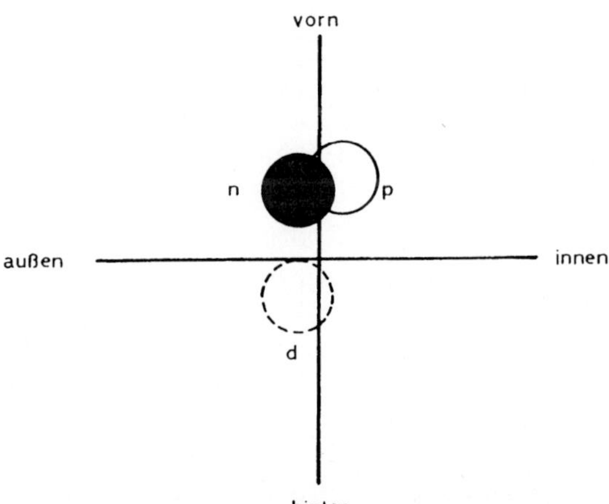

Abb. 45. Feststellung des Querverschiebungsgrades bei einer Oberschenkelschaftfraktur im mittleren Drittel mit typischer Verschiebung. Das proximale Fragment (ausgezogene Kreislinie) liegt im Bereich des vorderen inneren Quadranten, das distale (gestrichelte Kreislinie) im Bereich des hinteren äußeren Quadranten des vom Achsenkreuz geteilten Oberschenkelquerschnittes. Das proximale Fragment ist gegenüber der normalen Querschnittslage (ausgefüllter Kreis) also um etwa Schaftbreite nach innen, das distale Fragment um fast doppelte Schaftbreite nach hinten verschoben

Nach Feststellung aller Arretierungen, insbesondere auch des Kugelgelenkes zwischen Spindelaggregat und Vertikalsäule, dessen übliche Arretierung nicht ausreicht, um bei stark verschobenen Oberschenkelfrakturen den starken Kräften, die bei den Querzügen zur Wirkung kommen, ohne Verschiebung standzuhalten, wird zunächst das proximale Fragment durch gleichmäßige Anspannung aller zugehörigen Seilzüge fixiert. Wenn das proximale Fragment wesentlich von der Normallage zur funktionellen Längsachse abweicht, so sollte das proximale Fragment gleichzeitig mit der Arretierung durch Betätigung der entsprechenden Diagonalzüge etwa in die normale Lage gebracht werden. Das erspart Arbeit bei der späteren

Korrektur des Achsenknickes. Wenn wir die in Abb. 46 dargestellte Verschiebung zugrunde legen, so ergibt sich die Repositionstaktik aus Abb. 48. Wenn die Reposition auf anatomisch kürzestem Wege nicht gelingt, z. B. bei stark angeschrägten

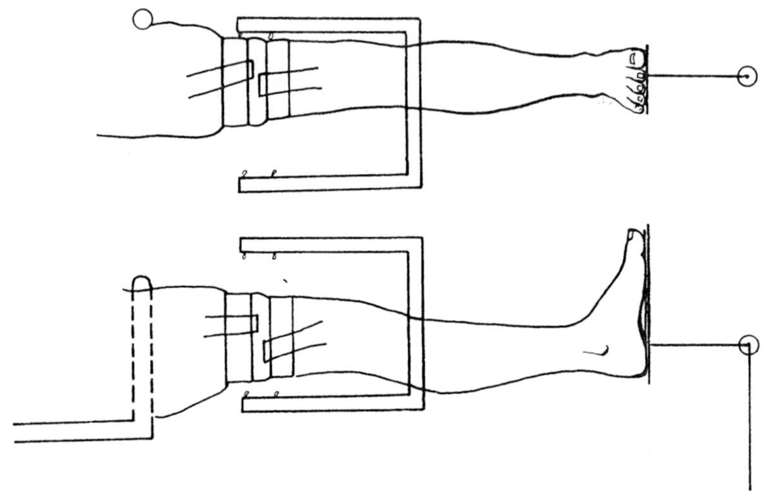

Abb. 46. Anordnung der Querzuggürtel für das proximale und distale Fragment und Instellungbringen des Viermastkranes (am Beispiel des Oberschenkelschaft-Querbruches im 4. Sechstel): Die Ledergürtel liegen unmittelbar distal vom Ende des proximalen bzw. unmittelbar proximal vom Ende des distalen Fragmentes. Exzentrische Einstellung des Viermastkranes zur Verlängerung des Zugweges in Gegenrichtung der stärksten Fragmentabweichung von der normalen Lage zur funktionellen Längsachse

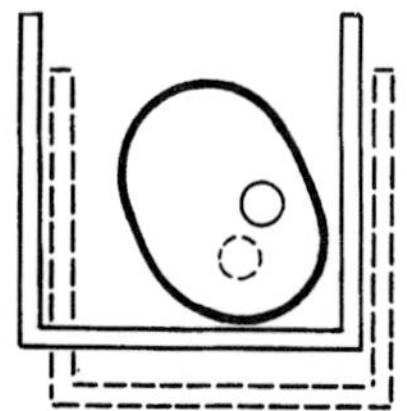

Abb. 47. Exzentrische Einstellung des Viermastkranes zur Reposition einer wie in Abb. 46 verschobenen Oberschenkelfraktur. Da das proximale Fragment nach außen und das distale Fragment nach vorn gezogen werden muß, wird der Zugweg in diesen beiden Richtungen dadurch vergrößert, daß das U-Stück gegen den Oberschenkelquerschnitt im Sinne der Abb. 47 verschoben wird

Brüchen, so empfiehlt sich die Anwendung der *Umführtaktik* von WITTMOSER (1955) (Abb. 40).

Nach der Queradaptation folgt die **Achsenknickkorrektur.** Dazu muß der ganze Knochen mit dem Durchleuchtungsaggregat des BV abgefahren werden. Da infolge einer *Verzeichnung des Durchleuchtungsbildes* (s. S. 85) die Achsen oft nicht bis auf 1^0 Genauigkeit beurteilt werden können, benutzen wir zur Kontrolle einen einfachen ausziehbaren **Kontrollrahmen** (Abb. 49). Dieser Kontrollrahmen wird zur a. p.-Durchleuchtung vorn, zur Seitendurchleuchtung seitlich an den entsprechenden Gliedmaßenabschnitt angelegt, evtl. mit einer Tuchklammer vorübergehend befestigt. Ein wichtiges Zeichen für das Vorhandensein eines Achsenknicks ist eine Ungleichmäßigkeit in der Weite des Bruchspaltes. So äußert sich z. B. bei Schienbeinfrakturen auch ein geringer X-Knick — wie er häufig besteht — meist deutlich in einer größeren Weite des Bruchspaltes auf der Innenseite. Sinngemäßes gilt für andersartige Achsenabweichungen. Immer sollte die Achsenkontrolle unter gemeinsamer Beurteilung von Schaftachsen und Bruchspaltweite erfolgen. Die Achsenknickkorrektur muß entweder durch Verschiebung des Viermastkranes im ganzen oder durch *gleichzeitigen Zug am proximalen und distalen Fragment* geschehen, da es andernfalls wieder zur Querverschiebung kommt. Die Korrektur bietet keinerlei Schwierigkeiten. Je genauer die Querschnitte bei der Queradaptation der funktionellen Längsachse angenähert wurden, um so geringer ist ein noch bestehender Achsenknick.

Als nächstes empfiehlt sich eine evtl. **Feinkorrektur der Drehstellung,** falls auf Grund des Röntgenbildes noch eine Verdrehung zu vermuten ist. Dies ist wahrscheinlich, wenn bei voller Queradaptation und fehlender Knickstellung der Bruchspalt ungleichmäßig klafft.

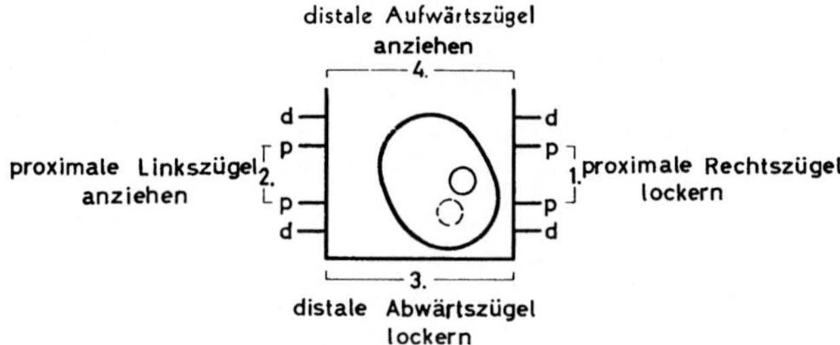

Abb. 48. Repositionstaktik bei Querschnittsverschiebung wie in Abb. 46

Jetzt erst folgt die **Längsadaptation.** Diese ist ganz besonders wichtig, weil eine Nagelung in Distraktionsstellung die Heilung wesentlich verzögert. Voraussetzung für die Längsadaptation ist das Vorhandensein von Stauchungsgegenhaltvorrichtungen (s. S. 73). Die Stauchung geschieht durch *Ausfahren des Spindelaggregates.*

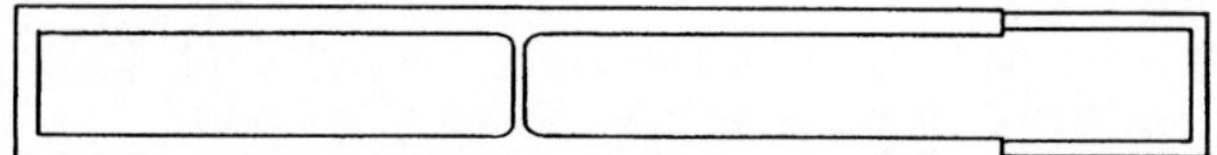

Abb. 49. Ausziehbarer Kontrollrahmen zur exakten röntgenologischen Achsenkontrolle. Der Rahmen soll in den beiden Standardröntgenebenen jeweils so angelegt werden, daß einer der Längsschenkel die Mittelpunkte der distalen und proximalen Epiphysen (am proximalen Oberschenkel die Spitze des großen Rollhügels) schneidet. Die physiologischen Krümmungen müssen bei der Beurteilung in Rechnung gestellt werden

Je weiter es vorher eingefahren war, um so größer ist der zur Verfügung stehende Stauchungsweg. Wenn die Längsstauchung mit Hilfe des Spindelaggregates allein nicht möglich ist, so muß die Vertikalsäule an ihrem Fuß gelöst und im ganzen verschoben werden. Dies bringt jedoch die Gefahr einer Stellungsverschlechterung mit sich, weil die Dosierbarkeit geringer ist. Es muß auf jeden Fall sehr behutsam geschehen. In der Regel kann die Längsverschiebung vor Beginn der Nagelung voll ausgeglichen werden. Nur wenn dies besonders schwierig ist — bei starker Verschiebungsneigung —, sollte die definitive Längsadaptation erst nach dem Einschlagen der ersten Nägel erfolgen.

Nach Durchführung dieses Manövers steht die Fraktur in der Regel formgerecht. Lediglich ausgesprengte Fragmente lassen sich auf diese Weise nicht beeinflussen. Falls ein doppelter Bruch des Schaftes *(Zylinderbruch)* mit Verschiebung des mittleren Fragmentes besteht, so ist es möglich, die geschlossene Reposition auf folgende Weise zu erreichen: Zunächst werden die Fragmente im fensternahen

Bruchbereich reponiert, dann die Nägel bis in das abgesprengte Fragment eingeschlagen. Anschließend folgt die Reposition der distalen Bruchflächen. Immer empfiehlt sich abschließend eine **definitive Stellungskontrolle** mit evtl. Korrektur.

Wichtig ist es, daß nach Beendigung des Repositionsmanövers **alle Gelenke von Repositionsgerät und -tisch nacharretiert** werden, damit sich die Stellung während der Operation nicht verändern kann.

D. Röntgenkontrolle

Die Bündel-Nagelung war erst im Zeitalter des elektronenoptischen *Röntgenbildverstärkers* als Methode realisierbar. Die Notwendigkeit, nicht nur einen, sondern mehrere Nägel richtig und sicher in den Markraum (insbesondere des einschlagfernen Bruchstückes) einzuführen, erfordert zwangsläufig eine häufigere Röntgenkontrolle. Dies wäre mit Hilfe von *Röntgenfotografien* (Röntgenfilmtechnik) vor allem aus zeitlichen Gründen, mit Hilfe des *Kryptoskopes* wegen der Gefahr der Strahlenschädigung *routinemäßig nicht möglich.*

Der Röntgenbildverstärker ist aber noch aus einem anderen wichtigen Grunde zur Bündel-Nagelung erforderlich. Dieser liegt in dem Ziel jeder Bündel-Nagelung, ohne Eröffnung der Frakturstelle eine formgerechte Reposition zu erreichen. Eine derartige geschlossene formgerechte Einrichtung würde vieler Einzelröntgenbilder bedürfen. *Mit Hilfe des Bildverstärkers ist es* bei Anwendung einer entsprechenden Technik *möglich, ohne Gefahr der Strahlenschädigung von Kranken und Operationsmannschaft Röntgenbildkontrollen nach Bedarf zu machen.* Das Vorhandensein eines Bildverstärkers ermöglicht es dem Operateur, bei Knochenoperationen in einem bisher nicht gekannten Umfange *gewebeschonend* vorzugehen. Die Freilegung der entsprechenden Knochenabschnitte kann sich auf das kleinste zur Manipulation (Reposition, Fixation usw.) erforderliche Maß beschränken. Die Notwendigkeit einer breiten Freilegung zur Erreichung einer Übersicht über Knochenlage, Beschaffenheit usw. entfällt. Weitaus die meisten Eingriffe im Rahmen der operativen Frakturbehandlungen lassen sich *jetzt ohne Freilegung der Bruchstelle* und unter weitgehender Wiederherstellung der ursprünglichen anatomischen Form durchführen. Außer den Methoden der Mark-Nagelung bietet vor allem die insbesondere von J. Böhler (1955) entwickelte percutane Kirschnerdrahtspickung ausgezeichnete Fixationsmöglichkeiten. Bei der hohen Infektionsquote, die die Eröffnung der Frakturstelle, ganz gleich zu welchem Zweck, allgemein aufweist — und die sich auch durch die Breitbandantibiotika nicht auf ein erträgliches Maß hat reduzieren lassen —, ist der Gewinn besonders deutlich. Nur im „Zeitalter der Kryptoskopie bzw. Fluoroskopie" galt der Leitsatz von Watson-Jones (1957): „Fluoroscopy must not be used. The temptation is great, but the risk is greater". Jetzt muß unseres Erachtens der Leitspruch heißen: *„Kleinster Eingriff und beste Stellung durch häufige „strahlenaseptische" Röntgenkontrolle"*.

Was für *Anforderungen* muß man an einen zur Durchleuchtungskontrolle bei Bündel-Nagelungen bzw. Mark-Nagelungen geeigneten Bildverstärker stellen?

1. Volle Übersicht über die ganze Knochenlänge aus der Grundstellung heraus.
2. Kontrollmöglichkeit beider Standardebenen aus der Grundstellung.
3. Gute Betrachtungsmöglichkeit.
4. Kontrastreiches Bild bei möglichst kleinen Röhrenströmen.

5. Minimale Störwirkung durch Platzverlegung.
6. Fahrbarkeit des gesamten Gerätes.
7. Einfache Bedienung.

Diese Anforderungen erfüllt die von uns seit mehreren Jahren zu Bündel-Nagelungen und den meisten anderen Knochen- und Gelenkoperationen in reichem Maße benutzte transportable Bildverstärkereinrichtung der Siemens-Reiniger-Werke AG, Erlangen. Das auf elektronenoptischem Wege in seiner Helligkeit 2—3000fach verstärkte Durchleuchtungsbild kann man *bei gedämpftem Tageslicht*, also praktisch ohne Adaptationszeit betrachten. Die *Helligkeitsverstärkung* erlaubt eine Durchleuchtung mit relativ niedrigen Röhrenströmen. Dadurch ist die Strahlenbelastung von Arzt und Kranken pro Zeiteinheit sehr gering. Die große Beweglichkeit des Durchleuchtungsaggregates ermöglicht es bei geeigneter Aufstellung des Gerätes, die zu nagelnden Knochen in ganzer Länge in beiden Standardebenen schnell und voll zu übersehen, ohne daß die Grundstellung des Gerätes geändert werden muß.

Die Kombination des Bildverstärkers mit einer Fernseheinrichtung bringt u. E. das Optimum an Röntgenkontrollmöglichkeit für den Operationssaal. Der Operateur bzw. Repositeur kann während der Manipulation das Bild betrachten, ohne seinen Platz verlassen zu müssen. Nicht nur der Operateur, auch die übrige Operationsmannschaft kann das Bild verfolgen. Das schließt technische Fehler durch optische Täuschung weitgehend aus. Es ist nicht einmal notwendig, bei gedämpftem Tageslicht zu operieren, da der Bildkontrast auch bei normaler Beleuchtung — jedenfalls für Bündel-Nagelungen — in der Regel ausreicht. Außerdem verbessert die Fernseheinrichtung Asepsis und Strahlenschutzmöglichkeiten, denn der Operateur bzw. Repositeur ist nicht an die patienten- und strahlungsnahe Betrachtungsoptik gebunden. Mit Hilfe des Fernsehbildverstärkers haben wir bei der Bündel-Nagelung eine Routine erlangt, wie sie mit den bisherigen Hilfsmitteln nicht erreichbar war.

1. Strahlenschutz

Das Wissen um die erhebliche Verminderung der notwendigen Strahlendosis durch die Bildverstärkung kann den Operateur leicht zu einer Vernachlässigung des Strahlenschutzes führen. Diese Gefahr wird bei Benutzung einer Fernseheinrichtung noch vergrößert, da die Vorgänge im Inneren der Extremität sich zu einem interessanten Film aneinanderreihen. So kann der *Gewinn*, den uns die Bildverstärkeranwendung grundsätzlich gebracht hat, nämlich die Strahlenbelastung von Arzt und Patient wesentlich zu verringern, durch *unmäßig lange Durchleuchtungszeiten völlig illusorisch* gemacht werden. Wenn man sich der großen Vorteile, die uns der Bildverstärker in die Hand gibt, auf die Dauer mit Erfolg bedienen will, so muß man alle Möglichkeiten eines Strahlenschutzes für Kranken und Arzt ausnutzen. Die Beachtung folgender Richtlinien führt zu einer weitgehenden „Strahlenasepsis“:

1. Schutz der strahlungsempfindlichen Körperstellen von Kranken und Operationsmannschaft durch Schutzbekleidung. Für den Kranken empfehlen wir die Anlegung eines *Gonadenschutzes*. Für Männer ist ein *Bleigummibeutel*[1], für Frauen

[1] Hersteller W. Hänel, München, Spezialfabrik für Röntgenschutz.

ein selbst herstellbares *Bleigummieinschlagtuch* (Abb. 50) zweckmäßig. Ein derartiger Gonadenschutz stört bei der Marknagelung von Männern in der beschriebenen Technik nie, bei Marknagelung von Frauen nur bei der Nagelung von Oberschenkelfrakturen. Deshalb muß man sich bei der Oberschenkelnagelung von Frauen auf einen Strahlenschutz durch einen *Bleigummislip* beschränken.

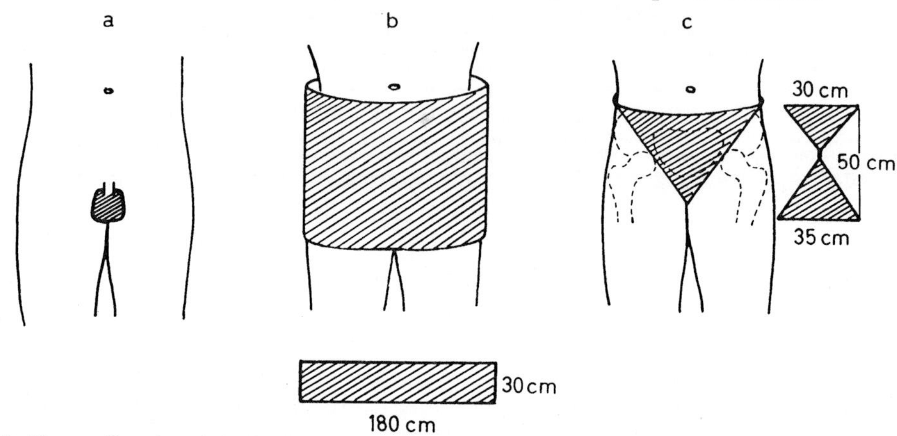

Abb. 50a—c. Gonadenschutz des Kranken. a Bleigummibeutel für männliche Kranke; b Bleigummieinschlag zum vollständigen Gonadenschutz bei weiblichen Kranken (für Unterschenkel-, Oberarm- und Unterarmnagelungen); c Bleigummislip zum begrenzten Gonadenschutz für weibliche Kranke (für Oberschenkelnagelungen)

2. Dosisersparnis durch individuelle Geringhaltung der Durchleuchtungsströme. Für die Marknagelung genügt ein relativ kontrastschwaches Bild. Die Dämpfung des Lichtes im Operationsraum erhöht die Detailerkennbarkeit. Eine Berücksichtigung der auf S. 84 angegebenen Durchleuchtungsdaten ist zweckmäßig.

3. Dosisersparnis durch Sparsamkeit mit den Durchleuchtungszeiten. Auch zur guten Orientierung genügen kurze Durchleuchtungsstöße. Nur zur Achsenkontrolle muß man etwas länger einschalten. Der das Gerät bedienende Arzt oder Pfleger (Steuermann) muß dazu erzogen werden, daß er von selbst immer wieder abschaltet, weil der Operateur bzw. Repositeur oft nicht an die Abschaltung denkt. Die gleichzeitige Einschaltung eines schrillen Geräusches mit der Stromeinschaltung bringt eine weitere Dosisersparnis. Die Benutzung des Fußschalters hat nicht nur Vorteile; er verführt zu gedankenloser Betätigung bzw. Weiterbetätigung.

4. Niemals Durchleuchtung, solange die Hände eines Mitglieds der Operationsmannschaft im Strahlenfeld sind. Dieses muß dem „*Steuermann*“ besonders eindringlich gesagt werden. Diesem fällt überhaupt die wichtige Aufgabe zu, durch Beobachtung der Operationsmannschaft während der Einschaltung die Gefahr einer Direktbestrahlung sofort zu erkennen und das Gerät ohne Rücksicht auf die Sicht auszuschalten. Die Hautmarkierung während der Durchleuchtung darf nur mit einem langstieligen Watteträger erfolgen (s. S. 75), die Betätigung der Seilwinden während der Durchleuchtung nur mit Bleigummihandschuhen.

5. Zurücktreten der Operationsmannschaft vom Durchleuchtungsaggregat so weit wie möglich, um auch die Schädigungsmöglichkeit durch Streustrahlung auszuschalten.

Durch Beachtung dieser Vorschriften kann die Strahlenbelastung von Kranken und Operationsmannschaft derart reduziert werden, daß sie *praktisch keine Rolle* mehr spielt. Wir haben gemeinsam mit den Siemens-Reiniger-Werken die Dosisbelastung der Operationsmannschaft bei Nagelungen wiederholt gemessen. Sie hat an Hand und Brust des Operateurs bei üblichem Vorgehen durchschnittlich 10 mr, an Gonaden weniger als 1 mr pro Operation betragen. Nach den *internationalen Strahlenschutzregeln* sind für beruflich strahlenexponierte Personen folgende *Maximalwerte* zulässig: *Stamm:* 5 r pro Jahr, 3 r pro Vierteljahr, 100 mr pro Woche. *Extremitäten:* 60 r pro Jahr, 36 r pro Vierteljahr, 1200 mr pro Woche. Das bedeutet, daß wir bei der gegebenen durchschnittlichen Strahlenbelastung pro Vierteljahr täglich 1 Std etwa fortlaufend durchleuchten könnten, ohne diese Werte zu überschreiten. Es ist folglich möglich, daß ein Operateur, der täglich nur Knochenoperationen macht, alle seine Operationen unter Bildverstärker-Kontrolle durchführt.

Es ist uns auch gelungen, durch pedantischste Beachtung der angegebenen Vorschriften die Strahlendosis der Operationsmannschaft sogar auf unter 5 mr pro Nagelung an Hand und Brust zu reduzieren.

Strahlenmessungen beim Kranken haben ergeben, daß bei 1stündiger fortlaufender Bestrahlung, wie sie nie erforderlich ist, wenn man die auf S. 70 beschriebene Repositionstechnik anwendet, 60 r auf der Haut erreicht würden. Für die Röntgentherapie gilt der Grundsatz, daß die verabreichte Dosis pro Einfallfeld 100 r nach Möglichkeit nicht überschreiten soll. Bei entsprechendem Strahlenschutz ist also eine *Röntgenschädigung des Kranken nicht zu befürchten.*

2. Taktik der Röntgendurchleuchtung mit „Optikbildverstärker“

Unter *Optikbildverstärker* verstehen wir das Gerät, bei dem die Bildbeobachtung durch eine Betrachtungsoptik — im Gegensatz zur Bildbeobachtung mit Hilfe des Fernsehbildschirmes — geschieht. Folgendes Vorgehen hat sich uns bewährt:

1. Anlegung der Strahlenschutzbekleidung. Der Kranke erhält nach der Lagerung den in Abb. 50 angeführten Gonadenschutz. Die Operationsmannschaft schützt sich durch einen Bleigummilendenschurz (Abb. 51). Die gürtelartige Befestigung dieses Lendenschurzes hat sich bei uns besser als die hosenträgerartige bewährt. Ein derartiger Lendenschurz ist sehr leicht (700 g) und hindert praktisch überhaupt nicht.

2. Nochmalige **Reinigung des Gerätes** durch leicht feuchtes Abwischen zur Entfernung von Gips- oder sonstigem Staub. Dies muß vor allem im Bereich des Bildverstärkerteiles des Gerätes gründlich geschehen, da dieser häufig über dem Operationsfeld steht. Nach der „Entstaubung“ empfiehlt es sich, eine sterilisierte *Tuchschutzhülle* über den unteren Abschnitt des Bildverstärkerteiles zu stülpen (Abb. 52). Dieses Vorgehen erscheint uns besser, als das Überstülpen von Plastikhüllen, da diese nicht sterilisiert werden können. Es ist nicht erforderlich, daß diese Tuchhülle unter sterilen Kautelen übergestülpt wird. Ein Kontakt mit unsterilen Gegenständen läßt sich bei der Schwenkung ohnehin nicht vermeiden. Die Benutzung eines sterilisierten Tuches soll vor allem garantieren, daß die Schutzhülle weitgehend keimfrei und nicht durch tage- und wochenlangen Keimbesiedlungsmöglichkeiten infiziert ist.

3. Instellungbringen des Gerätes. Für jede Nagelungsart gibt es eine „günstigste Grundstellung“ (Abb. 97, 104, 113, 118, 125).

4. Bedienung des Gerätes durch eine eingeübte Hilfsperson. Auch eine teilweise Selbstbedienung durch Operateur und Repositeur hat sich uns nicht bewährt. Die Zusammenarbeit mit einer Hilfsperson kann nur dann gut sein, wenn sie geübt worden ist. Daß der „Steuermann“ des Gerätes den Wirkungsmechanismus kennen und die für eine schnelle Gerätbedienung erforderlichen Griffe erlernen muß, ist selbstverständlich. Bezüglich der Bedienungsanleitung sei auf die Angaben des Herstellers verwiesen. Zur schnellen Verständigung zwischen Operateur bzw. Repositeur und „Steuermann“ hat sich eine bestimmte „*Kommandosprache*“ bewährt. Beispiele: Schuß — Aus — Fußwärts — Kopfwärts — Nach rechts — Nach links — Heben — Senken — Mehr kV — Mehr mA! Der „Steuermann“ ist gleichzeitig „*Polizist des Strahlenschutzes*“ (S. 82).

Als Richtwerte für die Durchleuchtung normal starker Kranker *(Durchleuchtungsdaten)* haben sich bewährt: obere Extremitäten 0,5 mA/50 kV; Unterschenkel 1 mA/55 kV; Oberschenkel 1,5 mA/65 kV.

5. Bei Benutzung des Optikbildverstärkers ist es nützlich, daß die **Bildbeobachtung durch** einen besonderen (unsterilen) **„Beobachter“** geschieht. Als Beobachter ist aber nur ein in der Knochenchirurgie erfahrener Arzt geeignet. Die Verständigung zwischen Operateur bzw. Repositeur und Beobachter geschieht ebenfalls am besten durch Kommandosprache.

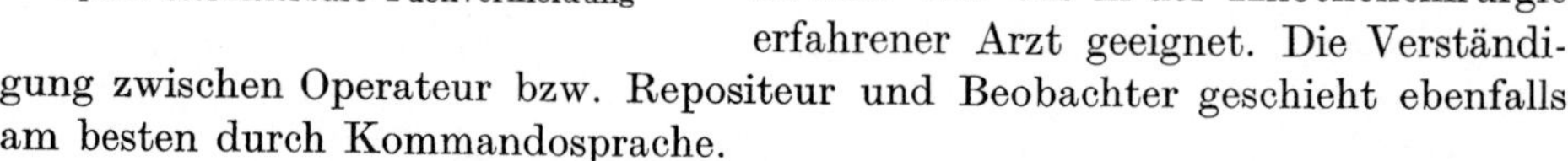

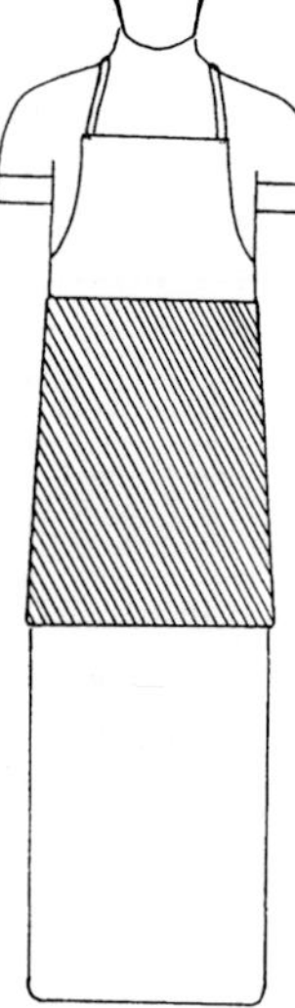

Abb. 51

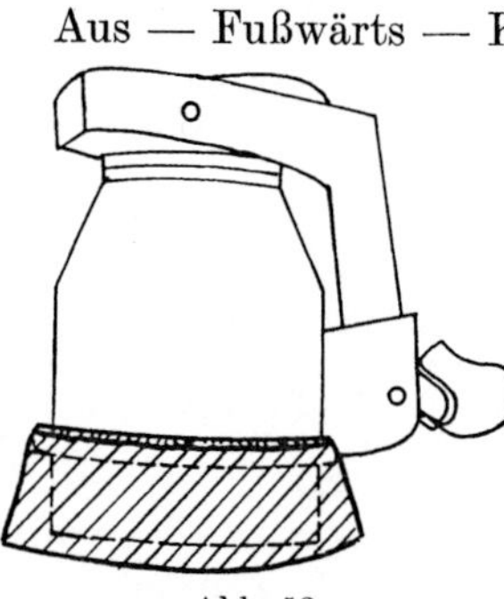

Abb. 52

Abb. 51. Bleigummilendenschurz für die Operationsmannschaft. Befestigung durch Gürtel (besser als hosenträgerartige Befestigung)

Abb. 52. Staubschutzhülle der Bildverstärkeroptik: sterilisierbare Tuchverkleidung

6. Nur eine **sorgsame Pflege des Gerätes** wird auf die Dauer seine Zuverlässigkeit garantieren. Zur Pflege gehört, daß stets über den Durchleuchtungstubus eine Plastikschutzhülle gestülpt wird. Im übrigen sollte das hochdifferenzierte Gerät möglichst schonend behandelt und immer gut gereinigt werden.

3. Taktik der Röntgendurchleuchtung mit dem Fernsehbildverstärker

Eine gegenüber dem Vorhergehenden abweichende Taktik ist lediglich im Hinblick auf die Aufstellung des (Fernseh-)Sichtgerätes, die Kontrastregelung und die Kenntnis bestimmter für die Bildbeurteilung wichtiger Dinge nötig. Das Sichtgerät wird am besten so aufgestellt, daß der Repositeur den Schirm *zwanglos* beobachten kann (Abb. 53). Es muß darauf geachtet werden, daß keine den Repositeur oder Operateur störenden Lichtreflexe durch Fenster und dgl. auf ihm liegen.

Die Kontrastregelung bedarf einer gewissen Einarbeitung. Die Anleitung dazu ist aus den Vorschriften des Herstellers zu entnehmen.

Wichtig ist zu wissen, daß *bei der Schwenkung* des Durchleuchtungsaggregates in die andere Standardebene das Bild bei den üblichen Arbeitsstellungen *seiten-*

verkehrt projiziert wird. Deshalb muß der Steuermann das Bild immer wieder umschalten, da sonst das Durchleuchtungsbild den Repositeur oder Operateur in die falsche Richtung führen kann. Es hat sich uns bewährt, daß der Steuermann das Bild schon vor der Einschaltung zur Betrachtung der anderen Ebene automatisch umschaltet.

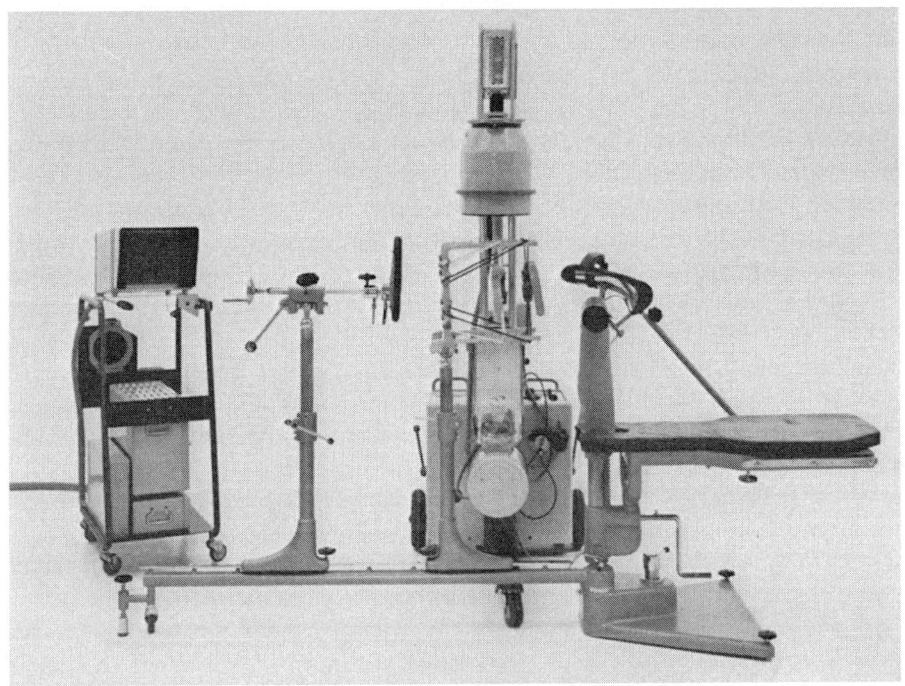

Abb. 53. Aufstellung des Fernsehbildverstärkers zur Unterschenkelnagelung links. Das Sichtgerät (links im Bild) steht so, daß der Bildschirm vom Repositeur bzw. Operateur zwanglos beobachtet werden kann

Das „*Abfahren*“ des gebrochenen Knochens in ganzer Länge zur Achsenkontrolle geschieht durch Schwenken des Durchleuchtungsaggregates in der Horizontalen. Bei dieser Schwenkung kommt es zur erwähnten *Verzeichnung des Bildes*. Dadurch ist die Feststellung geringgradiger Achsenknickungen erschwert. Wir umgehen evtl. Täuschungen, indem wir zur Achsenkontrolle immer den in Abb. 49 dargestellten Kontrollrahmen verwenden. Mit Hilfe der Schenkel des Kontrollrahmens kann die Achsenstellung bis auf 1^0 Genauigkeit beurteilt werden.

Die Röntgenkontrolle bei Bündel-Nagelungen wird immer durch ein *Röntgenphoto* am Ende der Operation, das die beiden den genagelten Knochen benachbarten Gelenken einschließen soll, *abgeschlossen*.

E. Blutleere

Keine Bündel-Nagelung sollte ohne Blutleere durchgeführt werden! Die Blutleere hat den Zweck, Fetteinschwemmungen in den Kreislauf, Blutverlust, Blutstauungen und Blutüberschwemmungen des Operationsfeldes auf ein Mindestmaß zu reduzieren. Wieweit sich ihre Vorteile im Einzelfalle nutzen lassen, das hängt weitgehend von der Lokalisation der Frakturzone ab.

Eine Blutleere läßt sich nur erreichen, wenn die Extremität vor Wirksamwerden der Blutsperre von den Zehen- bzw. Fingergrundgelenken her bis in die Nähe der Sperrvorrichtung ausgewickelt wird. Blutsperren ohne vorherige Auswickelung begünstigen eine Thromboseentstehung. Die *Auswickelung* geschieht immer erst nach der situationsgerechten Lagerung des Kranken. Dabei wird die Gummibinde an den Befestigungs- und Auflagestellen der Extremität *unter gleichzeitiger Einwickelung der Befestigungsmittel* (z. B. Sohlenplatte) oder der Auflagevorrichtungen (z. B. des Distraktionsgegenhaltes am Knie) herumgewickelt. Eine mäßige Vorextension schaltet grobe Wackelbewegungen der Fraktur beim Umwickeln der Gummibinde aus. Sie darf aber nur so stark sein, daß der venöse Abfluß am Distraktionsgegenhalt nicht blockiert wird. Als Blutsperrvorrichtung verdient die aufblasbare Manschette vor dem Tourniquetschlauch wegen der geringeren Gefahr der Nervenschädigung den Vorzug. Nur bei Oberschenkelfrakturen ist es gelegentlich zweckmäßiger, einen Schlauch zu benutzen, weil dieser weniger Platz beansprucht. Die Manschette muß auf einen Druck von 300 mm Quecksilber aufgeblasen, der Druck nach Abwicklung der Binde nochmals kontrolliert und die Luftsperre doppelt gesichert werden. Für Oberarm- und Oberschenkelnagelungen sollten nur solche Manschetten verwendet werden, die frei von stabilisierenden Metallstäben sind, da diese bei der Durchleuchtung stören.

Das Vorgehen ist bei *Unterschenkel-* und *Unterarmbrüchen* am einfachsten. Hier wird die Blutleere unmittelbar nach der Lagerung des Kranken am Oberschenkel bzw. Oberarm angelegt. Die Wirksamkeit der Blutleere ist am vollkommensten, weil der gesamte zu nagelnde Extremitätenbereich blockiert wird.

Bei *Oberschenkel- und Oberarmbrüchen* hängt das Vorgehen von der Lokalisation der Frakturzone ab, da die Blutsperrvorrichtung am gebrochenen Gliedmaßenabschnitt selbst angelegt werden muß. Sie darf bei der Reposition nicht stören und muß den Hautschnitt freilassen. Deshalb markieren wir nach der Lagerung zunächst Bruchzone und Hautschnitt und entscheiden dann, ob die *endgültige Blutleere* vor oder nach der Reposition angelegt werden soll. *Vor der Reposition* ist dies nur möglich, wenn dadurch die Reposition nicht behindert wird. Zur aufsteigenden Oberarmnagelung bei Brüchen im 3. Sechstel, zur absteigenden Oberarmnagelung bei Frakturen distal der Mitte des 4. Sechstels und zur Oberschenkelnagelung bei Brüchen distal der Mitte des 3. Sechstels ist dies in der Regel möglich.

Im übrigen bleibt nur der Weg, zunächst die Extremität bis in die Nähe des distalen Querzuggürtels auszuwickeln und provisorisch zu befestigen, dann zu reponieren und erst danach die Wicklung — über die Gürtel hinweg soweit als möglich nach proximal — fortzusetzen, um die Blutsperre soh autschnittnahe wie ohne Asepsisgefährdung möglich (bei Oberschenkelnagelungen und absteigenden Oberarmnagelungen) oder so rumpfnahe wie es geht (bei aufsteigenden Oberarmnagelungen) anzubringen. Selbst wenn es im ungünstigsten Falle nur möglich ist, die Blutsperre unmittelbar distal der Querzuggürtel anzulegen, so wirkt sich dies durch die Verhinderung von Blutstauungen distal der Gürtel — wie sie bei der Betätigung der Querzüge zwangsläufig entstehen — günstig aus. Wenn die Blutsperre distal vom Hautschnitt liegt, so führt dies in der Regel zur Verstärkung der Blutung im Operationsfeld. Dieser Nachteil wird jedoch durch den Gewinn einer Verminderung des Fettembolierisikos (insbesondere bei Oberschenkelnagelung) und der Ausschaltung von Blutstauungsgefahren voll aufgewogen.

F. Abdeckung

Da die apparative Reposition der Fraktur grundsätzlich vor Beginn der eigentlichen Operation (unsteril) durchgeführt wird, vereinfacht sich die Abdeckung für Bündel-Nagelungen erheblich. Es ist nicht erforderlich, durch spezielle Abdeckung der Tatsache Rechnung zu tragen, daß während der Operation Repositionsmanöver gemacht werden müssen. Deshalb hat es sich uns bewährt, das Operationsfeld mit einem **großen Schlitztuch** (Abb. 54) **einseitig** in toto abzudecken. Auf den Schlitz ist ein Trikotstück (temporär) aufgesteppt. Dieses Trikotstück wird später direkt auf das Operationsfeld aufgeklebt. Dadurch erübrigt sich jede weitere Befestigung. Die Abdeckung ist von vornherein *optimal wundrandnahe,* da die Incision unter gleichzeitiger Trikotdurchtrennung geschieht.

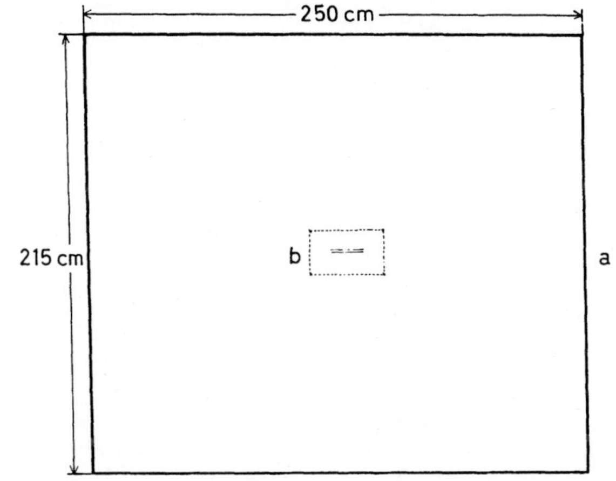

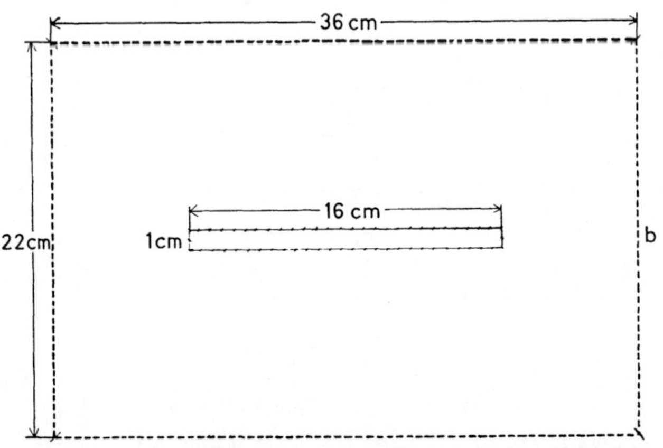

Abb. 54a u. b. Schlitztuch zum einseitigen Abdecken. Auf den Schlitz ist ein Stück Trikot (temporär) aufgesteppt. a Ansicht von der Seite des Operationsfeldes her. Nach Mastixanstrich des Operationsfeldes wird das Trikotstück so auf das Operationsfeld aufgedrückt, daß das bruchnahe Schlitzende über dem vorgesehenen Corticalisfenster liegt. b Vergrößerte Darstellung von Schlitz und Trikot

Nur dann, wenn der Hautschnitt in unmittelbarer Nähe eines unsterilen Bereiches (Blutsperrvorrichtung, Beckenbrett usw.) liegt, ist es erforderlich, den Schlitzrand des Tuches zusätzlich an die Haut zu nähen.

Vor der Desinfektion des Operationsfeldes wird — soweit noch nicht geschehen — zunächst die Stelle, an der das *Knochenfenster* angelegt werden soll, mit Hauttinte durch ein Rechteck und dann der Hautschnitt durch einen Strich markiert. Dann wird die Haut in üblicher Weise desinfiziert, wobei nur die Umgebung der Einschlagstelle — nicht die Bruchstelle — desinfiziert werden muß. Es folgt der Anstrich mit *Leveufscher Mastixlösung* (Mastix 200,0; Colophonium 400,0; Ol. Ricini 10,0; Dichloramin T 1,0; Äther 580,0). Anschließend wird das große Schlitztuch von Schwester und Assistenten entfaltet und vom Operateur am Schlitz ergriffen, zur markierten Operationsstelle dirigiert und angedrückt. Das Rechteck

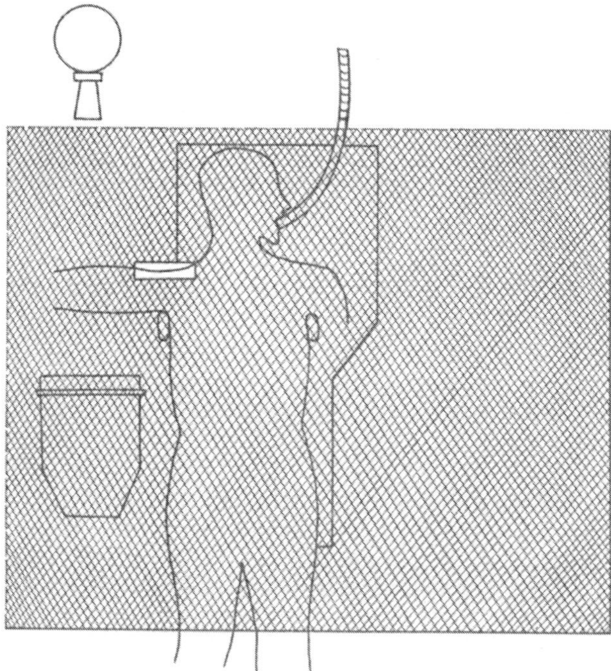

Abb. 55. Aseptiksichere Abdeckung mit dem Schlitztuch (am Beispiel der Abdeckung zur absteigenden Oberarmnagelung). Das Tuch bedeckt u. a. Kopf, Hals und oberen Rumpf und bietet damit genügende Schwenkfreiheit für die Nagelschäfte

muß am frakturnahen Ende des Schlitzes liegen. Dadurch ist mit einem Schlage alles vollständig abgedeckt (Abb. 55). Da nur der Trikot mit der Mastixlösung verklebt, wird ein Verkleben des Tuches vermieden.

Die *Asepsis* ist bei Benützung eines Bildwandlers *immer gefährdet*, da mit dem unsterilen Durchleuchtungsaggregat in der Nähe des Operationsfeldes manövriert werden muß. Das sterile Einpacken der BV-Röhre und der Optik hat sich uns — ebenso wie Koslowski (1960) — nicht bewährt. Wir hüllen lediglich den Bildverstärkerteil in ein sterilisiertes Tuch ein (s. S. 84), vor allem um das Herabfallen von Gipsstaub u. dgl. zu verhindern. Es hat sich nämlich gezeigt, daß das vorherige Entstauben manchmal nicht mit der genügenden Sorgfalt gemacht wird und dann bei vorheriger Benutzung des Bildverstärkers im Gipsraum angetrocknete Gipsteile herunterfallen können.

Falls es sich doch gelegentlich einmal als notwendig erweist, nach Beginn des Nagelungsaktes noch Repositionsmanipulationen zu machen — vor allem in Form eines Nachlassens der Distraktion —, so läßt sich dies von einem unsterilen Helfer unter dem großen Schlitztuch ohne Gefährdung der Asepsis bewerkstelligen.

G. Nagelung

Eine wesentliche Voraussetzung für eine rasche, störungsfreie Durchführung und für die Erfolgssicherheit der Bündel-Nagelung ist das Vorhandensein des in Tabelle 15 aufgeführten Nagelungsbestecks. Dabei ist es von großer Wichtigkeit, *nicht irgendwelche dikkeren Kirschnerdrähte*, sondern eine ganz bestimmte Nagelsorte zu verwenden. Ein Bündelnagel muß ganz bestimmte Eigenschaften besitzen (s. S. 90). Ohne diese Eigenschaften ist der Erfolg in Frage gestellt.

1. Nagelungsbesteck

Zum Nagelungsbesteck gehören: Spezialinstrumentarium, allgemeines Instrumentarium, zusätzliches Instrumentarium für bestimmte Nagelungen und Instrumente zur Entfernung (evtl. Anlegung) einer Drahtextension (s. Tab. 15).

a) Spezialinstrumentarium [1]

An Spezialinstrumentarium werden nur einige wenige Geräte benötigt und zwar „Bündel-Nägel", ein Einführungsinstrument, ein Schränkelevator, eine Spezialschneidezange und ein Extraktionsinstrument.

Die **„Bündel-Nägel"** sind 50 cm lang und 3 mm stark. Sie haben einen massiven,

Tabelle 15. *Nagelungsbesteck für Bündel-Nagelungen*

Spezialinstrumentarium	Allgemeines Instrumentarium	Zusätzliches Instrumentarium für bestimmte Nagelungen	Instrumente für Drahtextension
20 Bündel-Nägel 1 Einführungsinstrument 2 Einschlaghülsen 1 Schränkelevator 1 Spezialschneidezange 1 Extraktionsinstrument	1 Paar kleine scharfe Haken, 20 mm breit, 10 mm hoch 1 kleiner Wundsperrer, 20 mm breit, 10 mm hoch 1 Langenbeck-Haken 1 Raspatorium, 10 mm breite Schneide 1 schmaler Flachmeißel, 10 mm breit 1 schmaler Hohlmeißel, 5 mm breit 1 scharfer Löffel, 8 mm breit 1 Hammer 1 großer Pfriem Dazu: Messer, Tuchklammern, Gefäßklemmen, Nahtbesteck	*Für Oberschenkelnagelungen:* 1 Paar breite scharfe Haken, 30 mm breit 1 Paar breite, stumpfe Haken, 50 mm breit, 40 mm hoch 1 großer Wundsperrer *Für Pseudarthrosen und nach Osteotomien:* 1 Satz Markraumbohrer 1 Bohrmaschine	*Für Entfernung:* 1 Flachzange 1 Seitenschneidezange 1 Steckschlüssel, zum Spannbügel passend *Für Anlegung:* 1 Drahtnagler bzw. Bohrer 1 Satz Kirschnerdrähte mit „Meißel"- bzw. „Bleistift"-Spitze 1 Flachzange 1 Spannbügel, Größe: 90 mm lichte Weite

[1] Hersteller Ulrich, Ulm.

drehrunden Querschnitt. Ihre Enden sind halbkugelförmig (Abb. 56 u. 57). Der Nagel besteht aus einem wenig magnetischen, relativ korrosionsbeständigen Stahl, dessen Legierung dem besonderen Zweck im Hinblick auf Festigkeit und Elastizität optimal Rechnung trägt. Die Elastizität des Nagels ist so groß, daß erst eine

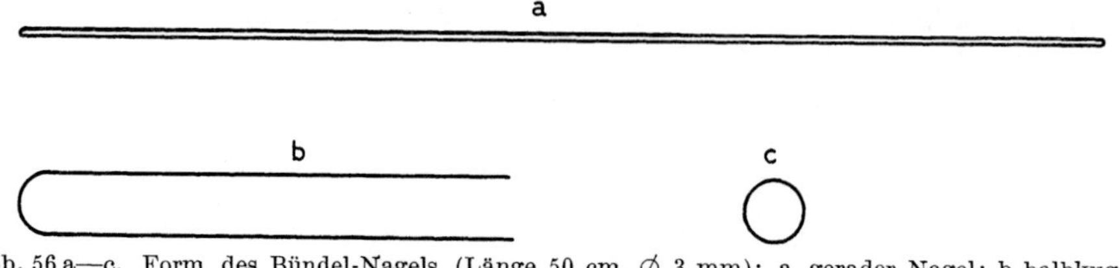

Abb. 56 a—c. Form des Bündel-Nagels (Länge 50 cm, ∅ 3 mm): a gerader Nagel; b halbkugelige Spitze, vergrößert; c Nagelquerschnitt

Verbiegung mit einem kleineren Krümmungsradius als etwa 180 mm zu einer merklichen bleibenden Verformung führt (Abb. 58). Bei Anlegung der Knochenfenster in der angegebenen Länge (s. S. 98) ist eine Verbiegung des Nagels nicht zu erwarten (s. auch Abb. 71).

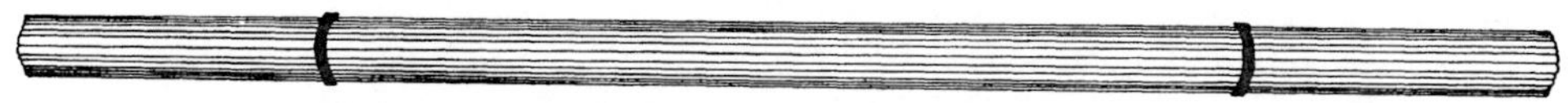

Abb. 57. Nagel-Bündel mit 20 Nägeln als Bestandteil des Spezialinstrumentariums

Die halbkugelartige Form der Nagelspitze gewährleistet eine besonders *gute Umlenkbarkeit* und *Gleitfähigkeit*. Diese Gleitfähigkeit ist wesentlich besser als bei Rushnägeln, bei denen sich die angeschärfte Spitze häufig verfängt und zwar immer dann, wenn er nicht mit der Schlittenkufe, sondern mit der Spitze zuerst auf die Knochenwand trifft (Abb. 59). Bei der gegebenen Form des Bündel-Nagels ist es gleichgültig, ob die Spitzenkalotte mit der zur Konvexität oder zur Konkavität der Nagelkrümmung hin liegenden Hälfte auf die Knochenwand auftrifft. Die Spitze gleitet immer an der Wand entlang, wenn der Auftreffwinkel kleiner als 60° ist.

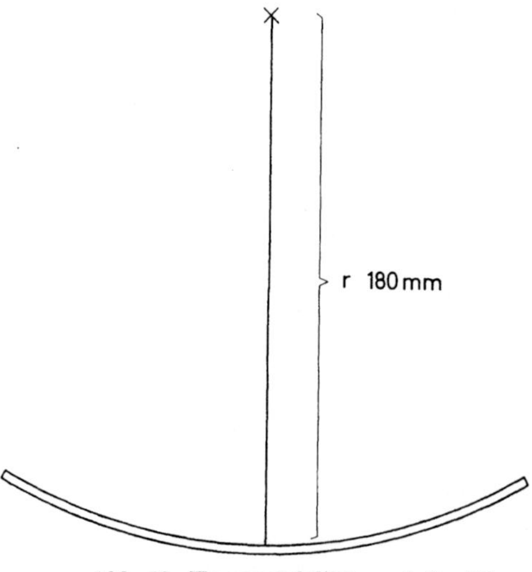

Abb. 58. Kurvenstabilitätsgrad des Bündel-Nagels. Bis zu einer Verkrümmung von etwa 180 mm Radius findet keine wesentliche dauerhafte Formveränderung statt

Unsere experimentellen Untersuchungen und das Ergebnis unserer Nagelungen haben uns zu der Überzeugung kommen lassen, daß *3 mm der günstigste Nageldurchmesser* sind. Zwar wäre es vom Standpunkt des „Totraumes“ (Abb. 60) aus günstiger, 2 mm-Nägel zu nehmen. Doch macht sich die geringere Eigenstabilität des Einzelnagels einerseits und die Notwendigkeit, mehr als ein Drittel Nägel zusätzlich einzuschlagen, ungünstig bemerkbar. Bei 4 mm-Nägeln wiederum ist der Totraum zu groß. Im übrigen hat die Verwendung nur einer einzigen Nagelsorte große praktische Vorteile.

Über *Festigkeit und Elastizität* von Einzelnägeln und Nagel-Bündeln orientiert die Tabelle 6. Wie es für alle Stahlsorten gilt — seien sie auch noch so bestimmt als „rostfrei" deklariert — so ist auch die Legierung des Bündel-Nagels nicht völlig korrosionsfest. Block und Mitarbeiter (1953) sowie kürzlich Ferguson (1960) haben nachgewiesen, daß Korrosionen auch bei Verwendung eines hochlegierten, einheitlichen Metalls auftreten können. Krösl (1957) fand Rostschäden

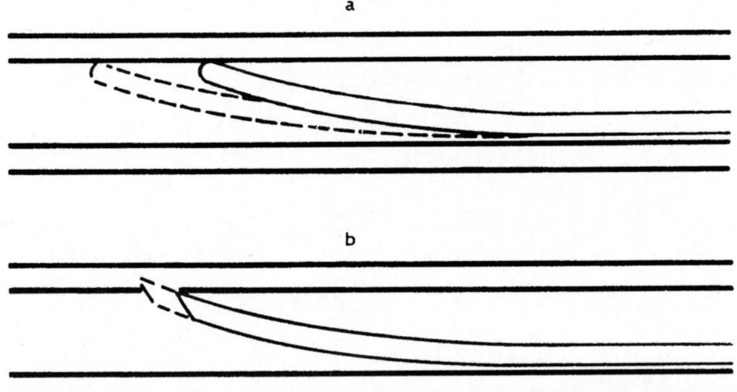

Abb. 59 a u. b. Gleitsicherheit der Bündel-Nagelspitze (a). Die kalottenartige Spitze verfängt sich im Gegensatz zur angeschärften Spitze eines Rushnagels (b) auch beim Auftreffen mit der konkavseitigen Spitzenkalottenhälfte auf die Gegenwand nicht

bei 35,4% aller entfernten „rostfreien" Marknägel bei einer durchschnittlichen Verweildauer im Markraum von 34,2 Wochen. Bei unseren Versuchen zur Auffindung einer Stahllegierung mit optimalen Eigenschaften für eine Bündel-Nagellung standen wir der Schwierigkeit gegenüber, daß Legierungen mit höherer

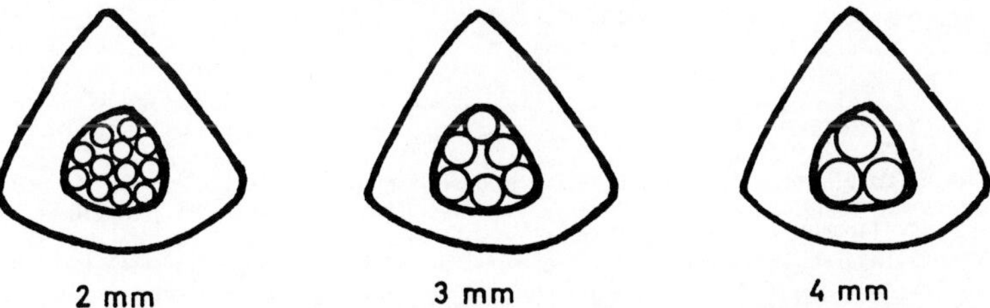

Abb. 60. Optimaler Nageldurchmesser für die Bündel-Nagelung. Der Verankerungstotraum ist um so kleiner, je dünner die Nägel sind. Andererseits werden von dünnen Nägeln wesentlich mehr zur Querschnittsfüllung benötigt als von dickeren. Bei Verwendung von 3-mm-Nägeln liegen die Verhältnisse im Hinblick auf Totraum und Nagelzahl am günstigsten

Korrosionsfestigkeit nur auf Kosten eines geringeren Härtegrades und einer stärkeren Magnetisierbarkeit erreichbar waren. Deshalb mußten wir auf das Optimum an Korrosionsfestigkeit verzichten, konnten jedoch erreichen, daß die Korrosionsbeständigkeit des Bündel-Nagels die von V_2A-Stahl noch etwas übertrifft. Bei der Durchsicht der zu Bündel-Nagelungen verwendeten Nägel ergab sich folgendes: Kleine, ganz oberflächliche Schadstellen fanden sich an Nägeln, die länger als 6 Monate lagen öfters. Bevorzugt war der Bereich in der Nähe der Nagelenden, wobei die Schnittstellen selbst praktisch immer korrosionsfrei waren. Die Abb. 61 zeigt einen derartigen typischen Befund. Zweimal war die Oberflächenkorrosion der Nägel stärkerer Natur. In dem einen Falle hatten die Nägel 13 Monate, in dem anderen 20 Monate in der Markhöhle gelegen. Bemerkenswerterweise waren bei den beiden Kranken während des Heilungsverlaufes keinerlei Metallosesymptome (s. S. 50) feststellbar. Die Bruchheilung verlief ohne jede Störung.

Unsere Befürchtungen, daß es bei Benutzung des Einführungsinstrumentes (s. Abb. 62) an den Klemmstellen vermehrt zur Korrosion kommen könnte, haben sich nicht bestätigt.

Roststellen können durch braunrote fibrin- bzw. eiweißhaltige membranöse Auflagerungen vorgetäuscht werden, die oft einzelne Nagelstellen zirkulär einhüllen. Eine genaue Betrachtung der Nägel schützt vor Fehldeutung.

Alle Nägel sind hinsichtlich ihres strukturellen und chemischen Aufbaues völlig gleich. Dies ist von großer Wichtigkeit, da auch geringe chemische und strukturelle

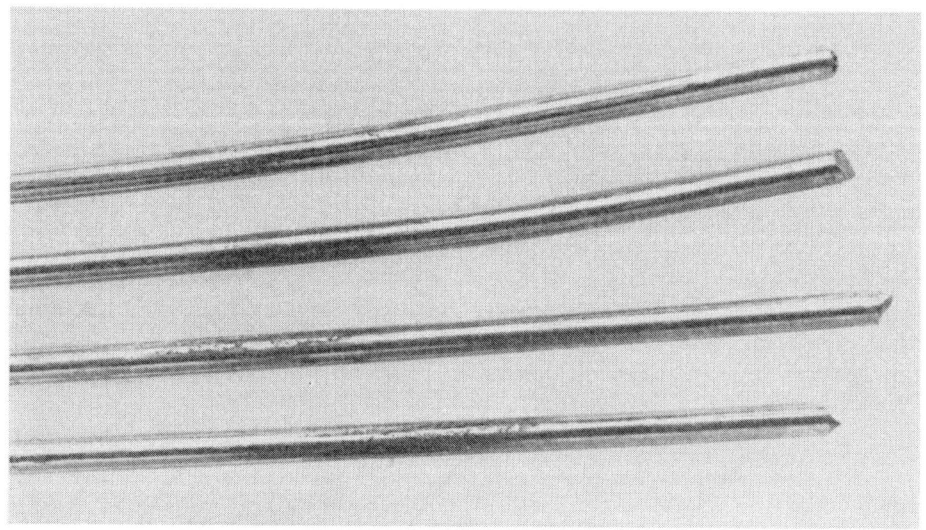

Abb. 61. Oberflächenkorrosion bei Bündel-Nägeln, die 13 Monate in situ waren. Die Korrosion besteht in 100—150 mm² Ausdehnung in der Nähe der abgeschnittenen Nagelenden. Sie betrifft die Nägel nicht ringsum, sondern ist nur auf eine Seite beschränkt. Es ist die Seite der ehemaligen Konvexität der Nagelkurve. Es handelt sich also um eine Spannungskorrosion. Die Korrosion ist nur ganz oberflächlicher Natur, d. h. sie ist maximal $^3/_{10}$ mm, im Mittel etwa $^1/_{10}$ mm tief. Stärkere Oberflächenkorrosion (Maximaltiefe $^5/_{10}$ u. $^8/_{10}$ mm bei mittlerer Tiefe von $^3/_{10}$ mm) beobachteten wir in 2 Fällen, bei denen die Nägel 13 bzw. 20 Monate lagen. Sie haben zu keinen Heilungsstörungen geführt (s. S. 91)

Veränderungen zur Bildung eines Voltaschen Elementes mit all seinen schädlichen Folgen führen. Auch eine Kombinationsnagelung mit dünneren und dickeren Nägeln empfiehlt sich nicht, da einerseits eine genau gleiche chemische Zusammensetzung, andererseits aber vor allem ein gleichartiger struktureller Aufbau nicht garantiert ist. Auf Grund unserer Untersuchungen müssen wir ausdrücklich davor warnen, andere als die erprobten Nägel zu verwenden. (Der Hersteller garantiert für eine absolut einheitliche Beschaffenheit der Bündel-Nägel.)

Zur Einführung der Nägel dient das in Abb. 62 dargestellte **Einführungsinstrument.** Mit ihm wird der Nagel gefaßt und festgeklemmt und dann durch Hammerschläge auf die Amboßplatte eingetrieben. Bei unerwünschtem Nagellauf kann der Nagel durch Hammerschläge auf die Gegenseite der Amboßplatte sofort nach Bedarf zurückbewegt werden. Bei vorgeschränkten Nägeln dient das Einführungsinstrument gleichzeitig als *Steuerung und Richtungszeiger*. Vor der Einführung des vorgeschränkten Nagels muß man darauf achten, daß die Spitzenkalotte (die konkave Krümmungsseite) auf der Seite des Einführungsinstrumentes liegt.

Die Benutzung des Einführungsinstrumentes bringt einen weiteren wichtigen Vorteil: sie verhindert, daß der Nagel allzu hart eingetrieben wird. Dies wird durch einen beschränkten „Verklemmungsgrad" erreicht. Dadurch, daß der Nagel nicht

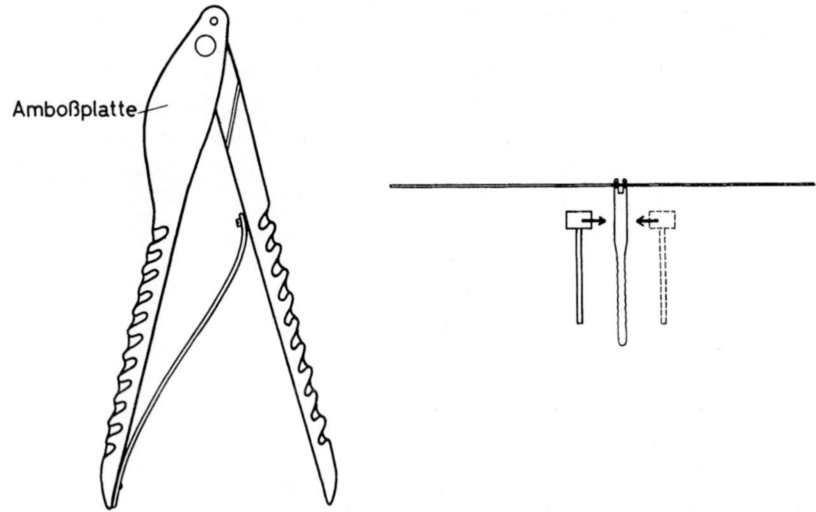

Abb. 62. Einführungsinstrument für Bündel-Nägel. Links im Bild: Aufsicht. Durch Schlag mit dem Hammer auf die Amboßplatte wird der Nagel vorwärts bzw. rückwärts geschlagen (rechts im Bild)

beliebig festgeklemmt werden kann, verschiebt sich die Klemmzange bei großem Einschlagwiderstand gegen den Nagel. Einen weiteren Schutz gegen zu hartes Einschlagen bietet die Möglichkeit, den Nagel in beliebigem Abstand vom Knochenfenster zu fassen. Je länger der Nagel gefaßt wird, um so weicher wird der Schlag.

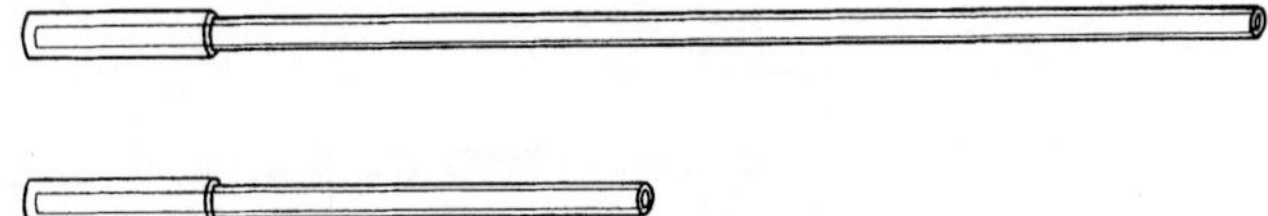

Abb. 63. Einschlaghülsen für Bündelnägel, 20 und 10 cm lang. Sie werden über das Ende eines Nagels gestülpt — wodurch eine Biegungsverstrebung erreicht wird — und durch Hammerschlag auf das geschlossene Ende mit dem Nagel vorwärtsgetrieben. Vor dem Anschlag der längeren Hülse an das Knochenfenster wird sie durch die kürzere ersetzt

Eine Korrosionsförderung an den bei Benutzung des Einführungsinstrumentes multiplen Klemmstellen haben wir nicht beobachten können.

Außer dem Einführungsinstrument verwenden wir zum Vorschlagen der Nägel gelegentlich „*Einschlaghülsen*" (Abb. 63). Diese sind 20 und 10 cm lang. Sie besitzen einen Innendurchmesser von gut 3 mm, passen also formschlüssig auf einen Nagel. Zum Einschlagen der Nägel werden sie über deren Ende gestülpt. Da der Schlag härter und wirkungsvoller ist als bei Verwendung des Einführungsinstrumentes, muß der Nagellauf bei Benutzung der Einschlaghülsen besonders gut beobachtet werden.

Der **Schränkelevator** (Abb. 64) hat 2 Aufgaben: Einerseits dient er zur Vorschränkung der Nagelspitze, andererseits zum Lüften des herausstehenden Teiles des Nagelbündels (Abb. 65).

Das Abschneiden eines Einzelnagels mit einer gewöhnlichen, auch übersetzten Schneidezange ist eine Qual. Das Abschneiden eines Nagels, der fest in einem Bündel liegt, ist mit einer Normalschneidezange überhaupt nicht möglich, weil der Einzelnagel mit der Schneide nie allein, sondern nur zusammen mit benachbarten Nägeln gefaßt werden kann. Nur durch die Anbringung einer Fangöse, mit deren Hilfe der Nagel aufgeladen und von den übrigen getrennt wird, ist dies schnell und sicher möglich. Deshalb ist die **Spezialschneidezange** (Abb. 66) mit verlängerten Hebeln, einer Fangöse und einer besonders gehärteten Schneide für Bündel-Nagelungen unentbehrlich.

Zum Herausziehen voll eingeschlagener Nägel dient das **Extraktionsinstrument** (Abb. 67). Da die Enden

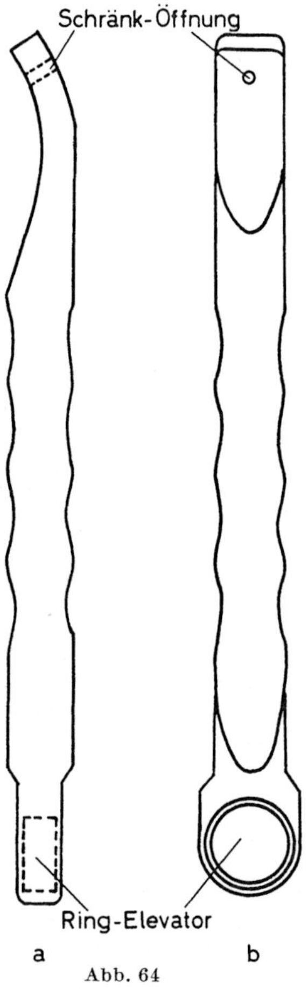

Abb. 64

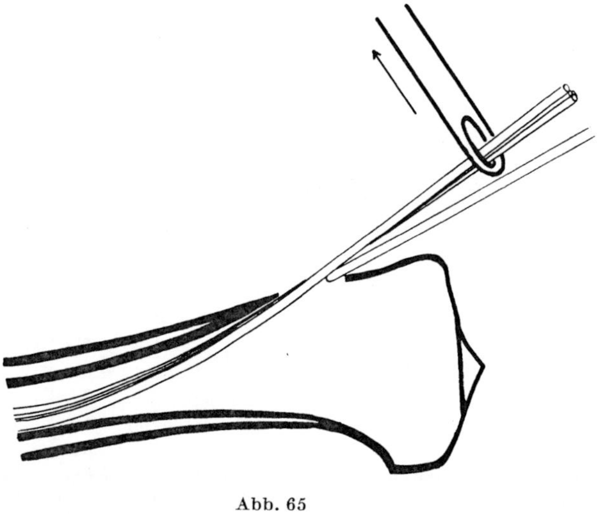

Abb. 65

Abb. 64a u. b. Schränkelevator. a Seitenansicht, b Aufsicht. Der Elevatorring dient zum Anlüften des Nagelbündels (s. Abb. 65)

Abb. 65. Anlüften des Nagelbündels mit dem Schränkelevator zur Einführung der hinteren Nagelreihe

der abgeschnittenen Nägel fest aneinander liegen, ist das isolierte Fassen eines Nagels mit gewöhnlichen Zangen nicht oder doch nur schlecht möglich. Es ist ein Gerät erforderlich, dessen Maul man vom Ende her auf einen Nagel schieben kann. Dazu muß die Maulspitze angeschärft sein, da man sonst nicht in das festgeschnürte Bündel eindringen kann.

b) Allgemeines Instrumentarium

Für jede Nagelung braucht man grundsätzlich eine Reihe von Instrumenten, die man in der Regel aus dem allgemeinen Instrumentenvorrat entnehmen kann. Das allgemeine Instrumentarium — außer Messer, Tuchklammern, Gefäßklemmen und Nahtbesteck — ist in Tabelle 15, Spalte 2, aufgeführt.

c) Zusätzliches Instrumentarium

Spezialinstrumentarium + allgemeines Instrumentarium reichen für Unterschenkel-, Oberarm- und Unterarmnagelungen aus. Nur für Oberschenkelnagelungen, Pseudarthrosen und für Nagelungen nach Osteotomien benötigt man ein paar zusätzliche Instrumente (s. Tabelle 15, Spalte 3).

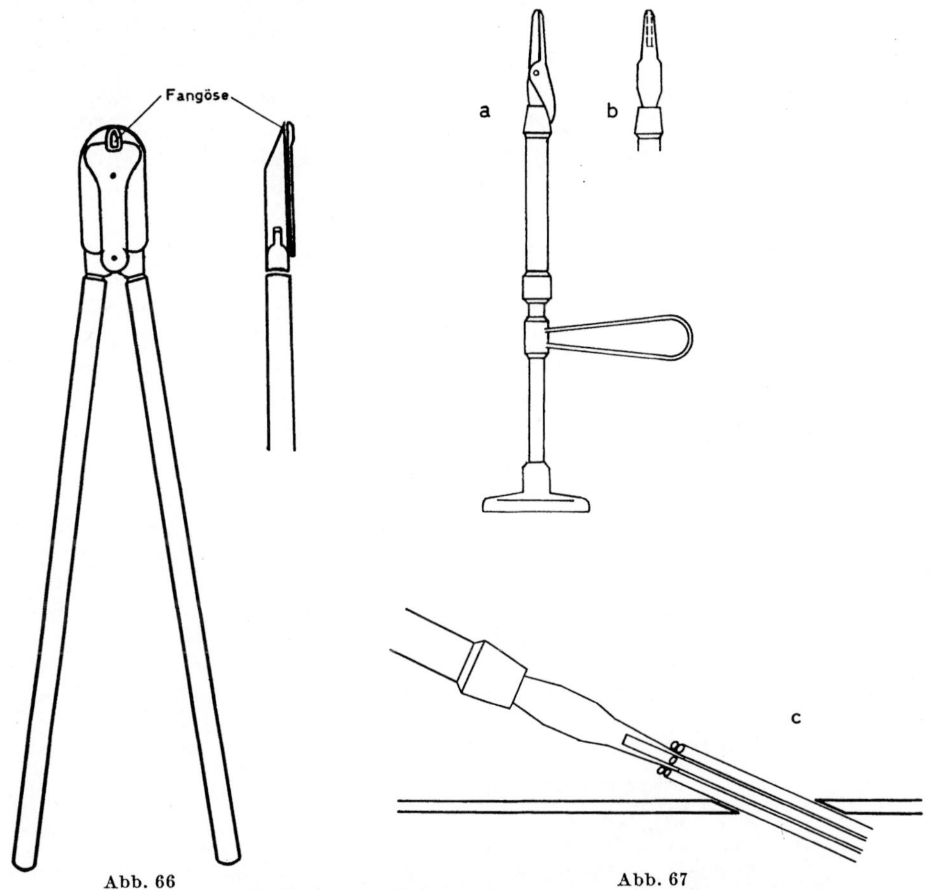

Abb. 66 Abb. 67

Abb. 66. Spezialschneidezange mit Fangöse (Anwendung s. Abb. 90)

Abb. 67a—c. Extraktionsinstrument. a Aufsicht, b Seitenansicht des Maules, c Arbeitsweise: Das angeschärfte Maul wird auf das Ende eines Nagels aufgesetzt (c) und dann voll aufgeschoben. Dabei werden die übrigen Nägel zur Seite gedrängt. Danach wird das Maul durch Betätigung der Stellmutter fest geschlossen und der Nagel durch Schlag gegen die Amboßplatte des Instrumentes mit dem Hammer herausbefördert

Bei sehr spröden Knochen kann es vorteilhaft sein, das Knochenfenster nicht mit einem Meißel, sondern mit *Kugelfräsen* zu schaffen. Wenn man es sich allerdings zum Grundsatz macht, bei dicker Compacta zunächst mit einem scharfen (!) Hohlmeißel den Knochen in der Größe des Fensters *spanartig* Schicht für Schicht abzuheben, so wird sich eine Berstungsfraktur auch bei sprödestem Knochen vermeiden lassen. Die Gefahr besteht, wenn man sofort versucht, mit einem Meißel in die Tiefe zu dringen. Wir ziehen Meißel vor, weil bei der Benutzung von Fräsen Hitzeschäden nicht zuverlässig vermieden werden können. Dennoch kann es gelegentlich einmal zweckmäßig sein, derartige Fräsen zu gebrauchen. Wir benutzen dann einen *Satz Kugelfräsen* in den Größen 4, 6, 8, 10 mm Querdurchmesser. Die kleinste Kugelfräse trägt einen *Leitdorn* (Abb. 68), der ein seitliches Abgleiten mit Sicherheit verhindert.

Als **Markraumbohrer** für Pseudarthrosen haben sich uns 2 Typen bewährt. Falls der Markraum noch in ganzer Länge — insbesondere in Höhe des Frakturspaltes — durchgängig ist, benutzen wir den geknöpften, spindelförmigen, falls er in irgendeinem Querschnitt verschlossen ist, den scharfen, kugelartigen Bohrer (Abb. 69). Von beiden benötigt man einen Satz in den Querschnittsgrößen 4, 6, 8, 10, 12 mm. Der scharfe Markraumbohrer darf nur unter Bildverstärkerkontrolle benutzt werden! Er hat den Vorteil, daß er gut kurvengängig ist.

d) Drahtextensionsbesteck

Da die Lagerung meistens mit Drahtextension erfolgt, muß für das Ende der Operation Instrumentarium zur Entfernung der Drahtextension bereitgehalten werden (s. Tabelle 15, Spalte 4). Sofern die Drahtextension nicht schon zu einem früheren Zeitpunkt angelegt wurde, muß es gelegentlich unmittelbar vor der Reposition geschehen. Die dazu erforderlichen Instrumente (s. Tabelle 15, Spalte 4) werden am besten auf einem Extratisch bereitgelegt, damit die Asepsis für die spätere Operation nicht gefährdet ist.

Abb. 68. Rutschfeste, mit Leitdorn armierte Kugelfräse

a b

Abb. 69a u. b. Markraumbohrer: a Markraumkugelfräse, b Markraumspindelfräse. Die Markraumkugelfräse ist wegen des kurzen Fräskopfes zur seitlichen Einführung in den Markraum besonders geeignet. Ein Satz besteht aus den Größen 4, 6, 8, 10 u. 12 mm (Fräskopfdurchmesser)! Beim Aufbohren des Markraumes muß schrittweise und behutsam vorgegangen werden. Cave: Starker Schub, da der Fräskopf bei plötzlichem großem Widerstand abbrechen kann. Pausen zur Vermeidung starker Hitzeentwicklung einlegen. Fräskopf immer wieder von Knochenmehl befreien

2. Nagelungsakt

a) Anlegung des Knochenfensters

Über die Lage des Hautschnittes orientiert die Lage des Tuchschlitzes. Der *Hautschnitt* wird in 3—8 cm Länge angelegt. Kleinere Hautschnitte sind zwar möglich, erschweren jedoch die Übersicht. Der Schnitt kann oft in einem Zuge bis zum Knochen geführt werden. Bei Aufhaltung der Wunde durch 2 scharfe Haken werden die Weichteile in der erforderlichen Größe mit einem Raspatorium vom Knochen abgeschoben. Dann wird ein selbsthaltender *Wundsperrer* eingesetzt, der jetzt den Knochen übersichtlich freihält. Bei dünner Corticalis (Unterschenkel-, Oberschenkel- und absteigende Oberarmnagelung) wird das Fenster mit dem scharfen (!) Flachmeißel direkt in der gewünschten

Größe ausgemeißelt. Bei dicker Compacta im Fensterbereich (aufsteigende Oberarmnagelung, aufsteigende Speichennagelung) würde die direkte Ausmeißelung des Knochenfensters die Gefahr der Knochensprengung mit sich bringen, wenn der Knochen besonders spröde ist. Deshalb ist es grundsätzlich besser, zunächst den Knochen in der Größe des Fensters mit dem Hohlmeißel *abzuspanen*. Auf diese Weise wird die Compacta schrittweise verdünnt und es wird jede Sprengwirkung vermieden. Mit dem gleichen Ziel kann man kompakte Knochenstellen auch durch Benutzung von Kugelfräsen ohne Gefahr der Knochensprengung eröffnen (Abb. 68). Es ist wichtig, daß man auch hier schrittweise vorgeht. Zunächst nimmt man die mit dem Leitdorn — zur sicheren Verhinderung eines Abrutschens beim Beginn des Fräsaktes — armierte kleinste Kugelfräse und steigert dann die Größen allmählich bis zur gewünschten Lochgröße. Wenn man sofort eine dicke Fräse benutzt, so ist die Hitzeentwicklung sehr viel größer.

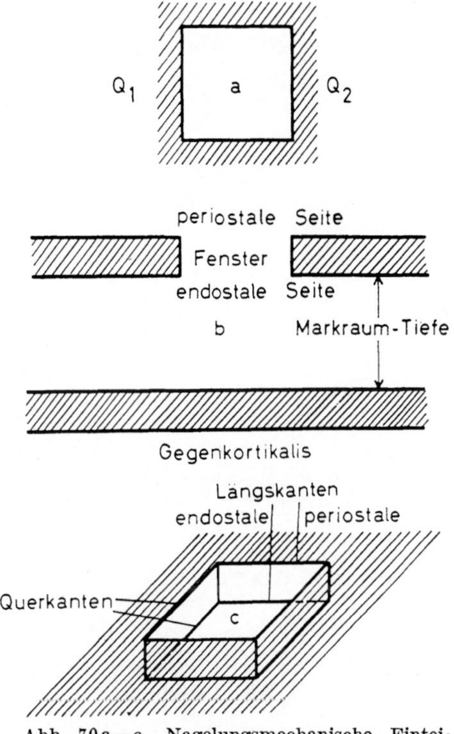

Abb. 70a—c. Nagelungsmechanische Einteilung eines Knochenfensters: a Aufsicht (*L* Längsstück, *Q 1* frakturfernes Querstück, *Q 2* frakturnahes Querstück des Fensterrahmens), b Seitenansicht im Schnitt, c schräge Aufsicht

Die *Knochenöffnung* wird am zweckmäßigsten in **Fensterform** (Abb. 70)—und nicht in Lochform — angelegt, da es vorteilhaft ist, die Nägel reihenartig übereinander einzuschlagen (s. Abb. 13). Die Fenstergröße richtet sich einerseits nach der voraussichtlichen Zahl der einzuschlagenden Nägel, andererseits nach der Knochenstärke und der Weite des Markraumes (s. Abb. 71). Wenn das Fenster

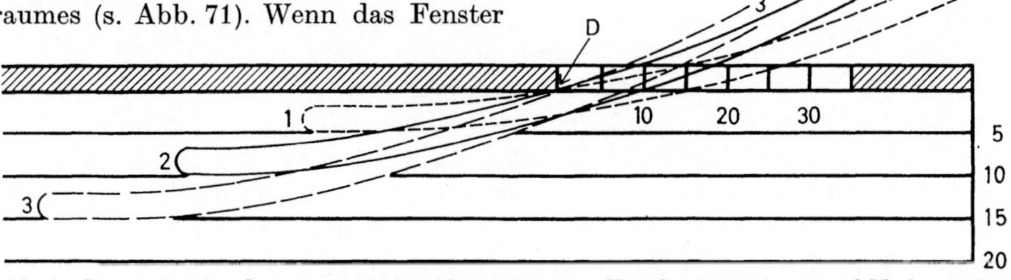

Abb. 71. Demonstration der gegenseitigen Abhängigkeit von Knochenfensterlänge und Markraumtiefe bei gegebener Kurvenstabilität des Bündel-Nagels (von 180 mm Radius). Bei einer Markraumtiefe von 5 mm müßte also das senkrecht zur Compacta gemeißelte Fenster für einen geraden Nagel mindestens 27 mm, von 10 mm mindestens 18 mm und von 15 mm mindestens 15 mm lang sein, wenn keine dauerhafte Verbiegung eintreten soll

senkrecht zur Knochenlängsachse eingemeißelt wird, wie es in der Regel zweckmäßig ist, so muß bei einer Markraumweite von etwa 10 mm (z. B. am distalen Oberarm und am Radius) das Knochenfenster mindestens 18 mm lang sein, weil bei kürzeren Fenstern der Nagel über seine Kurvenstabilität hinaus beansprucht wird und sich dauerhaft verformt. Bei Oberschenkel- und Unterschenkelnagelungen und auch bei absteigenden Oberarmnagelungen ist die Markhöhle in Höhe des *Auftreffeldes* meistens breiter als 20 mm. Dann genügt eine Fensterlänge von weniger als 12 mm für eine Nagelreihe. Wenn aber mehrere Nagelreihen eingeschlagen werden — wie meistens —, so muß das Fenster entsprechend verlängert werden, für jede zusätzliche Reihe um etwa 6—9 mm.

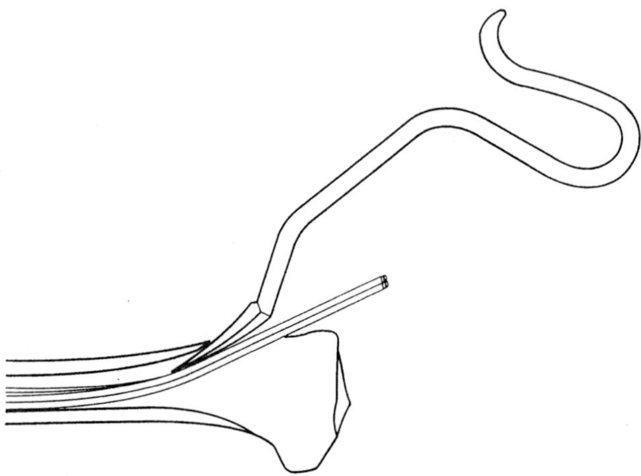

Abb. 72. Nachträgliche Erweiterung eines primär zu klein angelegten Knochenfensters mit dem Pfriem (Nur möglich, wenn Fensterrahmen nicht aus Compacta, sondern aus Corticalis besteht)

Die durchschnittlichen Fenstergrößen (Länge × Breite) sind: Unterschenkelnagelung: 18 × 15, absteigende Oberarmnagelung: 15 × 9, aufsteigende Oberarmnagelung: 24 × 9, Oberschenkelnagelung: 24 × 15, aufsteigende Speichennagelung: 21 × 9, absteigende Ellennagelung: 6 × 3 mm.

Die Knochenfenster sollen vor dem Einstecken des 1. Nagels in genügender Größe angelegt werden. Eine nachträgliche Erweiterung eines „kompakten Fensterrahmens" ist sehr schwierig. Bei Vorhandensein einer dünnen Corticalis kann man mit Hilfe eines *Pfriems*, den man neben dem Bündel unter drehenden Bewegungen vorschiebt, Raum für weitere Nägel schaffen (Abb. 72). Bei der absteigenden Ellennagelung vom Olecranon her kann man sich die Corticalisöffnung auch allein mit dem Pfriem schaffen. Man geht dann so vor, daß man den Pfriem unter Röntgensicht in die Markhöhle einsticht und dann den 1. Nagel einführt. Nach Einführung des 1. Nagels bohrt man wiederum neben dem Nagel mit dem Pfriem vor, führt den 2. Nagel ein usw. Wichtig ist, daß man bei dieser Technik den Pfriem vor dem Einstecken des Nagels nie ganz aus dem gebohrten Loch herauszieht, sondern die Pfriemspitze als Richtungsweiser benutzt.

Von einer Abschrägung der Querstücke des Knochenfensters raten wir grundsätzlich ab. Die Querstücke des Fensterrahmens sind wichtige Verklemmungspunkte. Bei Verdünnung besteht die Gefahr, daß sie von den Nägeln abgebrochen werden, was zu einem Spannungsverlust der Nägel führt.

Nach Anlegung des Fensters empfiehlt es sich, mit einem *scharfen Löffel* in den Knochen einzugehen und Spongiosa und erreichbares Knochenmark in der Richtung zur Fraktur auszulöffeln. Damit wird ein Ventil zur Entweichung des bei der Nagelung unter Druck gesetzten Knochenmarks geschaffen. Im übrigen bleibt das Operationsfeld sauberer, weil es weniger von herausquellendem Mark überlaufen wird.

b) Mechanik des Gleitvorganges

Wenn man einen Nagel durch ein Seitenfenster in den Markraum einführt (Abb. 73), so gleitet er bei senkrechtem Auftreffen auf die Gegenwand nicht.

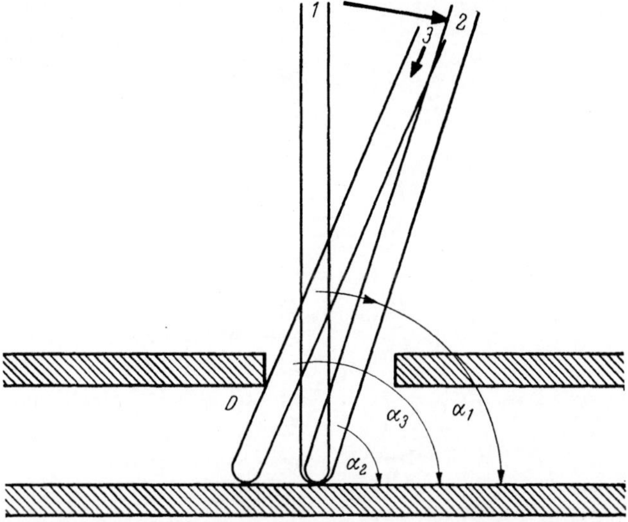

Abb. 73. Bestimmung der Gleitrichtung eines im Winkel von 90° auf die Gegenwand auftreffenden Nagels (*1*, α_1) durch Neigung des Nagelschaftes zur Verkleinerung des Auftreffwinkels (*2*, α_2) und Einleitung des Gleitvorganges durch Druck in Längsrichtung des Nagels (*3*), bis dieser an den Drehpunkt (*D*) anstößt

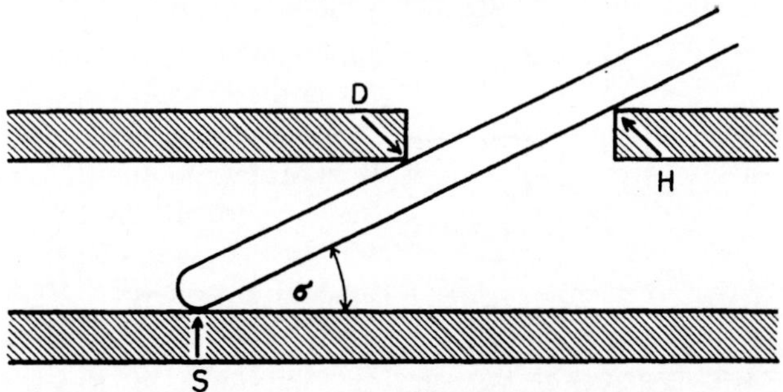

Abb. 74. Hemmung der durch weiteres Vorschieben des Nagels bedingten Nagelschwenkung um *D* durch Anschlag des Nagelschaftes an die periostale frakturferne Querkante des Fensters (Hemmpunkt = *H*). Gleichzeitig Wirksamwerden des Dreipunktedrucks bei weiterem Schub durch Anstemmen der Spitzenkalotte an die Gegenwand (Stemmpunkt = *S*). Dieser Stemmpunkt ist gleichzeitig der Startpunkt für den Stemmgleitweg. σ = Stemmstartwinkel (= Auftreffwinkel bei Wirksamwerden des Dreipunktedrucks)

Entweder bricht er durch die Gegenwand durch, oder er verkrümmt sich bei feststehender Spitze. Ein Gleiten des Nagels in Richtung der Fraktur erreicht man durch Neigung des Nagelschaftes zur entgegengesetzten Seite (Abb. 73). Je nach *Glätte der Gleitbahn* wird er schon bei kleinerem oder erst bei größerem Auftreffwinkel mit seiner Spitze in Richtung auf die Fraktur vorwärtsgleiten. Da die Gleitbahn nie völlig glatt, sondern immer etwas unregelmäßig ist, läuft ein gerader

Nagel in der Regel nur dann bei Schub glatt vorwärts, wenn der Auftreffwinkel kleiner als 60° ist.

Der Nagel gleitet vorwärts, bis er auf die endostale frakturnahe Querkante des Fensters (Abb. 70) trifft (Abb. 73). Von diesem Moment an ist ein weiteres Vorwärtsgleiten nur bei gleichzeitiger Schwenkung des Nagels um den *Drehpunkt* möglich. Diese Schwenkung wird bei Auftreffen des Nagels auf die periostale frakturnahe Querkante des Fensters gehemmt (Abb. 74). Gleichzeitig kommt es bei weiterem Schub zum *Wirksamwerden eines Dreipunktedrucks* durch Anstemmen der Nagelspitze an die Gegenwand. Damit ist die **Phase des lockeren, zwangslosen Gleitens** der Nagelspitze beendet.

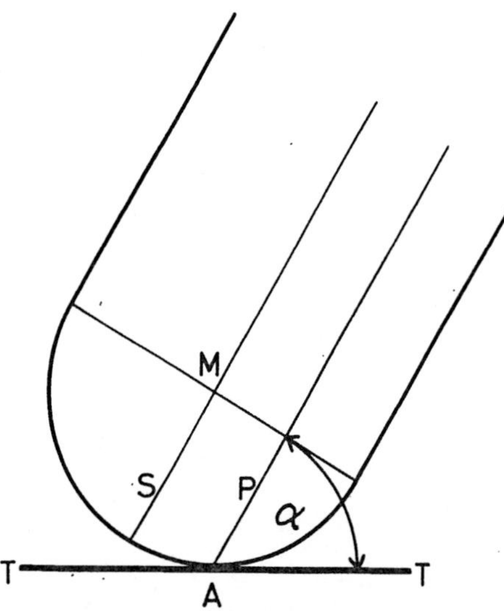

Abb. 75. Abhängigkeit des Gleitwiderstandes der Spitzenkalotte vom *Auftreffwinkel* [= spitzer Winkel zwischen Tangentialebene (*TT*) am Auftreffpunkt (*A*) und der den Auftreffpunkt schneidenden Parallele (*P*) zur Halbkugelmittelachse (*S*)]. Je kleiner der Auftreffwinkel, desto geringer der Gleitwiderstand

Die Größe des Widerstandes, der dem weiteren Vorschieben des Nagels entgegenwirkt, hängt hauptsächlich von der *Größe des hemmenden Drucks an den 3 Punkten* und von der *Oberfläche der Spitzengleitbahn* im Bereich der Gegenwand ab. Die Summe des Dreipunktedrucks steht in entscheidender Abhängigkeit vom jetzt gegebenen Auftreffwinkel der *Spitzenkalotte* (Abb. 75 u. 74) auf die Gegenwand. Diese wiederum wird vom Abstand *HD* (bestimmt durch die Fensterlänge und -tiefe) und vom Abstand *DS* (bestimmt durch Markraumtiefe und Fensterneigung zur Gegenwand) bedingt. Je kleiner *HD* und *DS*, desto größer der Auftreffwinkel und umgekehrt.

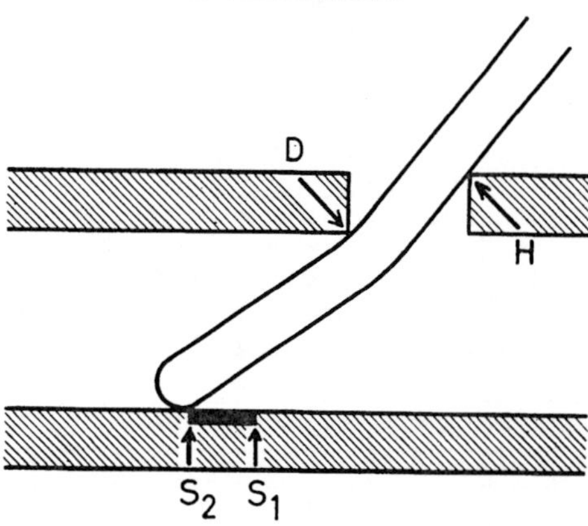

Abb. 76. Knickung (dauerhafte Verbiegung) eines unelastischen Nagels bei Überwindung der Gleitsperre (durch Dreipunktedruck). *S 1*, *S 2* = Stemmgleitweg

Bei *unelastischem Nagel* kann die Sperrung des Vorwärtsgleitens durch den primären Dreipunktedruck — genügende Festigkeit der Punkte vorausgesetzt — nur durch *dauerhafte Verbiegung* am Drehpunkt überwunden werden (Abb. 76). *Elastische Nägel* biegen sich bei Wirksamwerden des primären Dreipunktedrucks *gleichmäßig* und kommen unter *Spannung* (Abb. 77). Wenn die Elastizitätsgrenze (Kurvenstabilität) nicht überschritten wird, nehmen sie bei Unwirksamwerden des Dreipunktedrucks ihre ursprüngliche Form an.

Das Vorwärtsgleiten des Nagels bei entsprechend starkem Schub führt zu einem **Stemmgleiten der Spitze** entlang der Gegenwand (Abb. 76, 77). Je stärker die Nagelspannung, desto größer der *Stemmdruck*. In der Praxis kann der Stemmdruck nur durch die Wahl der absoluten Fensterlänge beeinflußt werden, da eine wesentliche Abschrägung der Fenster-Querwände wegen der damit verbundenen Schwächung der Druckpunkte H und D unzweckmäßig ist. Insbesondere kommt es nach einer derartigen Abschrägung leicht zum Ausbrechen des frakturnahen Fensterquerstückes. Je kleiner die Markraumtiefe, desto länger muß das Fenster angelegt werden. Bei an der Spitze vorgeschränkten Nägeln ist die Anfangsspannung wesentlich vermindert. Dies erleichtert deshalb die Einführung der Nägel, weil sich der Stemmgleitdruck mit zunehmendem Abstand der Nagelspitze vom Fenster vermindert. Die *Schaftspannung* ist die gleiche wie bei geraden Nägeln, da die Schäfte — jedenfalls in der Regel — nicht vorgeschränkt werden.

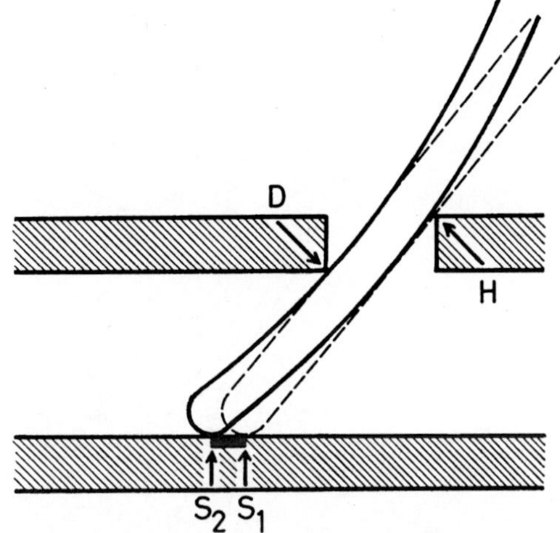

Abb. 77. Elastische Verbiegung elastischer Nägel bei Überwindung der Gleitsperre am Wirksamwerden des Dreipunktedruckes. Gleichmäßige temporäre Verbiegung, solange Biegungselastizitätsgrenze nicht überschritten wird

Besondere Verhältnisse sind beim Oberschenkel gegeben, weil die Gegenwand nicht gerade, sondern mit Konvexität zum Fenster gebogen ist (Abb. 78). Bei typischer Anlegung des Fensters wird ein günstiger Auftreffwinkel bei geradem Nagel nur erreicht, wenn der Nagelschaft an das frakturferne Fensterquerstück angedrückt und die Nagelspitze im Markraum unterhalb von Trochanter minor aufgesetzt wird. Die Nagelspitze trifft nämlich wegen des Vorhandenseins von Spongiosa auf eine besonders ungünstige Gleitbahn. Der *Auftreffwinkel* soll hier *höchstens 50°* betragen. Dies ist der Fall, wenn der Nagelschaft gegen die Längsachse des Oberschenkelschaftes um etwa 35° geneigt ist. Bei Benutzung eines vorgeschränkten Nagels darf der (Nagel-)Schaft-(Oberschenkel-)Schaftwinkel höchstens 55° betragen (Abb. 78).

c) Vorschränken der Nagelspitze

Die instrumentierende Schwester reicht die Nägel grundsätzlich mit *Einführungsinstrument* an. Das Einführungsinstrument soll die Nägel in der Mitte fassen. Die Nägel sollen nie mit der (behandschuhten) Hand, sondern nur mit noch unverschmutzten Kompressen gefaßt und in das Gerät eingesetzt werden. Das ist ein Grundsatz, der ja auch im Rahmen der übrigen operativen Frakturbehandlung gilt.

Die *ersten Nägel* werden vom Operateur *vorgeschränkt*. Er nimmt das Führungsinstrument in die linke Hand und setzt das Schränkeisen etwa 3 cm von einem Nagelende entfernt so an, daß der Schaft in die dem Führungsgerät gegenüberliegende Richtung zeigt. Bei Ansetzen des Schränkelevators auf der gleichen Seite würde nicht genügend Platz zur ausreichenden Vorschränkung vorhanden sein. Dann wird die Spitze so vorgeschränkt, daß auf *etwa 6 cm Länge* eine gleichmäßige

Krümmung entsteht, wobei die Nagelspitze gegen den Schaft um etwa *10 mm* abweichen soll. Dadurch bekommt die Spitzenkrümmung einen Krümmungsradius von etwa 200 mm. Bei einem Abweichen der Nagelspitze von 10 mm wird ein Schwenkungsbereich von 20 mm Durchmesser erreicht (Abb. 79). Eine *stärkere*

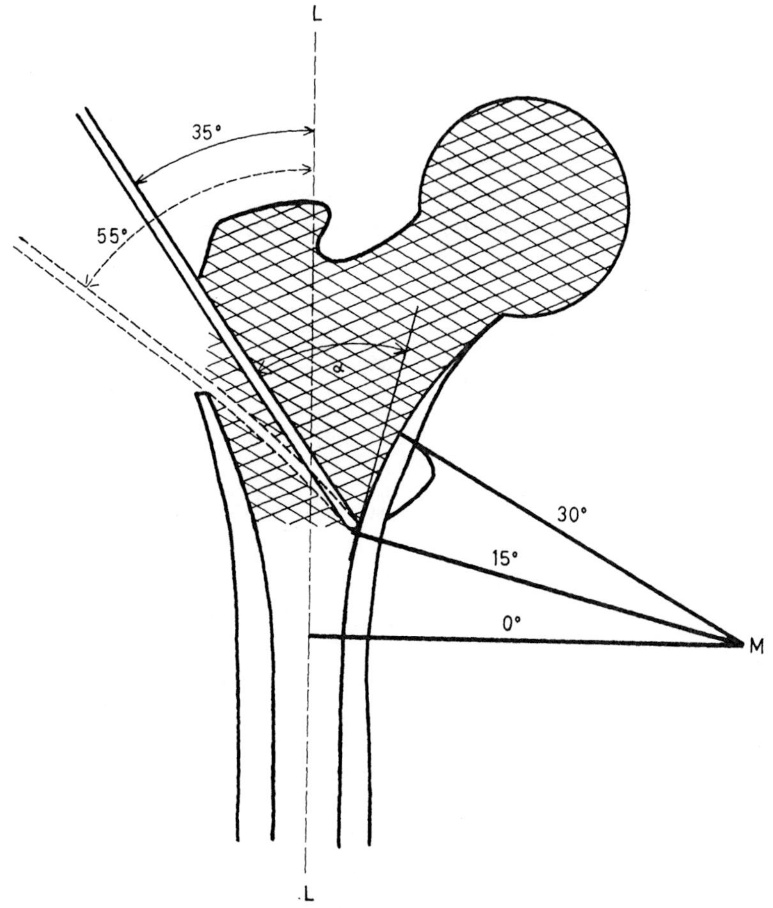

Abb. 78. Richtiges Einstecken eines geraden Nagels in den Oberschenkelmarkraum. Wegen der unregelmäßigen Gleitbahn (Aufrauhung der Compactainnenwand durch Spongiosa) soll der Auftreffwinkel nicht kleiner als 50° sein. Dies wird erreicht, wenn die Spitzenkalotte distal vom Trochanter minor auf die Gegenwand auftrifft und der (Nagel-)Schaft-(Oberschenkel-)Schaftwinkel höchstens 35° beträgt. Falls ein Nagel mit vorgeschränkter Spitzenkrümmung benutzt wird, so darf der Schaft-Schaftwinkel höchstens 55° betragen

Vorschränkung ist deshalb *zwecklos*, weil ein größerer Spielraum für die Nagelspitze im Markraum in der Regel nicht besteht und der Nagel sich beim Vorschlagen von selbst geraderichten würde.

Das Vorschränken der Nagelspitze dient zwei Zwecken: Einerseits können vorgeschränkte Nägel bei nicht ringsum voll geschlossenem Compactarohr durch Drehungen mit dem Führungsinstrument immer an dem Defekt *vorbeigelenkt* werden, während gerade Nägel, die in Richtung auf den Defekt laufen, zurückgezogen werden müssen (Abb. 80). Zum anderen wirkt sich die Nagelkrümmung *günstig auf die Stabilisierung* aus (s. S. 28). Da sich meistens nur wenige vorgeschränkte Nägel ohne Krümmungsverlust durch die Markraumtaille durchführen lassen — jeder nachfolgende Nagel findet weniger Spielraum —, können vorgeschränkte Nägel nur in beschränkter Zahl genommen werden. In der Regel haben wir zu den Nagelungen zur Hälfte vorgeschränkte und zur Hälfte gerade Nägel benutzt.

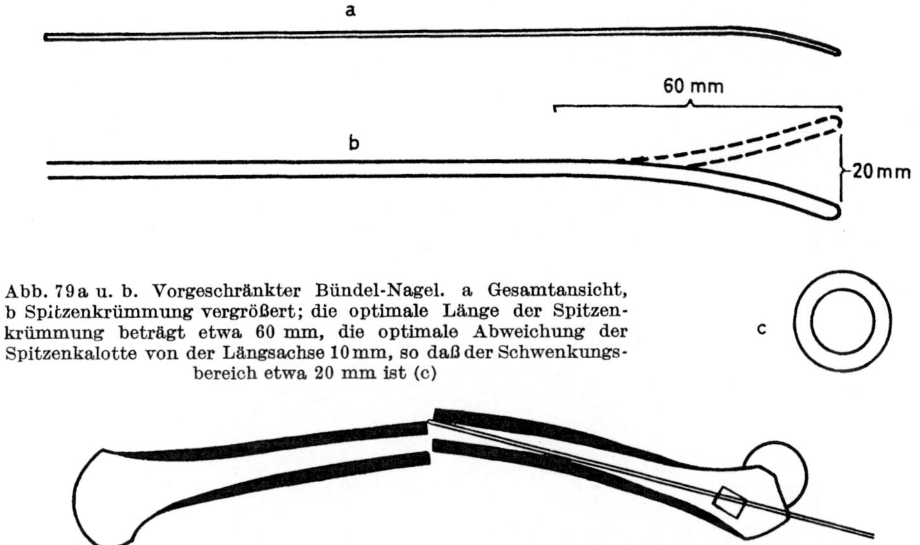

Abb. 79a u. b. Vorgeschränkter Bündel-Nagel. a Gesamtansicht, b Spitzenkrümmung vergrößert; die optimale Länge der Spitzenkrümmung beträgt etwa 60 mm, die optimale Abweichung der Spitzenkalotte von der Längsachse 10 mm, so daß der Schwenkungsbereich etwa 20 mm ist (c)

Abb. 80. Gefahr der Nagelentgleisung und des Anpralls der Spitzenkalotte an die distale Fragmentkante bei nicht voll queradaptierter Oberschenkelfraktur (wegen der physiologischen Antekurvation). Beachte Schrägstellung des Fensters und ansteigende Einführung der Nägel

d) Taktik der Markraum-Füllung

Die Auffüllung des Markraumes geschieht in 2 Abschnitten:

1. *Lockere Auffüllung* und evtl. Nachreposition,
2. *feste Auffüllung.*

Zur lockeren Auffüllung des Markraumes geht man schrittweise, entsprechend den in Tabelle 16 angegebenen Phasen, vor.

Vor dem **Einstecken des Nagels** muß man zunächst die *Fensteröffnung übersichtlich darstellen,* damit man den Nagel nicht vorbeisteckt. Dies gilt insbesondere, wenn schon mehrere Nägel liegen und die Fensteröffnung klein geworden ist. Der Nagel wird so weit eingesteckt, bis er sich durch Dreipunktedruck verklemmt. Es ist bei vorgeschränkten Nägeln darauf zu achten, daß die Kufe (Konvexität der Spitzenkrümmung) zur Gegenwand zeigt. Der Nagel soll so flach wie möglich, also unter voller Ausnutzung der Fensterlänge, eingesteckt werden.

Das zweite Ziel heißt **Überwindung der Kurve** (Abb. 81). Die Kurve kann um so glatter passiert werden, je länger das Knochenfenster ist. Während des Vorschlagens zur Überwindung der Kurve muß man besonders auf *Anprallsymptome* — Veränderung des Schlagklanges (Hellerwerden) und Verringerung des Schlagerfolges (verkürzter Gleitschritt) — achten.

Man fühlt es sehr gut, ob der Nagel nach Erreichen der Gegenwand „läuft“ oder nicht. Eine röntgenologische Überwachung des *Einschwenkvorganges* (in die Markraumlängsrichtung) ist nur bei Oberschenkelnagelungen zweckmäßig, weil

Tabelle 16. *Phasen des Nagelungsaktes*

Phasen	Beachte	Cave	Abhilfe	Vorbeugung
1. Phase *Einstecken*	Fensteröffnung darstellen. Konvexität der Spitzenkrümmung zur Gegenwand (bei vorgeschränkten Nägeln). Maximale Ausnutzung der Fensterlänge. Reihenweise Anordnung der Nägel. Vorschieben, bis Dreipunktedruck fühlbar	Vorbeistecken	Zurückziehen	Fensteröffnung übersichtlich darstellen
2. Phase *Überwindung der Kurve*	Länge des Knochenfensters entsprechend Markraumtiefe anlegen. Evtl. (am Oberschenkel) BV-Kontrolle des Einschwenkvorganges senkrecht zur Einsteckebene. Auf Anprallsymptome achten. Halt vor Erreichen der Frakturzone	Verfangen der Spitze, Perforation, Verkrümmung	Zurückschlagen, steilerer Schaft-Schaft-Winkel, evtl. Fenster verlängern	Genügende Fensterlänge. Konvexität der Spitzenkrümmung zur Gegenwand. Auf Anprallsymptome achten: Hellerer Schlagklang; verkürzter Gleitschritt
3. Phase *Steuerung durch Frakturzone*	BV-Kontrolle in 2 Ebenen. Kurze weiche Hammerschläge. Spitzenschwenkung nach Bedarf. Halt vor Spongiosagrenze	Entgleisung, Anprall an Fragmentenden. Einschlagen in die Spongiosazone	Zurückschlagen, Schwenkung der Spitze	Nur unter BV-Sicht vorschlagen. Weiches Schlagen
4. Phase *Schwenkung der Spitze*	1. Nagel etwa 180°, 2. u. 3. Nagel etwa 90° rechts bzw. links drehen, 4. Nagel 0°. Falls mehr oder weniger vorgeschränkte Nägel die Taille passieren s. S. 108	Unerwünschte Schwenkung der Krümmung, Verwringung	Zurückschlagen, Behutsame Drehung	Halt vor Spongiosazone
5. Phase *Spongiosaverankerung*	Halt vor Grenzzone. Bei längsadaptierter Fraktur: bis Grenzlinie vorschlagen. Bei nicht längsadaptierter Fraktur: Halt in entsprechendem Abstand. BV-Kontrolle in 2 Ebenen	Gelenkgefährdung (primär oder sekundär)	Zurückschlagen	Mögliche Stauchung einrechnen

— wie erwähnt — hier beobachtet werden sollte, daß die Nagelspitze zu Beginn der zweiten Phase frakturwärts vom Trochanter minor steht. Sollte sich tatsächlich die Nagelspitze einmal verfangen — nur bei ungenügender Fensterlänge, bei stark unregelmäßiger Gleitbahn und wenn die Konvexität des vorgeschränkten Nagels nicht zur Gegenwand zeigt —, so genügt kurzes Rückschlagen und Verringerung des Schaft-Schaft-Winkels (s. S. 101), damit der Anstemmwinkel kleiner wird. Perforationen sind lediglich theoretisch möglich. Wir haben derartiges nie erlebt. Nach Überwindung der Kurve sollte der Nagel zunächst nur bis fensterwärts der Frakturzone eingeschlagen werden, damit die Lage der Nagelspitze vor dem Eintritt in die Frakturzone kontrolliert und evtl. korrigiert werden kann.

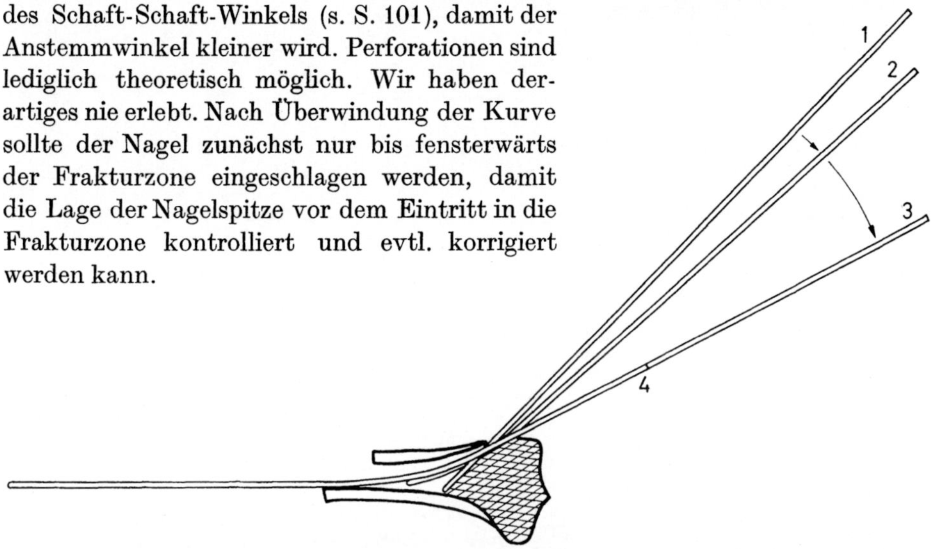

Abb. 81. Demonstration der Kurvensicherheit der Bündel-Nägel. Elastische Nägel mit halbkugelförmiger Spitze sind auch bei steilem Auftreffwinkel (*1*) *kurvensicher*, d. h. sie werden an der Gegenwand zuverlässig in Richtung auf die Fraktur abgelenkt, ohne sich zu verfangen oder zu penetrieren und sie nehmen nach Verlassen der Kurve ihre ursprüngliche Form an, wenn sie nicht über einen Krümmungsradius von 180 mm beansprucht wurden

Es folgt der wichtigste Teil des Nagelungsaktes, die **Steuerung durch die Frakturzone.** *Weiches Schlagen* ist jetzt besonders wichtig (s. S. 93). Durch kurze, weiche Hammerschläge wird der Nagel schrittweise vorgeschoben. Dabei muß die Lage der Nagelspitze öfter röntgenologisch in 2 Ebenen kontrolliert werden, wenn das Knochenrohr nicht völlig geschlossen ist (nicht völlig adaptierter Bruchspalt, Defekt in der Gleitbahn infolge Stückbruch, pathologische Fraktur). In diesen Fällen besteht die *Gefahr der „Entgleisung“* (Eintritt in die benachbarten Weichteile) und des *Anpralles an Fragmentenden.* Die Entgleisung erkennt man an einem geringeren Einschlagwiderstand *(größerer Gleitschritt)*, den Anprall an einem größeren Widerstand. Es ist jedoch besser, schon der Entgleisung vorzubeugen, indem man bei der Erkennung einer Entgleisungstendenz im Röntgenbild die Nagelspitze schwenkt. Bei Anprall an ein Fragmentende und hartem Vorschlagen kann ein Stück ausbrechen. Wir haben dies in der Anfangszeit der Bündel-Nagelung einmal erlebt. Das Ereignis läßt sich vermeiden. Wird erkennbar, daß die Nagelspitze einen falschen Weg nimmt, so muß der Nagel ein kurzes Stück zurückgeschlagen und vor dem weiteren Einschlagen geschwenkt werden (Abb. 82 u. 83). Eine derartige Steuerung ist aber nur bei vorgeschränkten Nägeln möglich, weil die Drehung eines geraden Nagels eine Schwenkung der Spitze nicht bewirken kann. Wenn ein gerader Nagel einen falschen Weg nehmen will, so muß man ihn entweder ganz herausziehen und mit anderer Richtung erneut einsetzen, oder ihn nur ein kleines Stück zurückziehen und zunächst liegenlassen. Die nachfolgenden — richtiglaufenden — Nägel verlegen dann diesem Nagel oft den falschen Weg, so daß er später von ihnen in die richtige Richtung gelenkt wird.

Am Oberschenkel besteht die Gefahr der Entgleisung vor allem, wenn in der Frakturzone an der Vorderwand des Compactarohres ein Defekt in der Gleitbahn

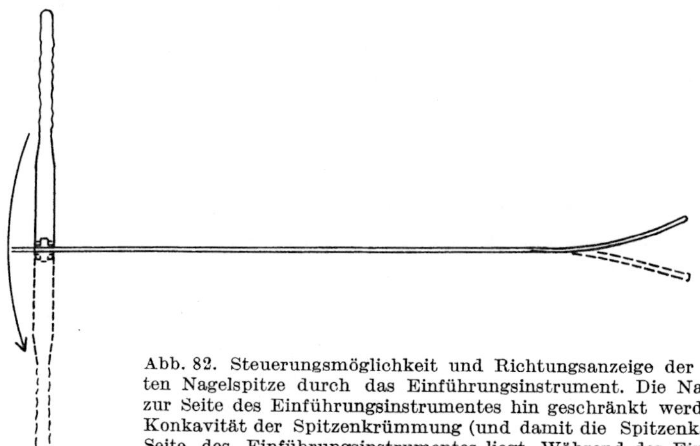

Abb. 82. Steuerungsmöglichkeit und Richtungsanzeige der vorgeschränkten Nagelspitze durch das Einführungsinstrument. Die Nagelspitze muß zur Seite des Einführungsinstrumentes hin geschränkt werden, damit die Konkavität der Spitzenkrümmung (und damit die Spitzenkalotte) auf der Seite des Einführungsinstrumentes liegt. Während des Einschlagens des Nagels muß darauf geachtet werden, daß das Einführungsinstrument beim Zurücksetzen nicht gegen den Nagelschaft verdreht wird

vorhanden ist, weil eine physiologische Krümmung des Knochenrohres im Sinne der Antekurvation besteht. Auch bei voller Längsadaptation kann ein Defekt in der Gleitbahn dadurch entstehen, daß die Queradaptation nicht vollständig ist, insbesondere wenn eine Querverschiebung des distalen Fragmentes zur Beugeseite hin besteht. Dann können die Nagelspitzen auf direktem Wege aus dem Knochenrohr austreten (Abb. 80). Bei weniger starker Querverschiebung kann die Nagelspitze an die Kante des distalen Fragmentes anprallen. Falls sich die Querverschiebung nicht völlig ausgleichen läßt, muß man auf die geraden Nägel oft weitgehend verzichten, weil sich nur vorgeschränkte Nägel durchsteuern lassen.

Nach Verlassen der Frakturzone gelangt der Nagel in den divergierenden Trichter. Hier sind keinerlei Schwierigkeiten zu erwarten. Wesentlich ist, daß man mit dem Vortreiben des Nagels aufhört, bevor er die Spongiosazone erreicht hat (Abb. 84). (Bei dem Zurücksetzen des Führungsinstrumentes — das immer wieder erforderlich wird, wenn es mit dem vorgleitenden Nagel in die Nähe des Fensters kommt — muß darauf geachtet werden, daß an der Stellung zum Nagel nichts verändert wird, weil sonst das Einführungsinstrument die Richtung der Nagelspitze nicht mehr korrekt anzeigt).

Es folgt die **Schwenkung der Spitze.** Und zwar soll der erste Nagel durch Drehung des Führungsinstrumentes um 180° geschwenkt werden. Der erste Nagel wird deshalb um 180° gedreht, weil diese ausgiebigste Schwenkung der Nagelspitze um so vollständiger möglich ist, je freier der Schwenkraum ist. Wenn erst mehrere Nägel liegen, können diese die Schwenkungsfreiheit beeinträchtigen. Nach Schwenkung der Nagelspitze um 180° zeigt die Nagelspitze in Richtung der Gegenwand (Abb. 85a).

Wird der Nagel erst nach Eindringen der Spitze in die Spongiosa gedreht (Abb. 85b), so schwenkt nicht die Spitze(nkalotte), sondern die Nagelkrümmung.

Dies kann gelegentlich bei späteren Nägeln erwünscht sein, wenn man den Nagel nicht nahe der Corticalis, sondern etwas entfernt davon in die Spongiosa eintreiben will.

Versucht man den Nagel zu drehen, nachdem er mit seiner Krümmung schon tief in die Spongiosa eingedrungen ist (Abb. 85c), so schwenkt die Spitze bei ent-

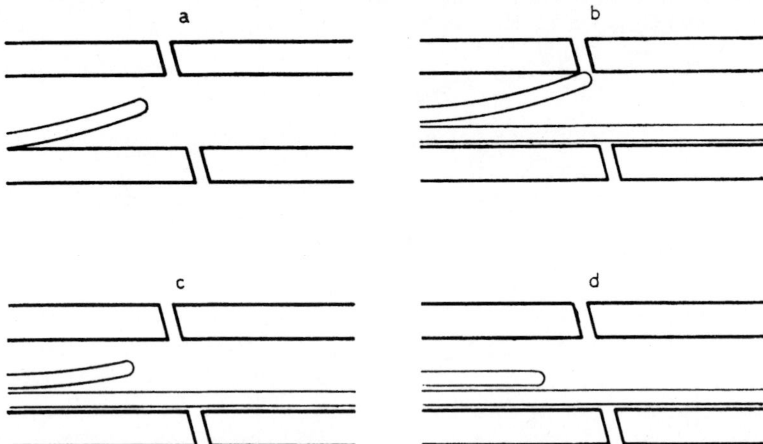

Abb. 83a—d. Steuerung der Nägel durch die nicht voll adaptierte Frakturzone. a Spitze des (vorgeschränkten) 1. Nagels läuft in der Regel glatt durch die Frakturzone, da genügend Spielraum vorhanden ist. b Bei den nachfolgenden Nägeln kann die Spitzenkalotte auf die Kante des nicht volladaptierten Gegenfragmentes aufprallen und diese bei hartem Schlagen evtl. abbrechen. Nach kurzem Zurückschlagen (c) und Drehung der Spitze (d) gleitet die Spitzenkalotte dann in der Regel glatt vorwärts

sprechend fester Spongiosa nicht. Es kommt durch die Drehung zu einer *Verwringung des Nagelschaftes*. Wenn die Verwringung innerhalb der Elastizitätsgrenze bleibt, so hebt sie sich bei Nachlassen der drehenden Kraft völlig auf. Wenn sie über die Elastizitätsgrenze hinausgeht, so bleibt eine dauerhafte Verwringung zurück.

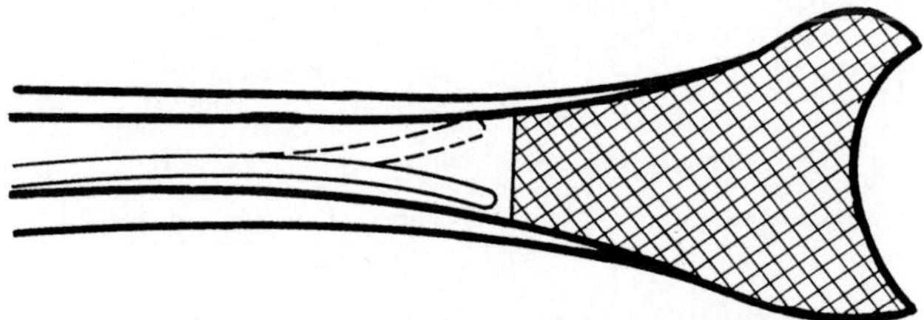

Abb. 84. Schwenkung der Nagelspitze in der „Schwenkzone" durch Drehung des Einführungsinstrumentes

Die *günstigste Schwenkzone* der Nagelspitze liegt am Ende des divergierenden spongiosafreien Trichters (Abb. 84). Hier ist die Schwenkfreiheit am größten, weil die Markraumlichtung den größten Durchmesser hat. Es hängt von der Zahl der vorgeschränkten Nägel, die ohne Krümmungsverlust beim Passieren der Markraumtaile in die Schwenkzone eingeführt werden können, ab, in welchen Graden und Richtungen die Nägel am zweckmäßigsten geschwenkt werden. In Abb. 86 ist die *optimale Verteilung* von 3—6 vorgeschränkten Nägeln dargestellt. Aus dieser Abbildung gehen auch die zweckmäßigste Drehungsrichtung und der optimale Drehungsgrad hervor. In der Zeichnung wird davon ausgegangen, daß die Nagelspitze auf der Fensterseite des Markraumes und die Kufe in der Sagittalebene liegt. Wenn 4 vorgeschränkte Nägel eingelegt werden können, so müßte der 1. Nagel um 180°, der 2. Nagel um 90° nach rechts (oder links), der 3. Nagel um 90° nach links (oder rechts) geführt werden, während der 4. Nagel nicht gedreht wird.

Eine derart optimale Verteilung, wie in Abb. 86 angeführt, läßt sich nicht erreichen, wenn die *Schwenkfreiheit* der Nagelspitze *durch* die *Markraumwand* (Abb. 87) oder *durch Nachbarnägel* (Abb. 88) *beeinträchtigt* ist. Dann kommt es darauf an, die vorgeschränkten Nägel im Rahmen der Schwenkarbeit so zu drehen, daß sie möglichst günstig im Spongiosaquerschnitt verteilt liegen.

Nach der Drehung werden die Nägel in der **5. Phase** (Tabelle 16) *in die Spongiosa vorgeschlagen*. Dabei soll die in Abb. 89 dargestellte *Grenzzone* grundsätzlich nagelfrei bleiben. Es ist eine etwa 10 mm breite Zone am Rande des (röntgenologischen) Gelenkspaltes. Die Vermeidung der Grenzzone ist eine Sicherheitsmaßnahme zur *Verhinderung des Einwanderns* von Nägeln in das Gelenk (s. S. 43). Nur bei voll längsadaptierten Frakturen dürfen und sollen die Nägel bis zur Grenzlinie vorgeschlagen werden. Bei nicht längsadaptierten Bruchflächen soll die Spitze der Kalotte nur so nahe an die Grenzlinie heranreichen, wie es der Breite des restlichen Bruchspaltes und der späteren Stauchungsmöglichkeit entspricht.

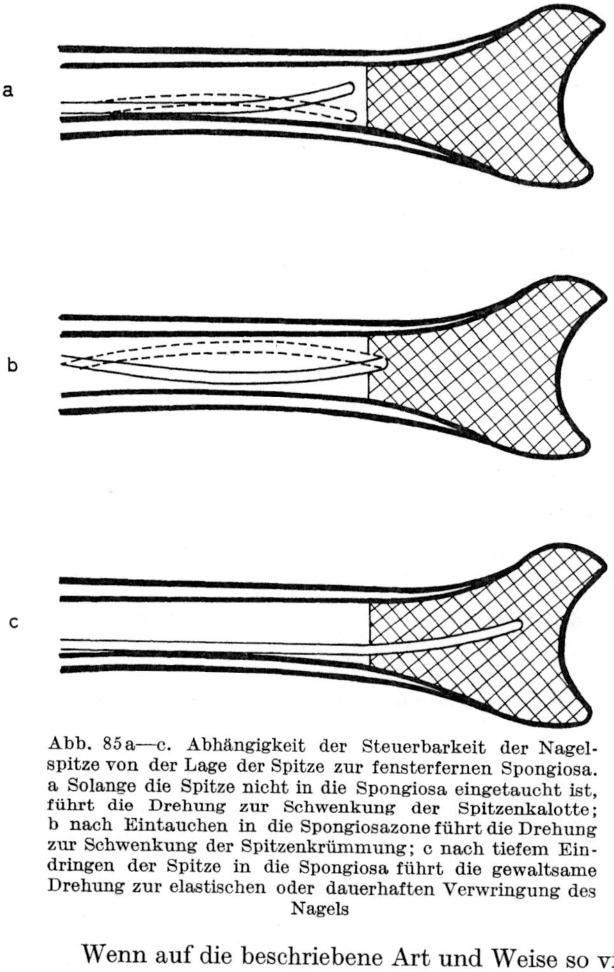

Abb. 85a—c. Abhängigkeit der Steuerbarkeit der Nagelspitze von der Lage der Spitze zur fensterfernen Spongiosa. a Solange die Spitze nicht in die Spongiosa eingetaucht ist, führt die Drehung zur Schwenkung der Spitzenkalotte; b nach Eintauchen in die Spongiosazone führt die Drehung zur Schwenkung der Spitzenkrümmung; c nach tiefem Eindringen der Spitze in die Spongiosa führt die gewaltsame Drehung zur elastischen oder dauerhaften Verwringung des Nagels

Wenn auf die beschriebene Art und Weise so viele Nägel durch die Markraumtaille geführt worden sind, daß sie locker ausgefüllt ist, so ist der günstigste Zeitpunkt erreicht, um ohne Gefahr einer wesentlichen Verschiebung eine evtl. er-

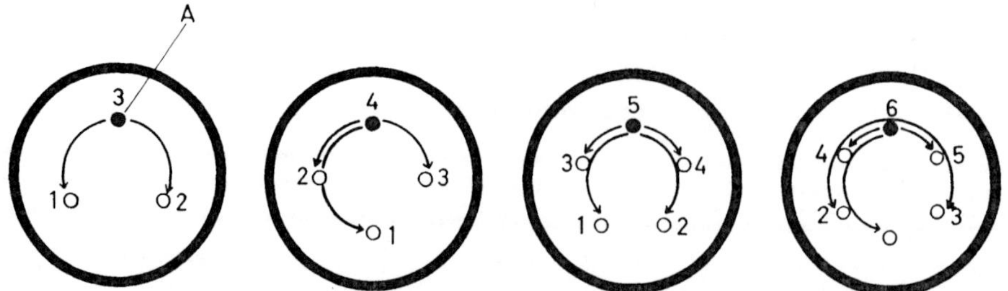

Abb. 86. Drehungsrichtung und -grad zur optimalen Verteilung der Nägel im Spongiosaquerschnitt in Abhängigkeit von der Zahl der ohne Krümmungsverlust durch die Taille führbaren vorgeschränkten Nägel. *A* = Ausgangslage der Nägel (auf der Fensterseite gelegen). Bei 4 vorgeschränkten Nägeln z. B. soll der 1. Nagel um 180°, der 2. um 90° zur einen Seite, der 3. um 90° nach der anderen Seite gedreht werden, während der 4. nicht gedreht wird

forderliche Verbesserung der Frakturstellung zu erreichen. Insbesondere sollte jetzt ein *letzter Versuch zur vollen Längsadaptation* gemacht werden, wenn diese noch nicht erzielt werden konnte.

Dann folgt der letzte Abschnitt des Nagelungsaktes, die **feste Auffüllung von Markraumtaille und konvergierendem Trichter.** Dazu werden so viele gerade Nägel in üblicher Weise eingeschlagen, wie es ohne Gefahr der Taillensprengung möglich ist. Die theoretische Gefahr der Taillensprengung — in der Praxis haben wir sie nicht beobachtet — läßt sich durch folgendes Vorgehen auf ein Minimum reduzieren: Einerseits schützt die Verwendung eines nicht zu schweren Hammers vor zu starkem Einschlagdruck. Andererseits ist sie dadurch vermeidbar, daß der Nagel möglichst mit Hilfe des Einführungsinstrumentes „eingeschoben", aber nicht durch direkten Schlag auf das Nagelende vorwärtsgetrieben wird. Bei Festlaufen des Nagels verschiebt sich dann das Einführungsinstrument am Nagelschaft. Dies ist ein sehr nützliches Sicherheitsventil. Eine weitere Vorbeugungsmöglichkeit gegen Taillensprengung ist folgende: Wenn man den Nagel mit dem Einführungsinstrument immer in einem *Mindestfensterabstand von 10 cm* faßt, kommt es zu

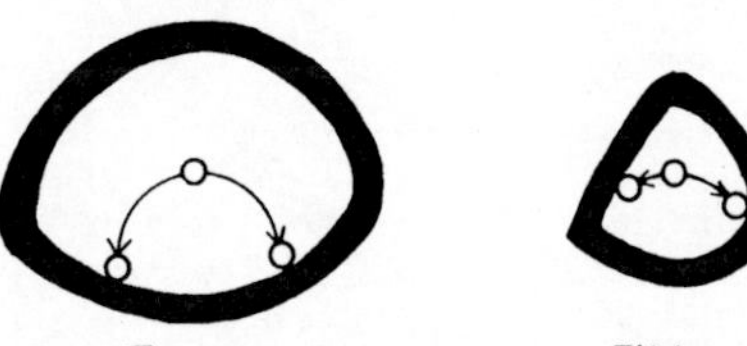

Abb. 87. Abhängigkeit der Schwenkfreiheit der Spitzenkrümmung von der Weite der Markraumlichtung in der Schwenkzone (= Ende des divergierenden Trichters). Die optimale Verteilungsmöglichkeit (s. Abb. 86) ist also bei geringer Weite der Markraumlichtung unter Umständen beeinträchtigt

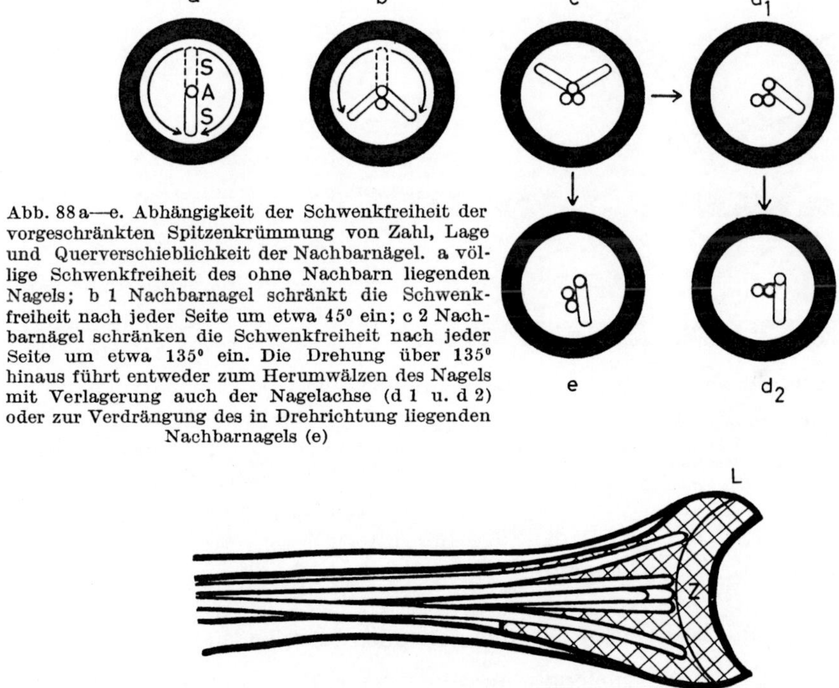

Abb. 88a—e. Abhängigkeit der Schwenkfreiheit der vorgeschränkten Spitzenkrümmung von Zahl, Lage und Querverschieblichkeit der Nachbarnägel. a völlige Schwenkfreiheit des ohne Nachbarn liegenden Nagels; b 1 Nachbarnagel schränkt die Schwenkfreiheit nach jeder Seite um etwa 45° ein; c 2 Nachbarnägel schränken die Schwenkfreiheit nach jeder Seite um etwa 135° ein. Die Drehung über 135° hinaus führt entweder zum Herumwälzen des Nagels mit Verlagerung auch der Nagelachse (d 1 u. d 2) oder zur Verdrängung des in Drehrichtung liegenden Nachbarnagels (e)

Abb. 89. Sicherheitsgrenzzone zur Verhinderung des Einwanderns der Nagelspitzen in ein Gelenk. L = Grenzlinie, Z = Grenzzone. Die Grenzzone soll etwa 10 mm hoch sein, wenn die Fragmente voll längsadaptiert sind. Sie muß bei klaffendem Bruchspalt entsprechend höher sein

einem Wirkungsverlust des Hammerschlages infolge der Elastizität des Nagels. Dieser ist umso größer, je größer die Entfernung vom Knochenfenster ist, wo er infolge fester Führung nicht mehr seitlich ausweichen kann. *Die letzten Nägel werden im konvergierenden Trichter verkeilt.*

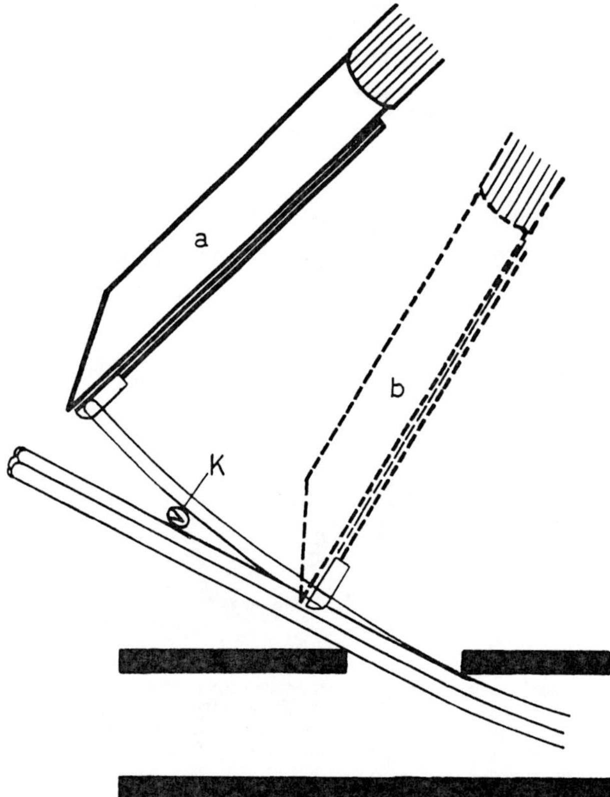

Abb. 90a u. b. Abschneiden der Nägel. a Aufsetzen der Fangöse nach Abheben eines Nagels der vorderen Reihe durch Einschieben einer geschlossenen Klemme (*K*) und b Abschneiden nach Vorrutschen bis 10 mm vor der frakturfernen Fensterkante. Vor dem Abschneiden des 1. Nagels muß die Lokalisation der frakturfernen Fensterkante zweifelsfrei festgestellt werden

Durch das beschriebene Vorgehen gelingt es, mit einer bisher bei Marknagelungen nicht gekannten Zuverlässigkeit eine stabile Verankerung zu erreichen.

Wenn man sich die Nägel nach der Entfernung ansieht, so ist festzustellen, daß mehrere Nägel oft angedeutet oder stärker *schlangenartig gewunden* sind. Als Ursache vermuten wir einerseits die Verwringung der Nägel, die erst gedreht wurden, nachdem die Spitze schon in der Spongiosa verankert war, und weiter die Ablenkung der später eingeschlagenen Nägel durch die bereits liegenden. Wir glauben nicht, daß diese teilweise vorhandene Schlängelung sich ungünstig auf die Stabilisierungskraft des Nagelbündels auswirkt, sondern halten aus verschiedenen Gründen eher einen günstigen Effekt für wahrscheinlich.

Jeder Nagel soll sofort voll eingeschlagen werden. Wenn der Nagelungsakt beendet ist, sollen alle Züge des Repositionsgerätes entfernt und danach eine Kontroll-Durchleuchtung, evtl. Röntgenaufnahme gemacht werden.

e) Abschneiden der überstehenden Nagelenden

Nach Beendigung des Nagelungsaktes müssen die überstehenden Nagelenden abgeschnitten werden. Dies ist nur mit Hilfe der *Spezialschneidezange* möglich. Dazu wird ein in der vorderen Reihe liegender Nagel durch Einschieben einer geschlossenen Klemme in das Bündel vom Ende her von den übrigen Nägeln abgehoben. Danach kann man den abgehobenen Nagel in der „*Fangöse*“ fangen. Die Fangöse kann vor oder hinter der Schneide eingeschoben werden (Abb. 90). Nun wird die Fangöse mit geöffnetem Zangenmaul soweit vorgeschoben, bis sie frakturfern vom Fenster liegt. Die vordere Reihe soll etwa 5 mm, die hintere Reihe 10 mm vor der frakturfernen Fensterkante *(= Rückenlehne!)* abgeschnitten werden. Beim Abschneiden muß man darauf achten, daß die Zange mindestens senkrecht zum Schaft, besser noch etwas zur Seite der Schneide hin geneigt steht, weil sonst der Nagel beim Zudrücken aus dem Maul der Schneide springt.

Es ist erforderlich, das Knochenfenster übersichtlich darzustellen, damit man die Nägel in der richtigen Höhe abschneidet. Werden die Nägel zu kurz abgeschnitten, so können sie in den Markraum hineinfedern oder -brechen. Wenn sie zu lang abgeschnitten werden, so besteht die Gefahr des Hautdecubitus über den Nagelenden mit Spätinfektion.

Nach dem Abschneiden der Nägel wird die Wunde mit einem leicht *feuchten Tupfer ausgetupft*, damit die beim Abschneiden evtl. abgefallenen kleinen Metallpartikel nicht in der Wunde liegenbleiben. Sie führen sonst zur Voltaelementbildung und Metallose (s. S. 51). Danach folgt die Naht der Hautwunde. Die Blutleere soll noch nicht entfernt werden, sondern erst nachdem der Druckverband angelegt wurde.

H. Stabilitätsprüfung, postoperativer Verband, Lagerung im Bett

Nach Losmachen der kranken Extremität und Entfernung einer evtl. liegenden Drahtextension wird zunächst der **Stabilitätsgrad** festgestellt. Die Klassifizierung geschieht entsprechend der Tabelle 4.

Der festgestellte Stabilisierungsgrad entscheidet weitgehend über die Art der Weiterbehandlung. Insbesondere gibt er die Indikation zur Anlegung eines evtl. zusätzlichen Stütz-, Gips- oder Streckverbandes ab. Es hat sich gezeigt, daß die Schnelligkeit der Frakturheilung unabhängig davon ist, ob die Fraktur vollstabil oder elastischstabil ist. Dies ist von entscheidender Wichtigkeit. Deshalb können die elastischstabil genagelten Frakturen wie die vollstabilen weiterbehandelt werden.

Die teilstabil genagelten Frakturen bedürfen mindestens eines Stützverbandes. Die geringen Wackelbewegungen lassen sich häufig durch Anlegung eines *elastischen Klebeverbandes* mit zusätzlichem *Gummistrumpf* ausschalten. Dabei soll der Gummistrumpf im Sinne einer Längsstauchung der Fraktur wirken. Bei Anlegung am Bein muß er unter Zug an einem Hüftgürtel befestigt werden (Abb. 91). Bei Anlegung am Arm muß er eine Öffnung für den Daumen tragen und unter der gegenüberliegenden Achsel festgemacht werden.

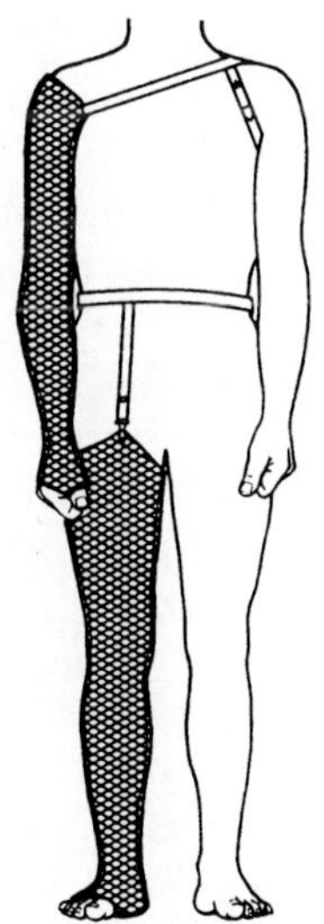

Abb. 91. Gummistrumpf-Druck- und -Stauchungsverband nach Bein- bzw. Armnagelungen

Das *entscheidende Kriterium* dafür, ob der Stützverband genügt, ist die *erneute Stabilitätsprüfung* nach Anlegung des Verbandes. Besteht auch jetzt noch Teilstabilität, so ist ein Gipsverband unumgänglich.

Einen **Druckverband** legen wir auch nach stabiler Nagelung *immer* an, weil dies — zusammen mit Bewegungsübungen — die zuverlässigste Maßnahme zur Verhinderung einer Thrombophlebitis oder eines posttraumatischen Ödems aus sonstiger Ursache ist. Am besten hat sich uns die *Bandage mit gummielastischen Binden* (Eloflex, Dauerbinde oder Lastodur) bewährt. Von den Zehen- oder

Fingergrundgelenken her wird zunächst eine schmale (6 cm) Binde bis über das Ellenbogen- bzw. Kniegelenk und dann weiter eine breitere (10 cm) Binde umgewickelt. Möglichst erst nach der Bandagierung wird die Blutleere entfernt.

Im Bett lagern wir in der 1. Woche das *kranke Bein* auf einer *halbgebeugten Schiene*, den *Arm auf Kissen*. Zum Aufstehen verordnen wir nach Armfrakturen eine *Mitella*. Diese kann nicht als ,,Leichentuch der Schulter" wirken, wenn krankengymnastisch nachbehandelt wird. Die Bindenbandage ersetzen wir schon in den ersten Tagen nach der Nagelung immer durch eine *Strumpfbandage* (s. S. 118). Dies hat sich uns deshalb bewährt, weil die Bindenbandagen mehrmals am Tage neu gewickelt werden müssen, wenn sie eine optimale Wirkung entfalten sollen.

J. Krankengymnastische Behandlung

Von zahlreichen Autoren wird als ein wesentlicher Vorteil der stabilen Nagelung angegeben, daß sich eine ,,medicomechanische Nachbehandlung" erübrige. Wir können dieser Auffassung — jedenfalls für den Regelfall — nicht zustimmen. Durch eine *planmäßige*, von einer *Krankengymnastin* — nicht Masseur (!) oder Krankenschwester — *geleiteten Osteosynthese-Nachbehandlung* kann die *Heilungsdauer wesentlich abgekürzt* und können die *Erfolge verbessert* werden. Wir empfehlen nach den in Tabelle 17 und 18 dargestellten *Übungsplänen* vorzugehen.

In der 1. Woche wird im Rahmen der **allgemeinen Krankengymnastik** eine systematische *Thrombose- und Pneumonie-Prophylaxe* durchgeführt. Das Vorgehen entspricht bei beiden Prophylaxeformen dem, wie es auch bei sonstigen frischoperierten, bettlägerigen Kranken bei uns üblich ist. Die Kranken mit stabilen Bündel-Nagelungen bewegen die genagelte Extremität mit, soweit sie es im Rahmen der speziellen Bewegungsübungen ohnehin tun. Zur Arbeitsersparnis hat es sich uns bewährt, über Lautsprecher in jedes Krankenzimmer 2mal am Tage eine musikalisch begleitete ,,Thrombose-Gymnastik-Viertelstunde" zu senden. Dabei wird durch die Krankengymnastinnen kontrolliert, daß insbesondere die ,,neuen" Patienten die Übungen richtig mitmachen. Nach jetzt 2jähriger Anwendung glauben wir sagen zu können, daß diese ,,Antithrombosesendung" sich sehr zu bewähren scheint.

Die **spezielle Krankengymnastik** betrifft immer die *ganze* Extremität, in deren Bereich der Knochen genagelt wurde. In der 1. Woche werden die *Bewegungsübungen* des Beines aus dem Liegen, die des Armes aus dem Sitzen heraus durchgeführt. Sie bestehen in einem aktiven — nach Bedarf von der Krankengymnastin passiv (lediglich) geführten — Durchbewegen aller Gelenke in allen Standardebenen. Am Bein werden also z. B. das Hüftgelenk im Sinne der Beugung, Streckung, Abspreizung, Anspreizung, Außendrehung und Innendrehung, das Knie im Sinne der Beugung, Streckung, Außenrotation und Innenrotation (in 90^0 Beugestellung), der Fuß im Sinne der Beugung, Streckung, Pro- und Supination und die Zehen in allen Gelenken im Sinne der Beugung, Streckung und, soweit möglich, der Ab- und Adduktion durchbewegt. Nur ein ganz *systematisches Vorgehen* schützt davor, daß einzelne Muskelgruppen nicht in Bewegung kommen und eine Teilversteifung eines Gelenkes eintritt. Für den Arm gilt Sinngemäßes. Diese Bewegungsübungen soll der Kranke am 1. Tage nach der Operation (nur) 1mal, am 2. Tage (nur) 2mal und vom 3. Tage an 3mal täglich machen. Es soll von der Krankengymnastin

Tabelle 17. *Krankengymnastische Behandlung nach stabiler Bündel-Nagelung.* Allgemeiner Übungsplan für die 1. Woche

	Operationstag	1. Tag	2. Tag	3. Tag	4. Tag	5. Tag	6. Tag	7. Tag
Allgemeine Krankengymnastik								
Thromboseprophylaxe	Vom Operationstag an im Rahmen der allgemeinen krankengymnastischen Thromboseprophylaxe. Mitbewegung der kranken Extremität, soweit es nach Stand der speziellen Bewegungsübungen möglich ist							
Pneumonieprophylaxe	In den ersten Tagen — insbesondere bei älteren Personen — systematisches Abhusten							
Spezielle Krankengymnastik der kranken Extremität	Ausgangslage: für Bein — *Liegen*, für Arm — *Sitzen*							
Bewegungsübungen		1mal	2mal	3mal	3mal	3mal	3mal	3mal
	Aktives, nach Bedarf passiv geführtes Durchbewegen aller Gelenke in allen Standardbewegungsebenen, mindestens 1mal am Tag unter Kontrolle und evtl. Mithilfe einer Krankengymnastin, die für den Patienten einen speziellen Tagesübungsplan mit Terminfestlegung aufstellt							
Belastungs- (und Widerstands-)Übungen		1mal	2mal	3mal	3mal	3mal	3mal	3mal
		5mal 1 min lang mit Zwischenpausen von $\frac{1}{4}$—1 min						
		$^{1}/_{20}$	$^{2}/_{20}$	$^{3}/_{20}$	$^{4}/_{20}$	$^{5}/_{20}$	$^{6}/_{20}$	$^{7}/_{20}$
		des Körpergewichtes drücken.						
		Durch tägliche Armkräftigungsübungen Benutzung der Armstockstützen vorbereiten! Verordnung von Einlagen veranlassen!						
Zirkulationsübungen	Zehen- oder Finger-Bewegungen aus Ruhelage	1mal 1 min	2mal 2 min	3mal 3 min	3mal 4 min	3mal 5 min	3mal 6 min	3mal 7 min
		Kranke Extremität mit Bandage senkrecht herunterhängen und dabei Finger- und Handgelenke bzw. Zehen- und Fußgelenke ständig bewegen lassen						

Cave: Passive Bewegungsübungen; Übungen über die Schmerzgrenze hinaus; Unterwassermassage; Bestrahlungen aller Art außer natürlicher Sonnenbestrahlung.

Tabelle 18. *Krankengymnastische Behandlung nach stabiler Bündel-Nagelung.* Allgemeiner Übungsplan für die 2.—5. Woche

	2. Woche	3. Woche	4. Woche	ab 5. Woche
Allgemeine Krankengymnastik				
Thromboseprophylaxe	wie 1. Woche			
Pneumonieprophylaxe	falls noch erforderlich, wie 1. Woche			
Spezielle Krankengymnastik der kranken Extremität Bewegungsübungen	2mal täglich aktives Durchbewegen aller Gelenke in allen Standardebenen aus dem Liegen (Bein) bzw. Sitzen oder Stehen (Arm) nach speziellem Übungsplan. Davon 3mal wöchentlich im Rahmen der Bein- oder Armgruppengymnastik unter Aufsicht einer Krankengymnastin. So lange Beweglichkeit eines Gelenkes um mehr als $\frac{1}{3}$ eingeschränkt, zusätzlich Einzelbehandlung und Messung der Beweglichkeit in 2wöchigem Abstand			Übungen aus freiem Stand heraus (Kniebeugen usw.), täglich gesteigert
Belastungs- (u. Widerstands-) Übungen	2mal täglich 5 min lang (mit Zwischenpausen nach Bedarf)			Arm: entfallen Bein: *Gehbelastung* mit täglicher Steigerung durch planmäßiges Weglassen der Hilfsmittel (2 Stockstützen — 1 Stockstütze — 1 Gehstock — ohne Stock) und durch Verlängerung der Gehstrecke
	$^{2}/_{5}$	$^{3}/_{5}$	$^{4}/_{5}$	
	des Körpergewichtes aus dem Stand drücken. — Stabilitätsprüfung veranlassen, falls Schmerzen			
Zirkulations-Übungen	Arm: entfallen Bein: 2mal täglich mit Stockstütze und Gummistrumpf			Bein: Während des Herumgehens Bandage (Gummistrumpf) $\frac{1}{4}$- bis 1stundenweise weglassen
	5—60 min	1 bis mehrere Stunden	mehrere Stunden	
	ohne Belastung herumgehen			
Cave	wie 1. Woche			

für jeden Kranken ein spezieller Übungsplan aufgestellt werden, in dem die Zeiten festgelegt sind, zu denen der Patient die einzelnen Übungen machen muß. Er macht sie nach entsprechender Einweisung durch die Krankengymnastin weitgehend selbständig. Dies geschieht, solange er stationär behandelt wird, mindestens 1mal am Tage unter Kontrolle und evtl. Mithilfe einer Krankengymnastin.

Um vor allem die Gewichtsbelastung des genagelten Beines planmäßig vorzubereiten, lassen wir vom ersten Tage an *Belastungs-* und Widerstands*übungen* machen. Diese werden mit Hilfe einer gewöhnlichen *Personenwaage* durchgeführt. Alle unsere beingenagelten Patienten haben an ihrem Bettende eine auf ein Brett aufgeschraubte Personenwaage, die dadurch gehalten wird, daß das Brett zwischen Bettende und Matratze eingeschoben ist (Abb. 92).

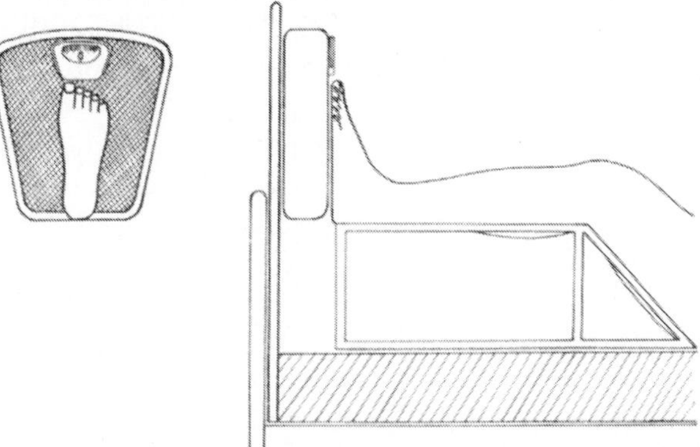

Abb. 92. Dosierbare Belastungs- und Widerstandsübungen mit Hilfe einer am Bett befestigten Personenwaage. Nach stabiler Nagelung sollen die Kranken in der 1. Woche täglich $^{1}/_{20}$ des Körpergewichtes mehr drücken (s. Tabelle 17), in der 2. Woche $^{2}/_{5}$, in der 3. Woche $^{3}/_{5}$, in der 4. Woche $^{4}/_{5}$, in der 5. Woche $^{5}/_{5}$ und mit Gehbelastung beginnen (s. Tabelle 18). Bei Schmerzen Stabilitätsprüfung und langsamere Gewichtssteigerung. Mit Gehbelastung erst beginnen, wenn das volle Körpergewicht gedrückt werden kann

Bei Unterschenkelfrakturen wird aus mittlerer Beugestellung im Kniegelenk, bei Oberschenkelfrakturen aus weitgehender Kniestreckung, bei Unterarmfrakturen aus mittlerer Ellenbogengelenksbeugung und bei Oberarmfrakturen aus weitgehender Ellenbogengelenksstreckung heraus gedrückt. Es soll erreicht werden, daß die Belastung den genagelten Knochen möglichst genau *in Richtung seiner Längsachse* trifft, um Biegungsbeanspruchungen weitgehend auszuschalten. Die Belastungsübungen sind gleichzeitig als Widerstandsübungen *gute Muskelkräftigungsübungen*. Die Belastungsübungen werden 5mal 1 min lang mit Zwischenpausen von $\frac{1}{4}$—1 min mit folgender Steigerung durchgeführt: Am 1. Tage 1mal $^{1}/_{20}$, am 2. Tage 2mal $^{2}/_{20}$, am 3. Tage 3mal $^{3}/_{20}$, am 4. Tage 3mal $^{4}/_{20}$, am 5. Tage 3mal $^{5}/_{20}$ usw. des Körpergewichtes. Vom 1. Tage an müssen außerdem durch *tägliche Armkräftigungsübungen* — sehr zweckmäßig ist die Benutzung eines *Baligerätes* — die Arme für die Benutzung der Stockstützen zum *Gehen ohne Belastung* vorbereitet werden.

Die *Zirkulationsübungen* beginnen schon am Operationstage — im Gegenstaz zu den Bewegungs- und Belastungsübungen. Und zwar werden zunächst nur Zehen oder Finger aus der Ruhelage heraus so kräftig wie möglich mehrmals bewegt. Schon vom 1. Tage an lassen wir die Kranken die hochgelagerte kranke Extremität täglich 1—3mal (Tabelle 17) mit Bandage senkrecht herunterhängen, um den Blutrückfluß gegen die Schwerkraft zu trainieren. Während des Herunterhängens müssen Finger- und Handgelenke bzw. Zehen- und Fußgelenke ständig bewegt werden, um die „Muskelpumpe" in Aktion zu setzen. Nie sollten Arm oder Bein ohne Bewegung herunterhängen!

Grundsätzlich sind folgende Behandlungsmaßnahmen bei uns in der Nachbehandlung von Bündel-Nagelungen vor der knöchernen Festigung der Fraktur *verboten:* Unterwassermassage, Bestrahlungen aller Art außer natürlicher Sonnenbestrahlung, passive Bewegungsübungen und Übungen, die über die Schmerzgrenze hinausgehen. Eine Übungsbehandlung völlig ohne Schmerzen ist niemals möglich, wenn es vorwärtsgehen soll. Die Übungen dürfen aber nur bis zur sog. *Schmerzgrenze,* d. h. bis zum Auftreten nur ganz geringer Schmerzen, die innerhalb weniger Minuten voll abklingen, gehen.

Für die 2.—6. Woche empfiehlt sich, entsprechend dem schon fortgeschrittenen Heilungsstadium, ein etwas anderes Vorgehen (s. Tabelle 18). Jetzt muß der Übungsplan darauf abgestellt werden, daß er auch von dem entlassenen Patienten zu Hause durchgeführt werden kann. Deshalb beschränken wir, um die Durchführung überhaupt einigermaßen zu garantieren, die Zahl der täglichen ,,Übungssitzungen" auf zwei.

Die *Bewegungsübungen* werden bis einschließlich der 4. Woche bei Nagelungen am Bein aus dem Liegen, bei Nagelungen am Arm aus dem Sitzen oder Stehen heraus in gleicher Weise wie in der 1. Woche durchgeführt. 3mal wöchentlich kommen die Kranken zur *Arm- oder Beingruppengymnastik* in die Krankengymnastikabteilung. Bei dieser Gelegenheit wird durch die Krankengymnastin vor allem kontrolliert, ob die Übungen richtig gemacht werden. Solange die Beweglichkeit eines Gelenkes in einer Standardebene noch um mehr als $^1/_3$ eingeschränkt ist, muß zusätzlich eine Einzelbehandlung durch die Krankengymnastin erfolgen. In diesem Falle muß die *Beweglichkeit* der eingeschränkten Gelenke in 2wöchigen Abständen *gemessen* werden, damit der Behandlungserfolg zweifelsfrei kontrolliert werden kann.

Die *Belastungs-* und Widerstands*übungen* werden in der 2.—4. Woche 2mal täglich 5 min lang, mit Zwischenpausen nach Bedarf, mit folgender Steigerung durchgeführt: In der 2. Woche sollen $^2/_5$, in der 3. Woche $^3/_5$ und in der 4. Woche $^4/_5$ des Körpergewichtes aus dem Stand gedrückt werden. Spätestens wenn bei diesem Drücken Schmerzen auftreten, muß eine Stabilitätsprüfung durch die Krankengymnastin veranlaßt werden!

Während sich am Arm von der 2. Woche an *Zirkulationsübungen* im angeführten Sinne erübrigen, müssen sie am genagelten Bein systematisch weiter durchgeführt werden. Der Kranke soll 2mal täglich *mit Stockstütze und Gummistrumpf ohne Belastung* herumgehen und zwar in der 2. Woche (gesteigert) 6—60 min lang, in der 3. Woche 1 Std bis mehrere Stunden und in der 4. Woche mehrere Stunden.

Da die Kranken in der Regel in der Mitte der 2. Woche nach der Nagelung aus der stationären Behandlung entlassen werden, müssen besonders die ersten Tage der 2. Woche dazu dienen, die Kranken das *Gehen mit Stockstützen ohne Belastung zu lehren.* Der Kranke soll erst entlassen werden, wenn er sich einwandfrei auf diese Weise mit Stockstützen fortbewegen kann.

Erst mit Beginn der 5. Woche erlauben wir eine **Gehbelastung.** Die Gehbelastung führt nämlich zwangsläufig zur Biegungsbeanspruchung, um so mehr, je größer die Schrittlänge ist. Diese Art der Belastung ist etwas grundsätzlich anderes als die, wie sie im Rahmen der durchgeführten Belastungsübungen stattgefunden hat. Da der Kranke bereits sein volles Körpergewicht drücken kann, ist es möglich, die Gehbelastung rasch zu steigern. Dies geschieht einerseits durch *planmäßiges Weglassen der Hilfsmittel:* In der Regel soll der Kranke *zwei Stockstützen* bis zur Mitte der 5. Woche, dann *eine Stockstütze* bis zum Ende der 5. Woche, dann einen *Gehstock* für die 6. Woche benutzen und vom Beginn der 7. Woche an *ohne Stock* herumlaufen. Andererseits kann die Gehbelastung durch *Verlängerung der täglichen Gehstrecke* allmählich gesteigert werden.

Natürlich wäre es ohne weiteres möglich, bei nicht wenigen Patienten eine wesentlich frühere volle Gehbelastung zu erreichen. Auch wir haben unter unseren Kranken mehrere, die schon in der 3. Woche nach der Nagelung ohne Stock herumgelaufen sind. Das sind jedoch Ausnahmen. Gerade aus verschiedenen Enttäuschungen der Anfangszeit heraus sind wir zu der Überzeugung gekommen, daß es im Regelfall besser ist, zunächst 4 Wochen lang überhaupt nicht zu belasten. Es gilt hier im Prinzip ähnliches wie für die Gehgipsbelastung. Vor allem BÜRKLE DE LA CAMP hat immer wieder vor einer zu frühzeitigen Aufnahme der Belastung im Gipsverband gewarnt. Zwar entsprechen sich die Stabilisierungsverhältnisse durch Marknagelung und Gipsverband in mehreren Punkten nicht, jedoch haben sie eines gemeinsam: *das Wirksamwerden von Biegungskräften beim Schritt.*

GEISER (1959) hat die Vermeidung der Frühbelastung bei Marknagelungen gefordert, weil die histologische Verfolgung der Frakturheilung gezeigt hat, daß „während der Callusüberbrückung der Frakturspalte Freiheit von jeglicher mechanischer Beanspruchung das Wünschbare ist. Die Sofortbelastung intern fixierter Frakturen birgt infolge der Instabilität jeglicher interner Fixation, einschließlich der Marknagelung, die Gefahr der verzögerten Heilung und Pseudarthrosenbildung".

Auf Grund unserer Erfahrungen glauben wir, daß bei dem aufgezeigten Vorgehen mit Abschluß der 4. Woche durch Callusbildung eine derartige zusätzliche Fixation erreicht wird, daß jetzt der günstigste Zeitpunkt zur Aufnahme der Gehbelastung gekommen ist. HÄBLER (1950) hat den geeigneten Zeitpunkt zum Beginn der Gehbelastung wie folgt definiert: „Hat der Kranke keine Schmerzen, wenn er im Bett kräftig gegen die Holzkiste tritt, lassen wir ihn aufstehen. Ist die Belastung schmerzhaft, wird wieder Bettruhe eingehalten".

Da es unseres Erachtens nicht das Ziel sein kann, in Einzelfällen Höchstleistungen, sondern eine möglichst gute Durchschnittsleistung, zu erreichen, halten wir das beschriebene Vorgehen für am zweckmäßigsten. Von der 5. Woche an lassen wir die Kranken möglichst viele *Bewegungsübungen aus dem freien Stand* heraus machen.

Zur Steigerung der Zirkulationsübungen sollen die Kranken ihre Bandage von der 5. Woche an während des Herumgehens viertelstundenweise weglassen. Nach dem *Gehen ohne Bandage* muß aber — zumindestens anfangs — das Bein $1/2$—1 Std hochgelegt werden, damit die eingetretene Schwellung sofort wieder voll zurückgeht. Erst dann soll nach Anlegung der Bandage (Gummistrumpf) das Gehen fortgesetzt werden.

K. Sonstige (nichtkrankengymnastische) Behandlung

Der Schwerpunkt der Behandlung nach stabilen Bündel-Nagelungen liegt auf der Krankengymnastik. Dies möchten wir ganz besonders betonen. Aus diesem Grunde wurde auch die Krankengymnastikbehandlung an den Anfang der Nachbehandlung gestellt. An „sonstiger Behandlung" ist nur relativ wenig erforderlich. Grundsätzlich verordnen wir spätestens am 2. Tage nach der Nagelung — meistens schon in den Tagen vorher — einen **Gummistrumpf.** Die Maße für den Gummistrumpf werden am gesunden Bein bzw. Arm genommen. Der Gummistrumpf soll die genagelte Extremität von den Zehen- bzw. Fingergrundgelenken bis zum Rumpfansatz fest umschließen. Er wirkt nicht nur im Sinne des Druckverbandes, sondern auch im Sinne eines „Stauchungsverbandes" (s. S. 111). Diese Wirkung kann er aber nur entfalten, wenn er am Rumpf unter Spannung in geeigneter Weise befestigt wird (Abb. 91). Der Gummistrumpf wird für die ersten 2 Wochen ständig belassen (also auch nachts). Später kann er während der Hochlagerung vorübergehend fortgelassen werden — falls er nicht gleichzeitig als Stützverband teilstabiler Frakturen mitwirkt —, damit die Haut nicht ständig bedeckt ist. Die Technik des An- und Ausziehens des Gummistrumpfes muß dem Kranken vor der Entlassung gezeigt werden.

In der ersten Woche nach der Nagelung soll eine Versorgung mit **orthopädischen Einlagen** stattfinden. Es ist nützlich, daß der Kranke das Gewölbe des gesunden Fußes und später bei der Gehbelastung des kranken Beines auch dessen Fußgewölbe durch eine Einlage stützt. Dies ist um so dringender erforderlich, je länger der Patient Bettruhe einhalten mußte.

Stabilitätsprüfungen sollten nicht nur im unmittelbaren Anschluß an die Nagelung, sondern auch später in regelmäßigen Abständen durchgeführt werden. Nur dann ist es möglich, eine sekundäre Instabilität frühzeitig zu erkennen und zu behandeln (s. S. 47).

Röntgenkontrollen empfehlen wir:

1. Unmittelbar nach der Nagelung,
2. am Tage vor der Entlassung aus der stationären Behandlung,
3. am Ende der 4. Woche (vor Beginn der Gehbelastung) und anschließend nach Bedarf in 6wöchigem Abstand.

Häufigere Röntgenkontrollen sind nicht notwendig, seltenere können schaden.

Der **vorläufige Abschluß der Behandlung** — im Gegensatz zum endgültigen Abschluß nach der Nagelentfernung — geschieht an dem Tage, an dem die Funktion so weit wieder hergestellt ist, daß die tägliche Beanspruchung als funktioneller Heilreiz in Zukunft zur vollen Wiederherstellung genügt. In der Regel sollte die Behandlung nicht vor Ablauf der 6. Woche abgeschlossen werden. Auch hier wären „Spitzenleistungen" in Einzelfällen erreichbar. Wichtiger ist — wie es für die Gehleistung gilt — die Erzielung einer möglichst guten Durchschnittsleistung. Es hat sich gezeigt, daß bei früherer Entlassung aus der (ambulanten) Behandlung die Heilungsresultate wesentlich schlechter sind. Es ist dann nicht gewährleistet, daß die Kranken nach dem aufgestellten Übungsplan üben. Es kann unter Umständen nicht rechtzeitig festgestellt werden, daß eine sekundäre Instabilität eingetreten ist. Insbesondere soll bei versicherten Unfällen aller Art auf die ständige Kontrolle der Nachbehandlung größter Wert gelegt werden. Wenn die Entfernung zwischen Wohnung des Kranken und Klinik zu groß ist, so muß eine andere, näher wohnende Krankengymnastin eingeschaltet und über die zweckmäßigste Nachbehandlung — entsprechend dem Übungsplan — informiert werden.

Der **Tag der Arbeitsaufnahme** hängt in entscheidendem Maße von der Beschäftigungsart ab. Bei *Arbeitern* fällt er meistens mit dem Tage des vorläufigen Behandlungsabschlusses zusammen. Einerseits sind die Arbeitgeber im allgemeinen daran interessiert, die Arbeiter erst nach weitgehender Wiederherstellung der körperlichen und geistigen Leistungsfähigkeit wieder zu beschäftigen. Andererseits ist die körperliche Belastung in der Regel relativ groß und auch die Durchführung einer evtl. noch erforderlichen Übungsbehandlung mit dem Beginn der Arbeitsaufnahme nicht mehr gewährleistet. Bei *Angestellten und Beamten* kann die Arbeit oft längere Zeit vor Abschluß der Behandlung aufgenommen werden, vor allem auch, weil die körperliche Arbeit in der Regel nicht so anstrengend ist, und zum anderen weil die Übungsbehandlung in den Arbeitstag leichter mit einbezogen werden kann. Noch früher können in der Regel *freiberuflich Tätige* (insbesondere auch Hausfrauen) ihre Arbeit — jedenfalls in beschränktem Umfange — wieder beginnen.

L. Nagelentfernung

Die Bündel-Nägel sollen beim Erwachsenen *frühestens 4 Monate, spätestens 1 Jahr* nach der Nagelung entfernt werden. Das definitive Kriterium ist der Grad der röntgenologisch erkennbaren Callusbildung. Nur bei eindeutiger knöcherner Überbrückung darf man die Nägel ziehen.

Dabei ist es aber oft nicht erforderlich — und nicht zweckmäßig — die Auffüllung des Bruchspaltes mit röntgensichtbarem („Vereinigungs"-Callus) abzuwarten, weil diese oft erst lange nach Festigung der Fraktur durch (manschettenförmigen) „Anker- und Brückencallus" i. S. von WEINMANN und SICHER eintritt (s. S. 37 und Abb. 99, 109, 122, 123). Bei Kindern entfernen wir die Nägel zum frühestmöglichen Termin, oft schon nach 6 Wochen. Bei Erwachsenen, wo keine Wachstumsstörungen zu erwarten sind, belassen wir die Nägel mindestens 4 Monate, weil bis zu diesem Zeitpunkt eine wesentliche Fremdkörperreizwirkung auch bei hoher Reizempfindlichkeit nicht zu erwarten ist. 4 Monate nach der Nagelung wird auf jeden Fall eine Röntgenkontrolle gemacht. Wenn jetzt das Röntgenbild noch keine völlige Überbrückung in beiden Ebenen zeigt, so wird die Röntgenkontrolle weiter in 6wöchigen Abständen wiederholt (s. S. 118) und zum nächstmöglichen Termin die Entfernung vorgenommen. Die Nägel länger als 12 Monate zu belassen, halten wir deshalb nicht für ratsam, weil Schädigungen im Sinne einer Metallose nie sicher vermeidbar sind und um so eher auftreten, je länger die Nägel liegen.

Die *Nagelentfernung* soll *stets* im Rahmen einer *stationären Behandlung* durchgeführt werden. Sie muß mit aller erforderlichen Sorgfalt unter streng aseptischen Kautelen geschehen, damit das Risiko einer Heilungsstörung so klein wie nur irgend möglich gehalten wird. GRIESSMANN u. SCHÜTTEMEYER (1947) haben einen Todesfall beschrieben, der durch Infektion, nach völlig glattem Verlauf bis zur Nagelentfernung eingetreten ist! Bei zu wenig schonendem — weil zu raschem — Vorgehen können theoretisch auch bei Entfernung von Bündel-Nägeln, deren Einschlagstelle ja in der Regel weiter vom Gelenk entfernt liegt, benachbarte Gelenke verletzt werden. Dies gilt insbesondere für das Knie- und Ellenbogengelenk.

Die Entfernung der Bündel-Nägel bietet *keinerlei Schwierigkeiten*, wenn das in Abb. 67 dargestellte *Extraktionsinstrument* zur Verfügung steht. Vor der Nagelentfernung muß der Operateur sich nochmals davon überzeugen, daß die Röntgenbilder eine einwandfreie Callusüberbrückung zeigen.

Nach dem Hautschnitt findet man meistens — wie nach Küntscher-Nagelungen — einen ,,*Schleimbeutel*", gelegentlich auch ein *Callushütchen*. In der Umgebung der Nagelenden ist das Gewebe, wenn die Nägel länger als 6 Monate liegen, häufig etwas *schwärzlich* durch Metallose verfärbt. Dieses Gewebe schneiden wir mit heraus.

Zur Entfernung des 1. Nagels schieben wir das Maul des Extraktionsinstrumentes auf den am weitesten vorn liegenden Nagel auf (Abb. 67), klemmen es fest und schlagen mit dem Hammer gegen das Endstück des Extraktionsinstrumentes. Der 1. Nagel sitzt am festesten. Sein Herausziehen hat aber bisher nie wesentliche Schwierigkeiten bereitet. Die übrigen Nägel werden auf gleiche Weise entfernt. Sie können fast mit der Pinzette herausgezogen werden, nachdem die Verkeilung gelöst ist. Wenn die Nägel durch Abbrechen der ,,Rückenlehne" (= frakturferne Querkante des Fensters) in den Markraum eingebrochen sind, so bereitet auch ihre Entfernung keinerlei Schwierigkeiten — im Gegensatz zur Entfernung von eingebrochenen starren Nägeln. Mit einem kleinen Einzinkerhaken holt man die Nägel nach vorn und zieht sie nacheinander heraus.

Nach der Hautnaht geben wir wiederum einen elastischen Druckverband. Bei Nagelentfernungen aus dem Unter- und Oberschenkel lassen wir anschließend für 3 Tage Bettruhe einhalten. Am 4.—5. Tag können die Patienten in der Regel in ambulante Behandlung entlassen werden. Unmittelbar nach der Nagelentfernung sollte eine Röntgenkontrollaufnahme erfolgen. Die Fäden werden ambulant am 10.—14. Tag gezogen. Die Arbeit kann vielfach schon vorher aufgenommen werden.

IV. Die Praxis der Bündel-Nagelung

Spezieller Teil

In den einzelnen Kapiteln des Speziellen Teiles werden nur die Besonderheiten von Indikationsstellung, Lagerungs- und Repositionstechnik, Abdeckung und Nagelung besprochen, die sich für die einzelnen Nagelungsarten ergeben. Überhaupt nicht eingegangen wird hier auf Wahl des Operationstermins, Vorbehandlung, Stabilitätsprüfung, krankengymnastische Behandlung und sonstige (nicht-krankengymnastische) Behandlung, da diese im Allgemeinen Teil in genügender Ausführlichkeit abgehandelt wurden.

A. Schienbeinnagelung

Die Unterschenkelschaftbrüche weisen nach L. Böhler (1953) auf der ganzen Welt die schlechtesten Behandlungsergebnisse auf. Auf Grund der Nachuntersuchungsergebnisse der Böhlerschen Klinik wurde die anfangs von Böhler (1944) befürwortete Marknagelung von Unterschenkelschaftbrüchen von ihm wieder völlig aufgegeben. Nach dem Ergebnis der Umfrage von M. LANGE (1958) bei 25 europäischen Kliniken ist die ablehnende Haltung gegenüber der Unterschenkelnagelung im Vergleich zu allen anderen Nagelungsarten am verbreitetsten. Auch nach unserer Orientierung werden Unterschenkelmarknagelungen nur von einigen

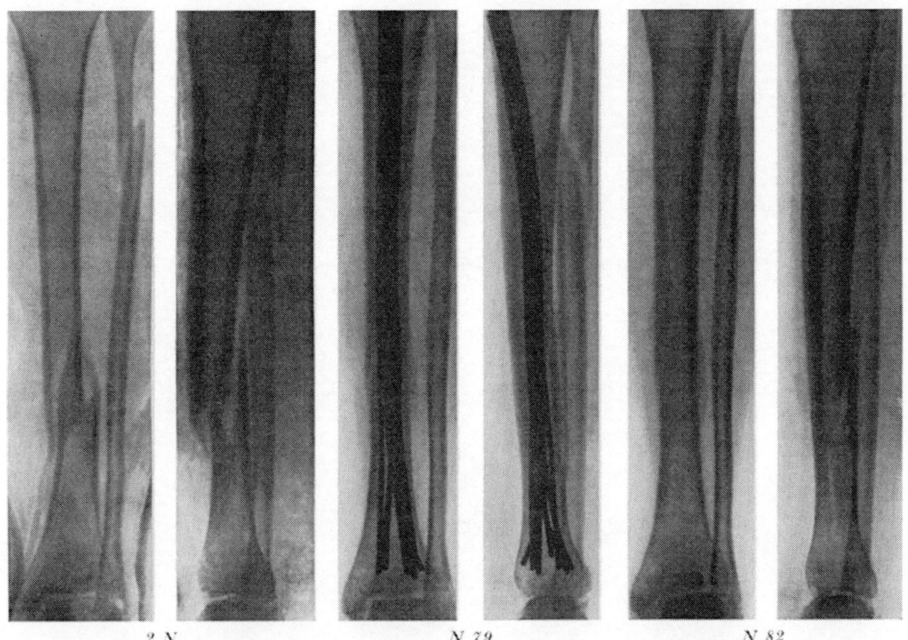

Abb. 93. 2 Tage alter, langer, außen ansteigender (halber) Spiralbruch des linken Schienbeines im 4./5. Sechstel (= parataillerer, divergierender Trichter) mit Wadenbeinbruch im 2. Sechstel bei einer 35jährigen Hausfrau. Stabile Nagelung mit 7 Nägeln. Stationäre Behandlung 19 Tage. Volle Gehbelastung von der 6. Woche an. Arbeitsaufnahme nach 2 Monaten. Nagelentfernung 2 ½ Monate nach der Nagelung

wenigen Chirurgen routinemäßig durchgeführt. Die Gründe dafür wurden oben beschrieben (s. S. 6). Vor allem sind die mangelhafte Kurvensicherheit und der oft ungenügende Stabilisierungseffekt der üblichen Marknägel, insbesondere im Hinblick auf die Rotation, dafür verantwortlich.

Unsere Erfahrungen mit der geschlossenen Bündel-Nagelung sind gerade bei Unterschenkelschaftbrüchen besonders günstig. Deshalb stellen wir die Indikation zur Bündel-Nagelung von Unterschenkelschaftfrakturen relativ weit, d. h. wir nageln alle Frakturen mit dem Indikationsgrad I und II und viele Frakturen mit dem Indikationsgrad III und IV.

1. Indikationsstellung

Der *Indikationsgrad* für Einspaltfrakturen ergibt sich aus der Abb. 96, für Zweispaltbrüche aus Abb. 28. Bei im Röntgenbild erkennbarer Spongiosaosteoporose nageln wir die Frakturen im paraspongiösen Teil des divergierenden Trichters nicht. Bei Zweispaltbrüchen des Schienbeins mit langem, vollständigem Biegungskeil ist die Nagelung oft nicht angezeigt, weil sich die Bruchzone über mehrere Verankerungszonen (s. S. 23) erstreckt. Wenn sie durchgeführt wird, besteht auch nach völlig achsengerechter Reposition und fester Auffüllung der Markhöhle für einen Teil der Fälle die Tendenz zu einer (sofortigen) geringgradigen Abweichung des peripheren Fragmentes zur Seite des Biegungskeiles hin. In diesen Fällen ist

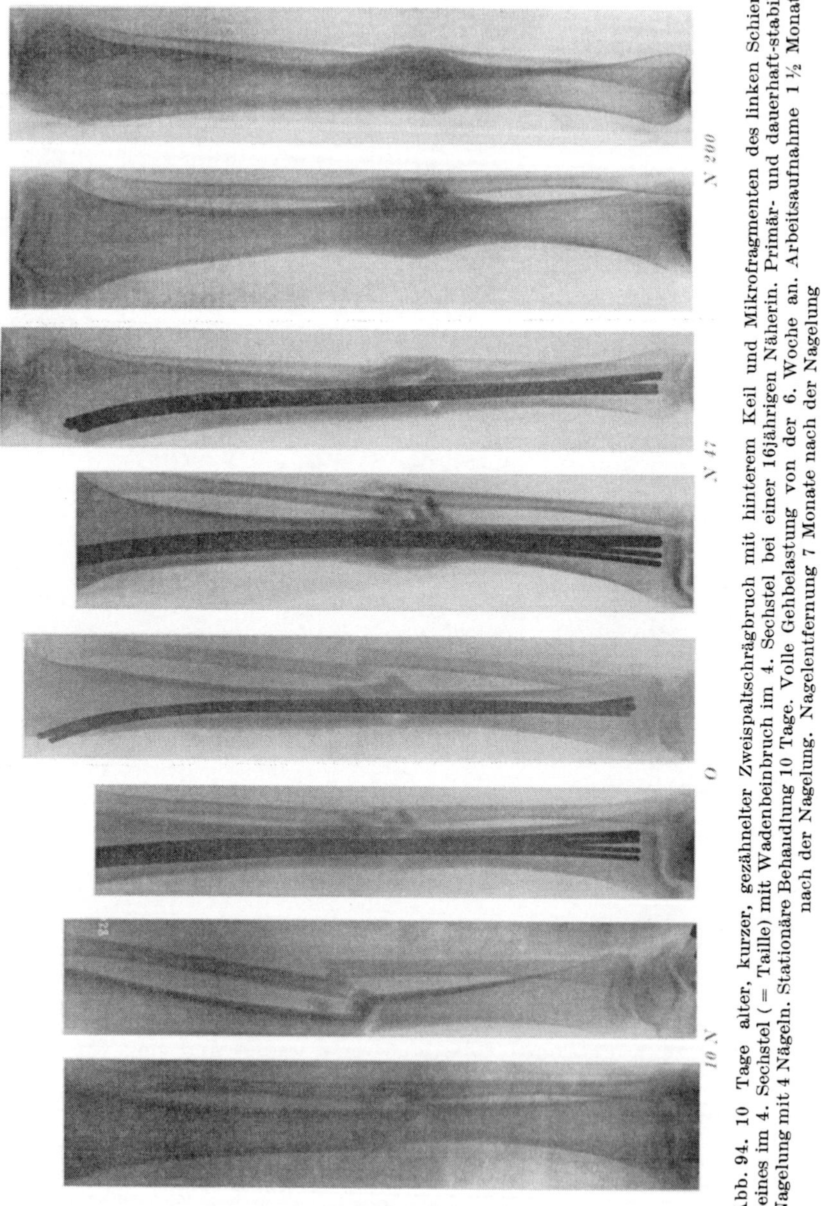

Abb. 94. 10 Tage alter, kurzer, gezähnelter Zweispaltschrägbruch mit hinterem Keil und Mikrofragmenten des linken Schienbeines im 4. Sechstel (= Taille) mit Wadenbeinbruch im 4. Sechstel bei einer 16jährigen Näherin. Primär- und dauerhaft-stabile Nagelung mit 4 Nägeln. Stationäre Behandlung 10 Tage. Volle Gehbelastung von der 6. Woche an. Arbeitsaufnahme 1 ½ Monate nach der Nagelung. Nagelentfernung 7 Monate nach der Nagelung

die *Röntgenkontrolle nach Lockerung der Seilzüge* (s. S. 110) besonders wichtig. Falls sie eine Abweichung von mehr als 2^0 ergibt, so muß überlegt werden, ob die Korrektur durch Gipsverband oder durch Aufeinanderstellung der Wadenbein-Bruchstücke vorgenommen werden soll. Im letzteren Falle müßte das Wadenbein

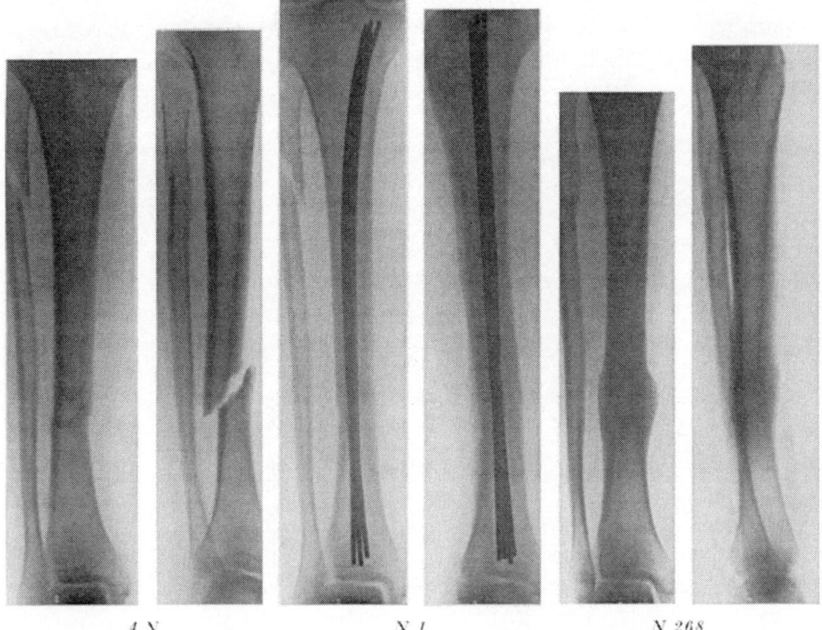

Abb. 95. Einsinken der Nagelenden in den Markraum. 4 Tage alter, gezähnelter, vorn ansteigender Schrägbruch des rechten Schienbeines im 5. Sechstel (= parataillerer Teil des divergierenden Trichters) mit Wadenbeinbruch im 2. Sechstel bei einem 46jährigen Hilfsarbeiter. Primär und dauerhaft-stabile Nagelung mit 5 Nägeln. Sehr enge Taille. Infolge zu starker Kürzung der Nagelenden Einbruch in die Spongiosa des Schienbeinkopfes mit Spannungsverlust und Ausbildung eines (geringen) Rekurvationsknicks (s. *N 1* rechts), der vor dem Einsinken der Nagelenden nicht bestanden hat. Stationäre Behandlung 24 Tage. Volle Gehbelastung von der 6. Woche an. Arbeitsaufnahme 3 Monate, Nagelentfernung 5 Monate nach der Nagelung. Die spätere Nagelentfernung machte keinerlei Schwierigkeiten. Kugelartiger Callus

mit einem kleinen Schnitt freigelegt, mit Haken aufeinandergestellt und durch gekreuzte Kirschnerdrähte fixiert werden.

2. Tischvorbereitung und Auflegen

Die *situationsgerechte Lagerung* ergibt sich aus Abb. 97. Die Tischplatte muß tief heruntergedreht werden. Die Gleitschiene für das kranke Bein steht in Verlängerung der Tischlängsachse, die Gleitschiene für das gesunde Bein ist abmontiert. Auf die Haupttragesäule des Tisches wird horizontal ein gepolsterter Stab als *Distraktionsgegenhalt* aufgeschraubt. Die gesunde Nebenextremität wird auf einen Beinhalter so gelagert, daß sie das Durchleuchtungsaggregat nicht stört. Die Oberschenkellängsachse muß in die Vertikale eingestellt werden, bevor mit der Extension begonnen wird (s. Abb. 39). Die Kniekehle soll auf dem Distraktionsgegenhalt gut aufliegen. Der Fuß muß in die richtige Drehstellung gebracht werden

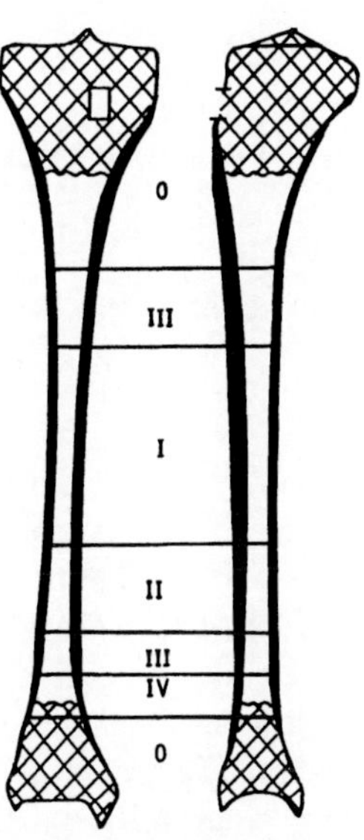

Abb. 96. Indikationsgrad für Einspaltbrüche des Schienbeines

(s. S. 74). Als Distraktions-Angriffspunkt dient in der Regel der Fersendraht, der mit Hakenriemen gegen die ungepolsterte Sohlenplatte geschnallt wird. Der Vorfuß wird mit einem 4 cm breiten Riemen befestigt. Bei stärkerer Verkürzung empfiehlt es sich, das Becken mit einem Gurt, der zwischen den Beinen durch-

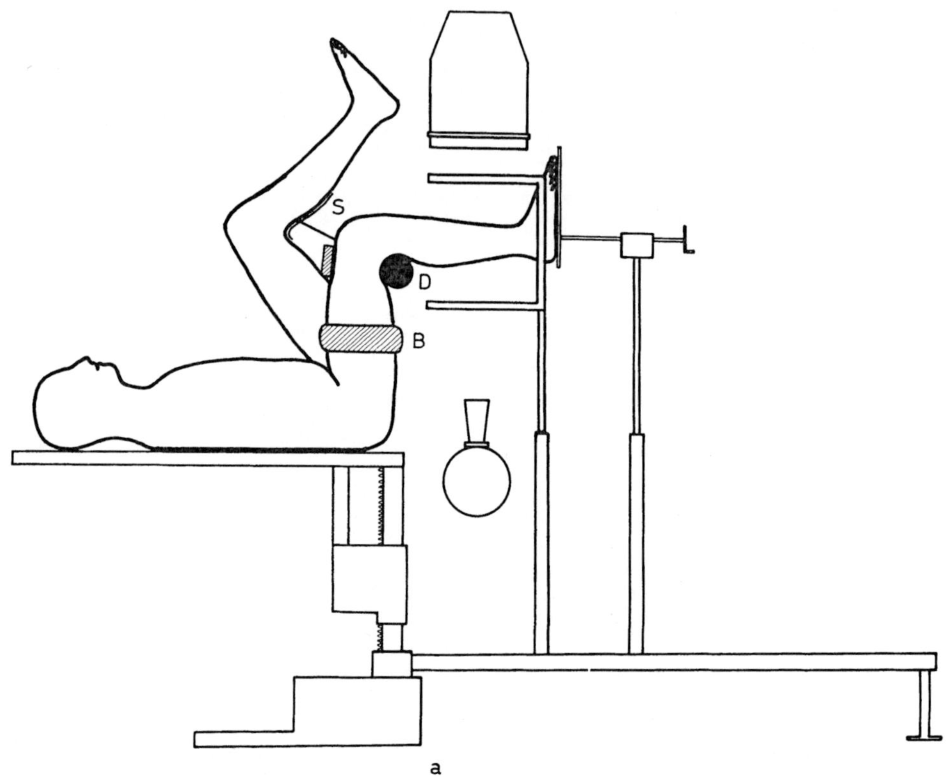

Abb. 97 a u. b. Situationsgerechte Lagerung, Aufstellung des Bildverstärkers und Position des Viermastkranes zur Schienbeinnagelung (= Aufbau Unterschenkel). Befestigung des Fußes s. Abb. 34. D = Distraktionsgegenhalt; S = Stauchungsgegenhalt. Als Stauchungsgegenhalt kann auch ein Lederriemen benutzt werden, der in Achtertour so umgeschnallt wird, daß die Schlingen innen und außen vom Unterschenkel am Distraktionsgegenhalt angreifen und die Kreuzung auf der Streckseite des Oberschenkels liegt. Die Tischplatte muß so tief heruntergedreht werden, daß die Kniekehle am Distraktionsgegenhalt liegt. Das Becken muß mit einem Gurt an der Tischplatte festgeschnallt werden, falls ein stärkerer Zug erforderlich ist. Die funktionelle Oberschenkellängsachse (s. Abb. 39) soll vertikal verlaufen. Die Blutleere (B) wird *vor* der Reposition angelegt

geführt wird, an die Tischplatte anzuschnallen. Bei nicht längsverschobenen Frakturen, bei denen also kein stärkerer Zug ausgeübt werden muß, kann der Fuß mit Heftpflaster an der Sohlenplatte festgeklebt werden (ohne zusätzliche Fixation). Der *Stauchungsgegenhalt* wird an der Haupttragsäule des Tisches so befestigt, daß er gegen die Streckseite des Oberschenkels drückt. Sehr bewährt hat sich zu demselben Zweck auch die Fixation des Oberschenkels durch einen Lederriemen (s. Legende zu Abb. 97). Gonadenschutz wie üblich. Der *Viermastkran* wird so eingestellt, daß der Unterschenkel in der (hypothetischen) Mittellängsachse des Gerätes liegt. Das freie Ende des Gerätes zeigt zum Patienten. Der *Bildverstärker* steht auf der Seite der Nebenextremität.

3. Reposition

Die Reposition macht im allgemeinen keinerlei Schwierigkeiten. Bei der definitiven Achsenkontrolle muß insbesondere darauf geachtet werden, daß kein *X-Knick* bleibt. Bei Zweispaltbrüchen mit äußerem Keil empfiehlt sich die Nagelung in leichter Überkorrektur im O-Sinne.

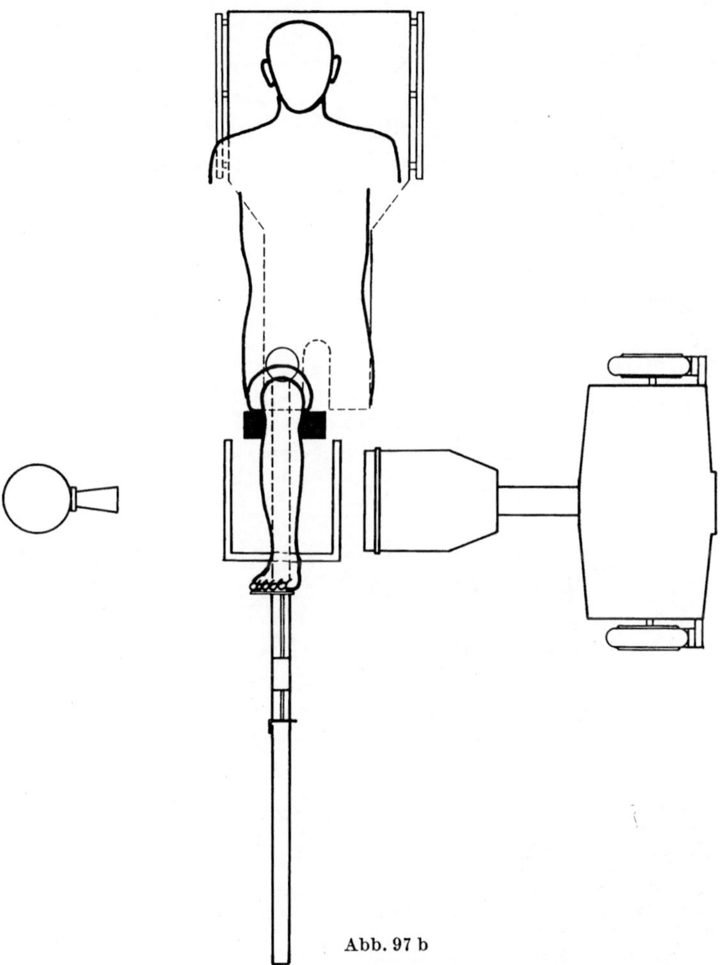

Abb. 97 b

4. Blutleere

Die Manschette wird in der oberen Hälfte des Oberschenkels angewickelt. Es hat sich bewährt, über die Manschette immer eine nicht dehnbare Kambrikbinde zu wickeln und dabei darauf zu achten, daß die Binde insbesondere ein seitliches Ausweichen der Manschette beim Aufpumpen verhindert. Sie muß also genügend weit seitlich überstehen. Im übrigen s. S. 85.

5. Abdeckung

Sie geschieht einzeitig in der auf Seite 87 beschriebenen Art und Weise.

6. Nagelung

Der Hautschnitt liegt *innen von der Tuberositas tibiae.* Er reicht vom Kniegelenkspalt bis etwas distal der Tuberositas tibiae. Die subcutanen Weichteile werden nur in der unteren Hälfte des Hautschnittes bis auf den Knochen durchtrennt. Das Knochenfenster liegt innen von der Tuberositas tibiae mit dem proximalen Rand etwas distal der Mitte der Tuberositas (Abb. 98). Diese Fensterlage hat den Vorteil, daß die Nagelenden mit der Kniescheibensehne nicht — oder doch kaum — in Berührung kommen. Andererseits ist das Knochenfenster auch weit genug vom Kniegelenk entfernt, so daß eine Kniegelenkeröffnung auf keinen Fall zu befürchten ist. Man muß aber auch darauf achten, daß das Fenster nicht zu weit distal angelegt wird. Dadurch würden wertvolle Zentimeter an Verankerungslänge geopfert. Die durchschnittliche *Fenstergröße* beträgt 18 mm Höhe × 15 mm Breite. Meistens lassen sich 4 vorgeschränkte Nägel ohne Krümmungsverlust durch die Taille bringen. Bei besonders kräftigen jungen Männern ist nicht selten die Compacta ungewöhnlich stark und damit verbunden eine relative Enge der Compactarohrlichtung (Abb. 95). In der Regel benötigt man *7—9 Nägel,* von denen 5—6 die Markraumtaille passieren und 2—3 als Verkeilungsnägel dienen. Falls die Stabilitätsprüfung eine Teilinstabilität im Sinne einer Drehinstabilität ergibt, so ist zu überlegen, ob nicht eine percutane Kirschnerdrahtfixation dem Gipsverband vorzuziehen ist.

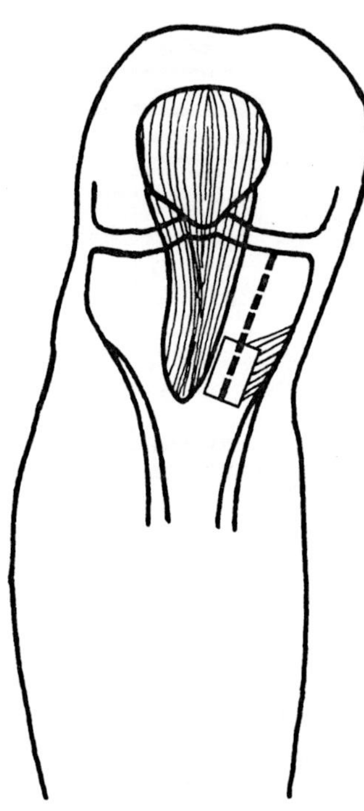

Abb. 98. Lage von Knochenfenster und Hautschnitt zur Schienbeinnagelung. Nur der Hautschnitt reicht bis in Höhe des Kniegelenkspaltes, die subcutanen Weichteile werden lediglich in der distalen Hälfte des Schnittes durchtrennt. Die Lage des Hautschnittes wird zur Erleichterung der Abdeckung vor der Desinfektion mit Hauttinte markiert. Nach Anlegung des Hautschnittes soll dieser soweit als möglich nach distal verzogen und das Knochenfenster in der distalen Ecke angelegt werden. Dies schützt am besten vor der Quetschung des proximalen Hautwinkels. Falls dieser durch die überstehenden Nagelenden stärker gequetscht wird, muß die geschädigte Hautpartie vor der Naht excidiert werden

B. Oberschenkelnagelung

Marknagelungen von Oberschenkelschaftbrüchen mit einem starren, dicken Nagel werden häufig ausgeführt, weil diese Frakturen sehr zu Verschiebungen neigen und weil sich hier relativ günstige Bedingungen für das Einschlagen eines starren Nagels finden. Der Nagel kann auf geradem Wege in die Markhöhle eingeschlagen werden. Diese Tatsache hatte bisher bei dem Fehlen zuverlässiger Repositionsgeräte vor allem den Vorteil, daß der Führungsspieß retrograd von der Bruchstelle her in das proximale Fragment eingeführt und bis unter die Haut vorgestoßen werden konnte. Dadurch ist es möglich, die bei geschlossener Nagelung schwer auffindbare Einschlagstelle schnell und sicher und ohne breitere Freilegung zu finden. Der Nagel kann dann entlang dem Führungsspieß in das zentrale und dann in das periphere Fragment geleitet werden. Im Gegensatz zur offenen

Nagelung wird die geschlossene Oberschenkelnagelung nur selten routinemäßig geübt, einerseits weil das Repositionsmanöver mit den üblichen Geräten nicht mit der genügenden Zuverlässigkeit durchgeführt werden kann, zum anderen

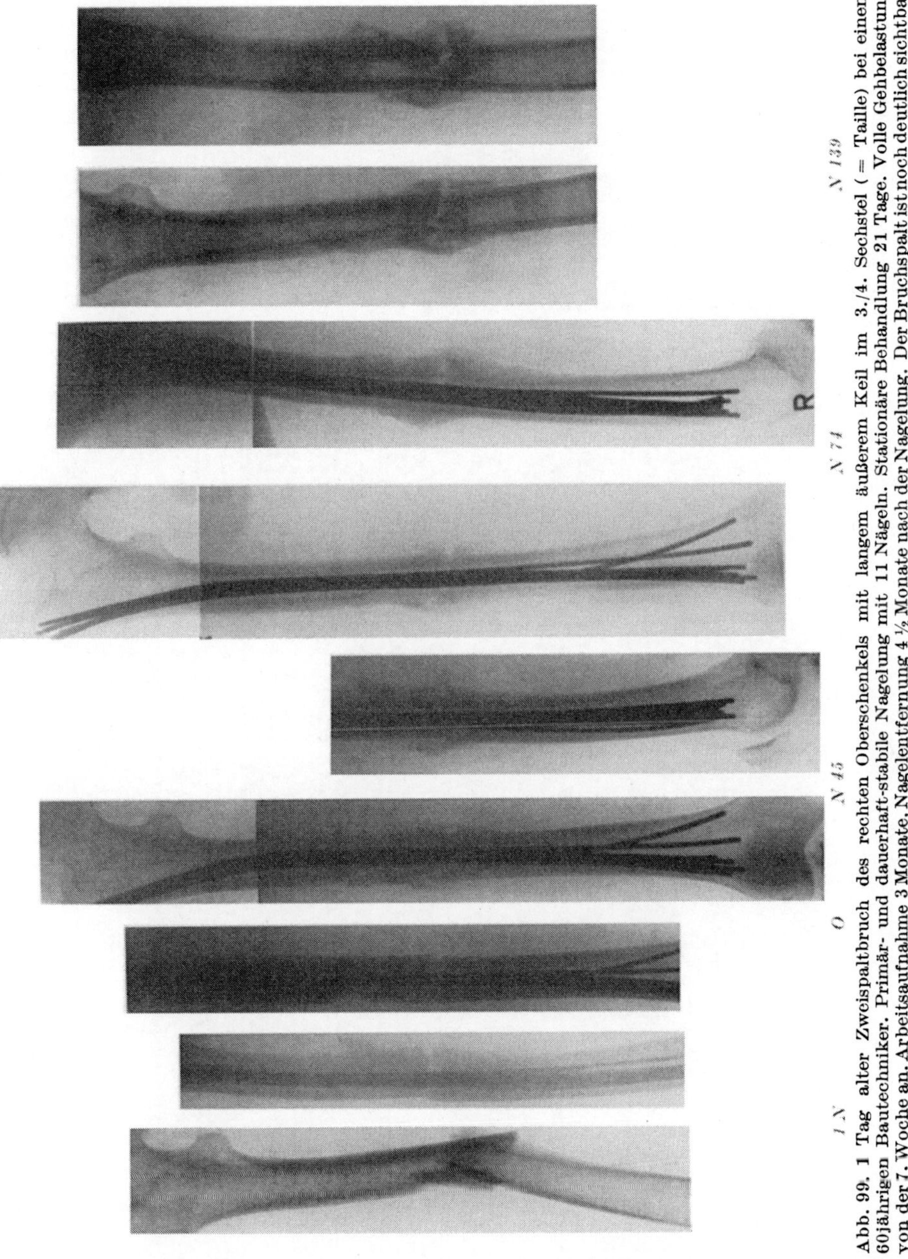

Abb. 99. 1 Tag alter Zweispaltbruch des rechten Oberschenkels mit langem äußerem Keil im 3./4. Sechstel (= Taille) bei einem 60jährigen Bautechniker. Primär- und dauerhaft-stabile Nagelung mit 11 Nägeln. Stationäre Behandlung 21 Tage. Volle Gehbelastung von der 7. Woche an. Arbeitsaufnahme 3 Monate, Nagelentfernung 4 ½ Monate nach der Nagelung. Der Bruchspalt ist noch deutlich sichtbar

weil die Einschlagstelle — jedenfalls dann, wenn man den Eingriff nicht häufiger macht — oft nicht leicht aufzufinden ist, weil sie sehr in der Tiefe der Weichteile liegt. Der Versuch der geschlossenen Reposition hat gerade bei der Oberschenkelfraktur nicht selten zu erheblichen Schwierigkeiten geführt und damit zu einer starken Traumatisierung des Gewebes. Die Oberschenkelnagelung wird allgemein bevorzugt in Seitenlage des Kranken bei stark adduziertem Bein gemacht.

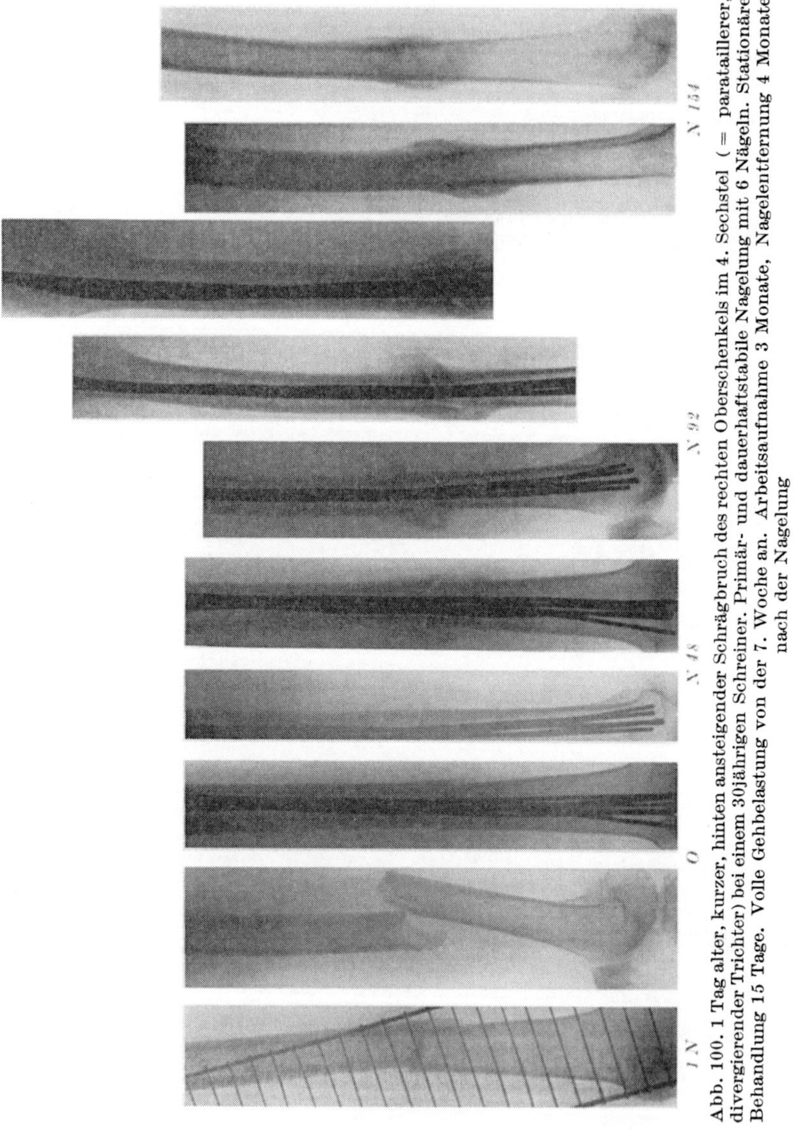

Abb. 100. 1 Tag alter, kurzer, hinten ansteigender Schrägbruch des rechten Oberschenkels im 4. Sechstel (= parataillerer, divergierender Trichter) bei einem 30jährigen Schreiner. Primär- und dauerhaftstabile Nagelung mit 6 Nägeln. Stationäre Behandlung 15 Tage. Volle Gehbelastung von der 7. Woche an. Arbeitsaufnahme 3 Monate, Nagelentfernung 4 Monate nach der Nagelung

Dadurch stellt sich der Trochanter major besser dar und der Küntschernagel stößt beim retrograden Herausschlagen nicht an den Rumpf an. Der Nachteil der Seitenlage ist aber, daß der Grad der Beckendrehung bzw. umgekehrt der Oberschenkeldrehstellung gegen das Becken nicht einwandfrei beurteilt werden kann (s. S. 64). Meist fällt das Becken während der Operation aus der reinen Seitenlage in eine schräge Bauchlage hinein. Dann ist es sehr schwer, bei Oberschenkelquerbrüchen das periphere Fragment in der richtigen Drehstellung aufzusetzen.

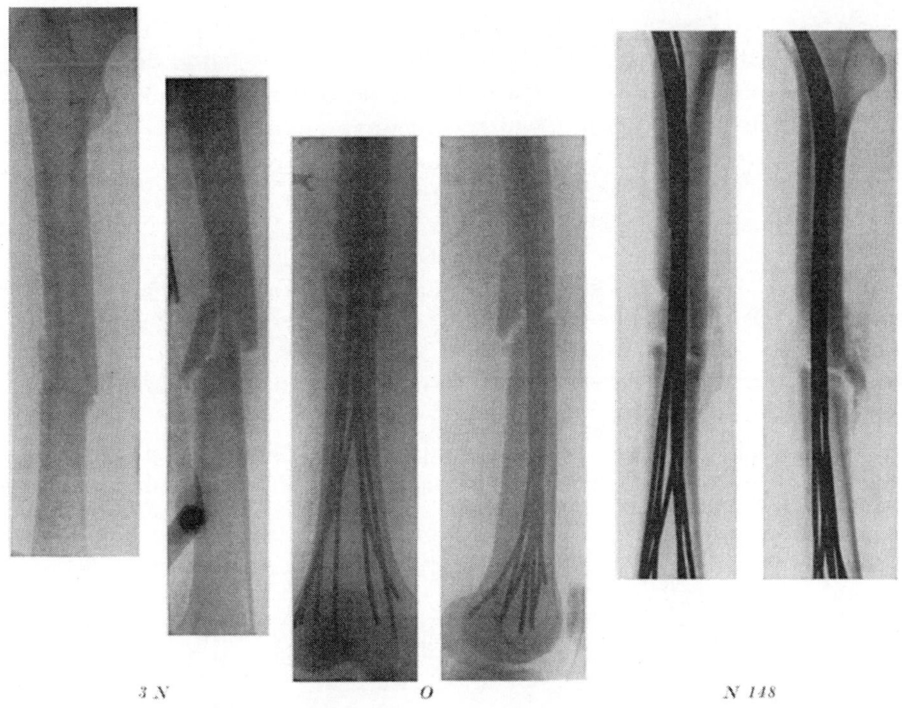

Abb. 101. 15 Tage alter Zweispaltbruch des rechten Oberschenkels mit (kurzem) hinterem Keil im 3./4. Sechstel (= Taille und parataillerer, divergierender Trichter) bei einem 65jährigen Gärtner. Primär- und dauerhaft-stabile Nagelung mit 9 Nägeln (2 Verkeilungsnägel). Stationäre Behandlung 28 Tage. Volle Gehbelastung von der 7. Woche an. Arbeitsaufnahme 3 Monate nach der Nagelung

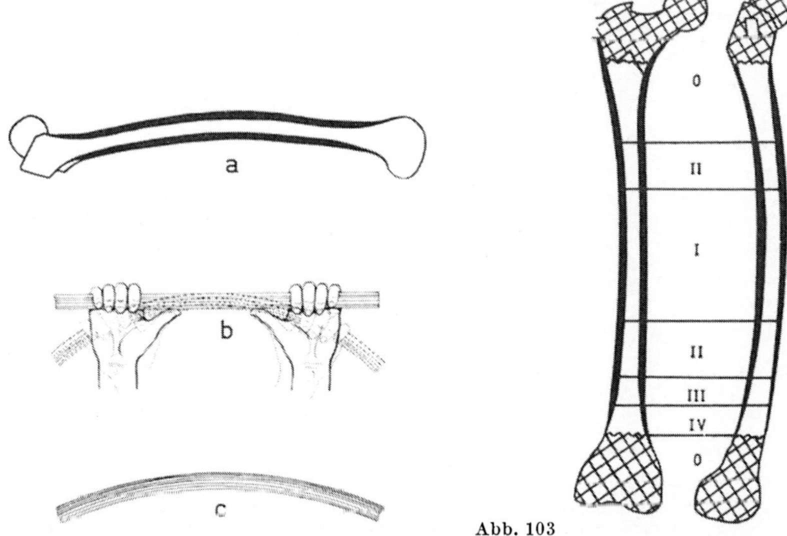

Abb. 102 Abb. 103

Abb. 102a—c. Vorbiegen des Nagelbündels zur Anpassung an die physiologische Antekurvation des Oberschenkelcompactrohres (a). Kräftiges Durchbiegen (b). Dauerhafte Verbiegung entsprechend dem Grad der Antekurvation (c). Dieses Vorbiegen ist aber nur bei besonders starker physiologischer Antekurvation erforderlich. Bei normaler Krümmung schienen auch die nicht vorgebogenen (elastischen) Nägel das Compactarohr „krümmungsgerecht“, wenn bei der Reposition die richtige Krümmung erzielt wurde

Abb. 103. Indikationsgrad für Einspaltbrüche des Oberschenkels

Meist wird die ungewollte Drehung des Beckens zur gesunden Seite hin nicht berücksichtigt und das periphere Fragment durch den Nagel in Außenverdrehung fixiert. Ein weiterer Nachteil der Oberschenkelnagelung mit starrem Nagel ist das häufige Festlaufen des Nagels. Dazu kommt es vor allem deshalb, weil die physiologische Antekurvation des Femurs bei der Nagelberechnung nicht in vollem Maße berücksichtigt wird (bzw. werden kann).

Demgegenüber hat die Bündel-Nagelung folgende Vorteile: Sie kann in Rückenlage des Kranken gemacht werden. Als Einschlagstelle dient die immer leicht auffindbare Außenseite des Trochanter major und nicht die in der Tiefe verborgene Innenseite. Alle verschiebbaren Frakturen können mit Hilfe des Viermastkranes geschlossen reponiert und deshalb geschlossen genagelt werden. Die Gefahr der Fettembolie ist wesentlich verringert (s. S. 39). Die Rotationsstabilität ist insbesondere bei kürzeren Fragmenten besser. Es können häufig auch im 4.—5. Sechstel liegende Frakturen genagelt werden. Die Nagelung mit Rekurvationsknick kann — evtl. durch Vorbiegung der Nägel in der Stärke der Antekurvationskrümmung — vermieden werden (s. Abb. 102).

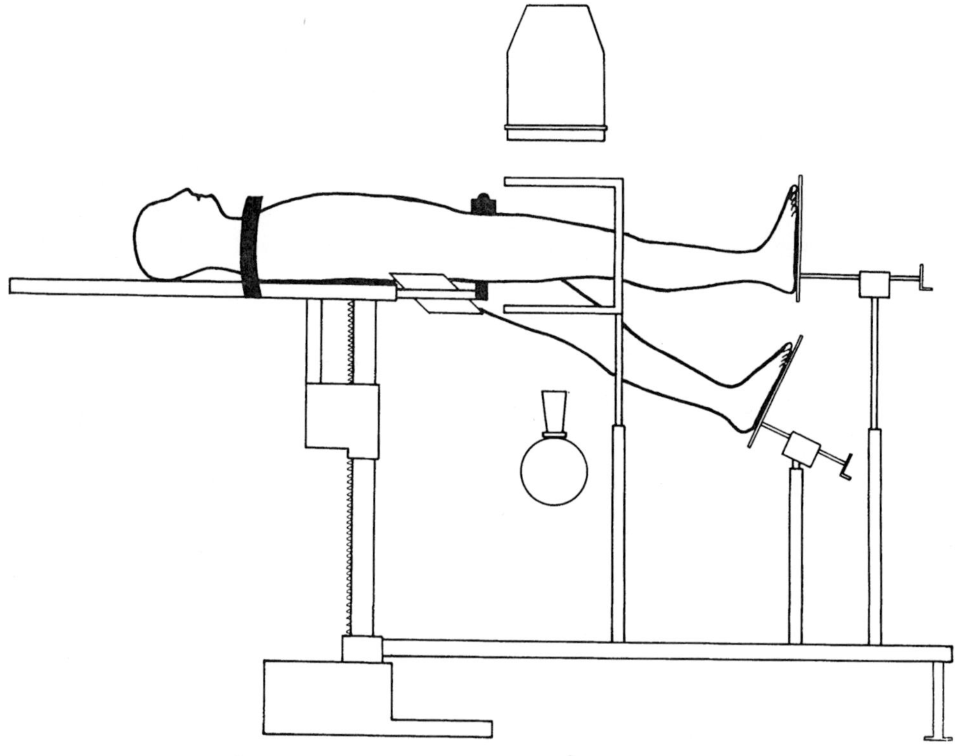

Abb. 104 a u. b. Situationsgerechte Lagerung, Aufstellung des Bildverstärkers und Position des Viermastkranes zur Oberschenkelnagelung (= Aufbau Oberschenkel). Befestigung des Unterschenkels der kranken Seite s. Abb. 37. Das Becken liegt auf einem drehbaren Beckenbrett, das um etwa 15° zur gesunden Seite geneigt ist (s. Abb. 105). Das gesunde Bein wird mit der kurzen Vertikalsäule steil abwärts gezogen. Über das Polster des Distraktionsgegenhaltes soll aus hygienischen Gründen ein Gummihandschuh gestülpt werden. Das Spindelaggregat muß mit 2 Arretierungsschrauben (s. Abb. 29) absolut festgestellt werden, da das Kugelgelenk bei starken Querzügen nachgibt. Die Seile des Viermastkranes dürfen keine Schadstellen aufweisen, da sie sonst reißen können. Stets an beiden Beinen gleichzeitig ziehen. Die Blutleere soll nach Reposition der Fraktur dicht distal vom Hautschnitt angelegt werden (s. S. 86)

1. Indikationsstellung

Der spezielle *Indikationsgrad* ergibt sich für Einspaltbrüche aus der Abb. 103. Die Indikation für Zweispaltbrüche schränkt sich entsprechend der Darstellung in Abb. 28 ein.

2. Tischvorbereitung und Auflegen

Der *Aufbau Oberschenkel* ist in Abb. 104 dargestellt. Da die durchschnittliche Außenverdrehung des proximalen Fragmentes 15^0 beträgt, muß die *Drehung des Beckenbrettes* 15^0 zur Gegenseite betragen, um die Standardebenen des Ober-

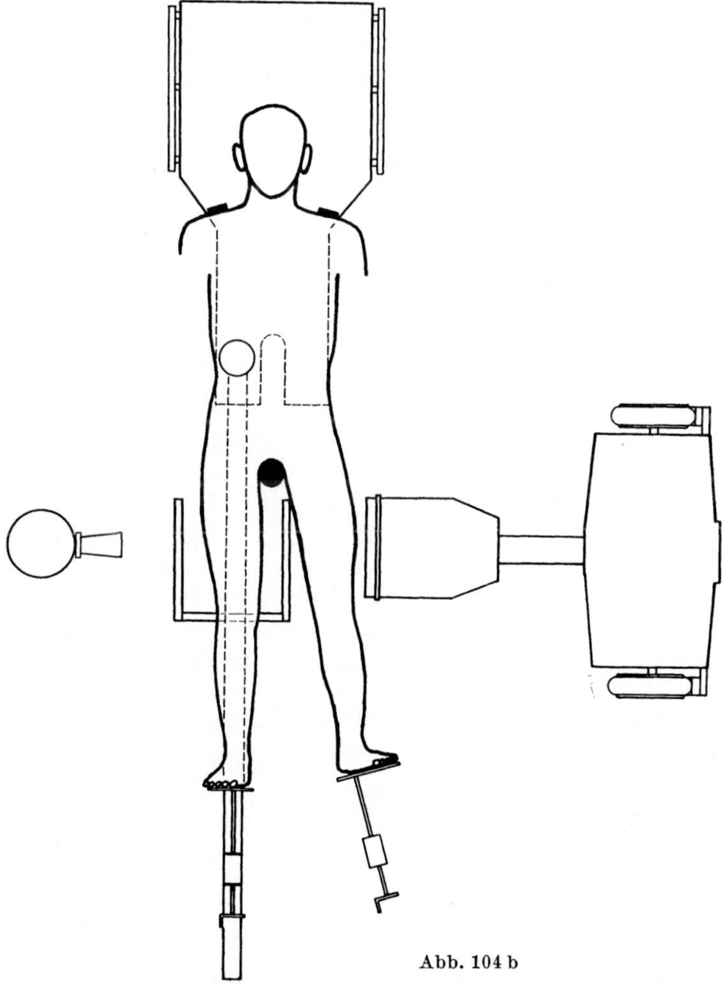

Abb. 104 b

schenkels in die Vertikale bzw. Horizontale einzustellen (s. Abb. 105). Der obere Rumpf liegt in horizontaler Rückenlage. Die Beckenschrägstellung führt gleichzeitig zu einer Niveausenkung des gesunden Beines. Diese gibt die Röntgensicht für die seitliche Durchleuchtung frei. Wichtig ist, daß beide Oberschenkel nur wenig — gerade so viel, daß das Repositionsgerät nicht behindert ist — abduziert werden. Auf die *richtige Drehstellung des Fußes* ist besonders zu achten

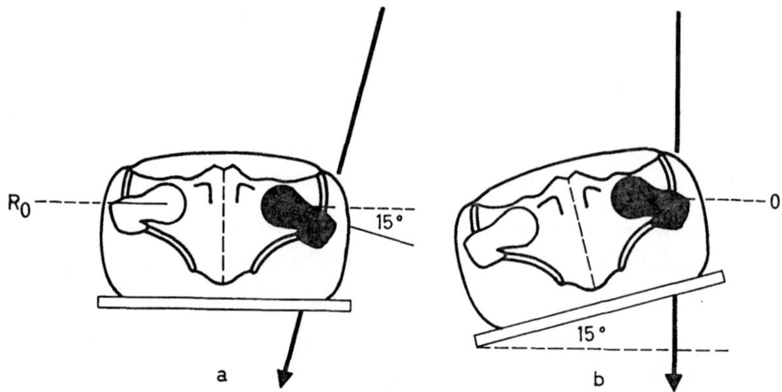

Abb. 105 a u. b. Einstellung der durch die Außenverdrehung des proximalen Fragmentes um etwa 15° von der Vertikalen abweichenden a.p.-Röntgenebene (a) in die Vertikale durch Drehung (Seitkippung) um 15° auf einem Beckenbrett (b) (s. auch Abb. 104a). R_0 = Rotations-„Null-Linie" des Schenkelhalses (= Verbindungslinie vom Schenkelkopfmittelpunkt zum Vorderrand des Troch. maj.); sie verläuft bei 0° Drehstellung im Hüftgelenk in der Lateral-(Frontal-)Ebene des Beckens, steht also bei (gerader) Rückenlage in der Horizontalen. Es ist die röntgenologische Orientierungslinie für die Drehstellung des Schenkelhalses (und Oberschenkels)

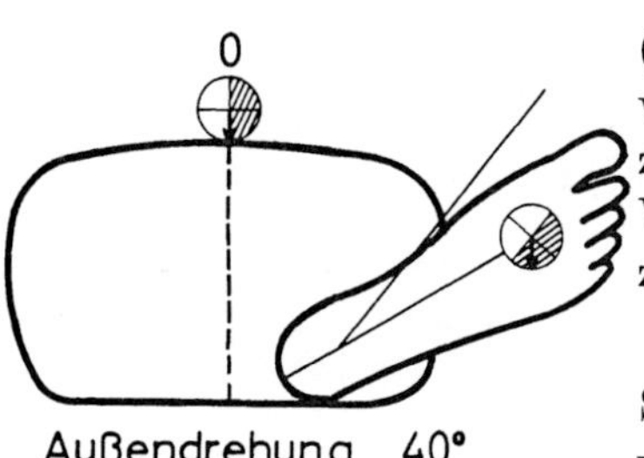

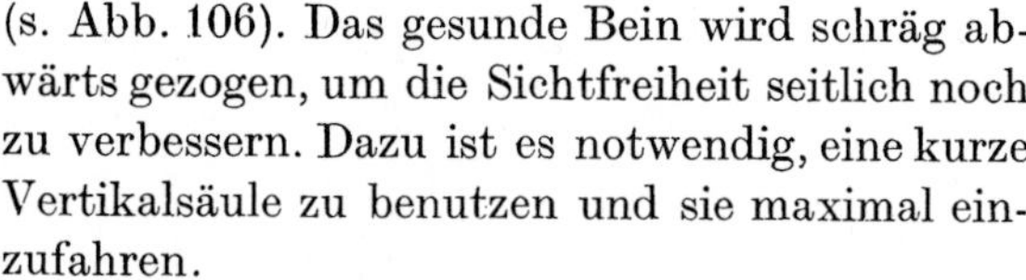
(s. Abb. 106). Das gesunde Bein wird schräg abwärts gezogen, um die Sichtfreiheit seitlich noch zu verbessern. Dazu ist es notwendig, eine kurze Vertikalsäule zu benutzen und sie maximal einzufahren.

Als *Distraktionsgegenhalt* dient ein gekröpfter Stab, der auf die Hauptsäule aufgeschraubt wird. Der vertikale Teil soll mindestens 40 cm lang sein. Als *Stauchungsgegenhalt* werden auf beiden Seiten Schulterstützen angelegt. Der Stauchungsgegenhalt ist allerdings bei Oberschenkelfrakturen deshalb nicht so wichtig, weil die Spannung der Oberschenkelmuskulatur im allgemeinen zur Aufhebung der Distraktion ausreicht. Der *Gonadenschutz* geschieht bei Männern mit dem Bleigummibeutel, bei Frauen mit dem Bleigummislip (s. Abb. 50). Bezüglich der *Einstellung des Repositionsgerätes* siehe Abb. 104b. Der *Bildverstärker* steht auf der Seite der Nebenextremität.

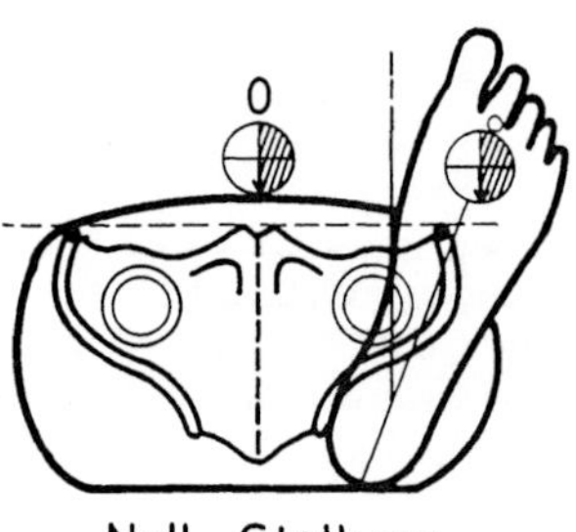

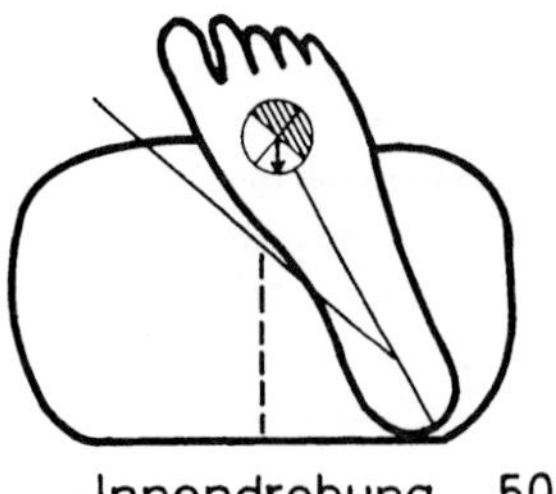

Abb. 106. Der Fuß als Zeiger für die richtige Drehstellung im Hüftgelenk [aus Hackethal: Meßtechnik, Springer-Verlag, Berlin-Göttingen-Heidelberg (im Druck)]. Bei gestrecktem Knie steht die Fußmittelachse gegen die Vertikale um 20° außenverdreht (vgl. auch Abb. 39). Wenn die a.p.-Ebene durch Beckendrehung um 15° (s. Abb. 105) in die Vertikale eingestellt worden ist, so steht der Fuß in der richtigen Drehstellung, wenn die Fußlängsachse um 20° von der Vertikalen nach außen abweicht. Eine evtl. bestehende anlagemäßige oder erworbene Schienbeinverdrehung muß auch hier berücksichtigt werden

3. Reposition

Die Distraktion sollte bei verschobenen Brüchen immer unter Zuhilfenahme einer Drahtextension gemacht werden (s. Abb. 37). Eine mehrtägige Vorextension bei stark verschobenen Frakturen oder bei mehrere Tage alten Frakturen erleichtert die Distraktion wesentlich. Da der Zugweg des Spindelaggregates für sich

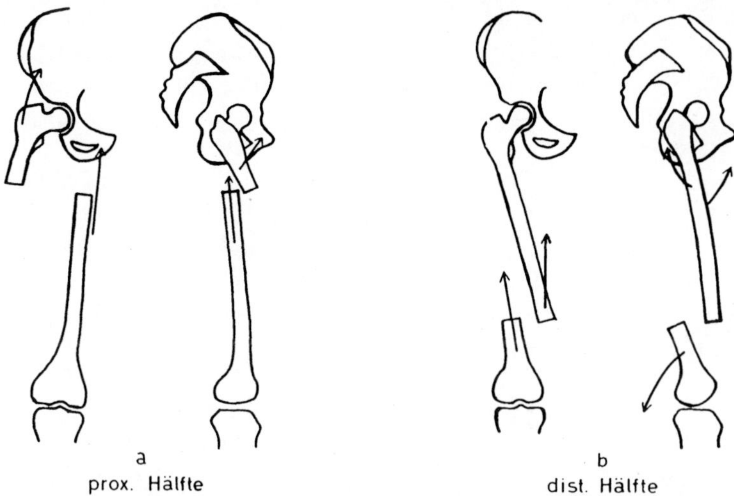

Abb. 107a u. b. Typische Dislokation bei Oberschenkelschaftbrüchen am Übergang vom proximalen zum mittleren Drittel (a) und am Übergang vom mittleren zum distalen Drittel (b)

allein häufig nicht zur vollen Distraktion stark verschobener Frakturen ausreicht, empfiehlt es sich zunächst, bei voll ausgefahrenem Spindelaggregat durch kräftigen Zug an der Vertikalsäule eine Vordistraktion zu erreichen. Dann wird die restliche Distraktion mit Hilfe des Spindelaggregates ausgeführt. Bei Oberschenkelfrakturen ist es besonders wichtig, daß das Spindelaggregat nach Veränderung der Distraktion voll eingefahren ist, weil sonst später kein genügender Weg zur Stauchung zur Verfügung steht. Es muß immer an beiden Beinen gleichzeitig gezogen werden. Die *typischen Fragmentdislokationen* ergeben sich aus Abb. 107. Bezüglich der speziellen Repositionstechnik s. S. 73. Ganz besonders wichtig ist es, vor Beginn des Repositionsmanövers *alle Hebel fest zu arretieren* und insbesondere auch durch Feststellung des Spindelaggregates eine absolut sichere Fixation zu erreichen, weil sonst die mit Hilfe des Viermastkranes ausgeübten starken Seitenzüge zu einer Schwenkung des Spindelaggregates führen. Die *Seile dürfen* für die Einrichtung von Oberschenkelfrakturen *keinerlei Schadstellen* aufweisen, da sie sonst reißen können.

4. Blutleere

Die Manschette wird nach Beendigung der Reposition unmittelbar distal des vorgesehenen Hautschnittes angelegt und für die Dauer des Nagelungsaktes aufgeblasen. Im übrigen s. S. 85.

5. Abdeckung

Zwischen Beckenbrett und Gesäß wird zuerst ein steriles Tuch geschoben. Danach wird wie üblich einzeitig abgedeckt.

6. Nagelung

Die Lage des *Knochenfensters* ergibt sich aus den Abb. 108 u. 80. Der Hautschnitt muß entsprechend am dorsalen Rand des Trochanter liegen. Er soll von proximal-dorsal leicht schräg nach distal-ventral verlaufen, entsprechend der Antekurvation des Schaftes. Insbesondere bei adipösen Kranken darf er nicht kürzer als 6 cm sein. Er endet distal etwa 4 cm von der Trochanterspitze. Der tiefere Weichteilschnitt erstreckt sich nur über die distale Hälfte des Hautschnittes (s. Abb. 108). Das Knochenfenster ist 24 × 15 mm groß. Nach der evtl. Vorkrümmung der Nägel entsprechend der Antekurvationskrümmung des Oberschenkels (s. Abb. 102) kann die Vorschränkung der Nagelspitzen nicht in beliebigen Richtungen erfolgen, sondern sie muß jetzt in verschiedenen Richtungen zur „Antekurvationskrümmung" liegen, damit die Spitzenkrümmungen in der Spongiosazone gleichmäßig verteilt werden können. In der Regel kann man 6—8 vorgeschränkte Nägel durch die Markraumtaille bringen. Um das Vollfüllen des Markraumes zu beschleunigen, ist es möglich, nach Einführung der vorgeschränkten Nägel die restlichen Nägel bündelweise (jeweils 3 etwa zusammen) einzuschlagen. Dies soll aber nur in Blutleere geschehen, da die Gefahr der Fettembolie theoretisch vergrößert wird. Die *Gesamtzahl der Nägel* beträgt durchschnittlich *12*, von denen 2—3 als Verkeilungsnägel dienen.

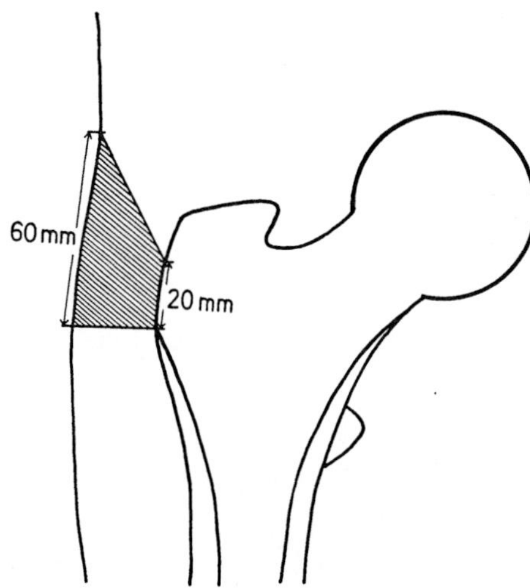

Abb. 108. Hautschnitt zur Oberschenkel-Bündel-Nagelung. Die subcutanen Weichteile werden nur in der distalen Hälfte des Hautschnittes durchtrennt. Vor Ausmeißelung des Knochenfensters sollen die Weichteile so weit wie möglich nach distal verzogen werden (s. Legende zu Abb. 98). Das Fenster wird am besten leicht schräg angelegt (s. Abb. 80). Die Nägel müssen mit etwa 15° „Steigung" eingeführt werden

C. Oberarmnagelung

Oberarmmarknagelungen mit nur einem starren Nagel haben vor allem den Nachteil, daß die Frakturen meistens nicht drehstabil und auch häufig nicht distraktionsstabil werden. M. LANGE (1958) hat es als speziellen Fehler bei der Oberarmnagelung bezeichnet, daß keine Fixierung der Bruchenden durch zusätzliche Drahtnaht gemacht werde (s. S. 7). Im übrigen besteht bei der Nagelung von distal her wegen der geringen Tiefe der Markhöhle bei Verwendung eines starren Nagels eine relativ große Gefahr der Sprengung des Compactarohres durch Ausbrechen einer Fensterkante.

Durch Bündel-Nagelung läßt sich in der Regel eine geschlossene stabile Markraumschienung erreichen, die sowohl drehstabil als auch distraktionsstabil ist. Die Distraktionsstabilität wird erreicht, weil die gespreizten Nägel sich im fensterfernen Spongiosastück verhaken (s. S. 28). Die Ergebnisse unserer Oberarmnagelungen sind sehr gut. Wir haben einen zusätzlichen Gipsverband nach Bündel-Nagelung nur 1mal benötigt, weil eine Fensterkante ausgebrochen war (s. S. 43).

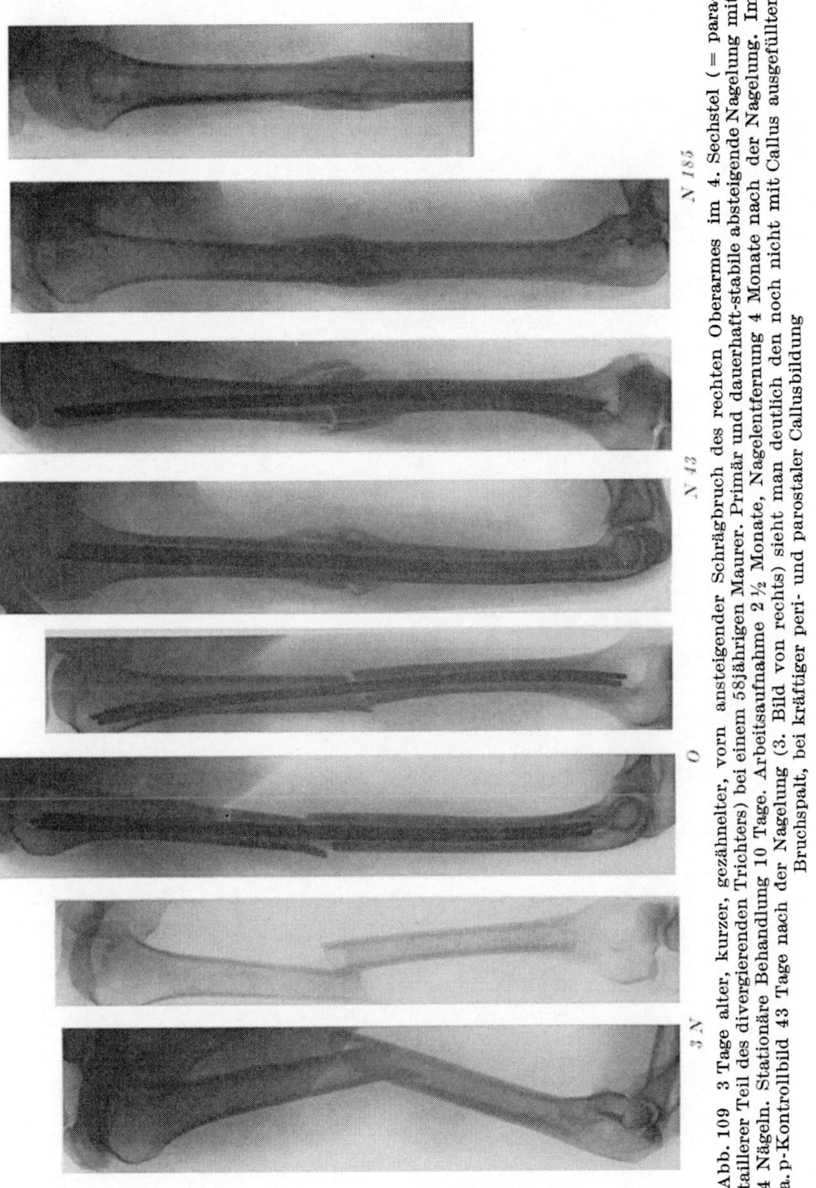

Abb. 109 3 Tage alter, kurzer, gezähnelter, vorn ansteigender Schrägbruch des rechten Oberarmes im 4. Sechstel (= parataillerer Teil des divergierenden Trichters) bei einem 58jährigen Maurer. Primär und dauerhaft-stabile absteigende Nagelung mit 4 Nägeln. Stationäre Behandlung 10 Tage. Arbeitsaufnahme 2½ Monate, Nagelentfernung 4 Monate nach der Nagelung. Im a. p-Kontrollbild 43 Tage nach der Nagelung (3. Bild von rechts) sieht man deutlich den noch nicht mit Callus ausgefüllten Bruchspalt, bei kräftiger peri- und parostaler Callusbildung

Grundsätzlich kann man die Bündel-Nagelung *ab- oder aufsteigend* durchführen. Wir bevorzugen die *absteigende Nagelung* bei Frakturen im 4.—5. Sechstel und die *aufsteigende Nagelung* für Frakturen im 2. und 3. Sechstel. Dabei ist es jedoch im gegebenen Falle oft besser, die Frakturen in der proximalen Hälfte des 3. Sechstels aufsteigend, in der distalen Hälfte absteigend zu versorgen.

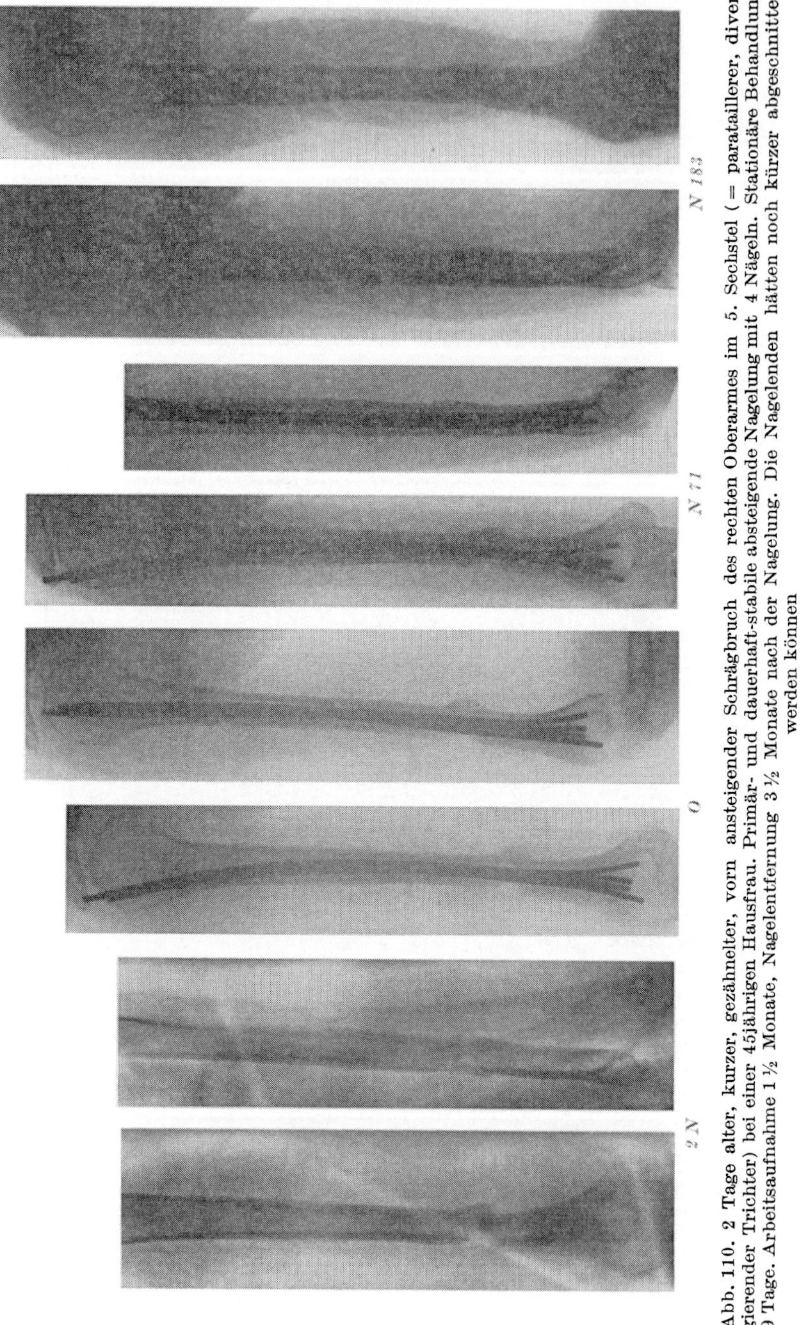

Abb. 110. 2 Tage alter, kurzer, gezähnelter, vorn ansteigender Schrägbruch des rechten Oberarmes im 5. Sechstel (= parataillerer, divergierender Trichter) bei einer 45jährigen Hausfrau. Primär- und dauerhaft-stabile absteigende Nagelung mit 4 Nägeln. Stationäre Behandlung 9 Tage. Arbeitsaufnahme 1½ Monate, Nagelentfernung 3½ Monate nach der Nagelung. Die Nagelenden hätten noch kürzer abgeschnitten werden können

Absteigende Oberarmnagelung

1. Indikationsstellung

Die spezielle *Indikation* ergibt sich für Einspaltbrüche aus der Abb. 112. Die Indikation für Zweispaltbrüche schränkt sich entsprechend der Darstellung in Abb. 28 ein.

2. Tischvorbereitung und Auflegen

Der *Aufbau Oberarm-absteigend* ergibt sich aus Abb. 113. Damit die Gleitschiene senkrecht unterhalb und parallel zu der Oberarmlängsachse verläuft, muß der Kranke umgekehrt auf die Tischplatte gelegt werden. Dazu ist es erforderlich,

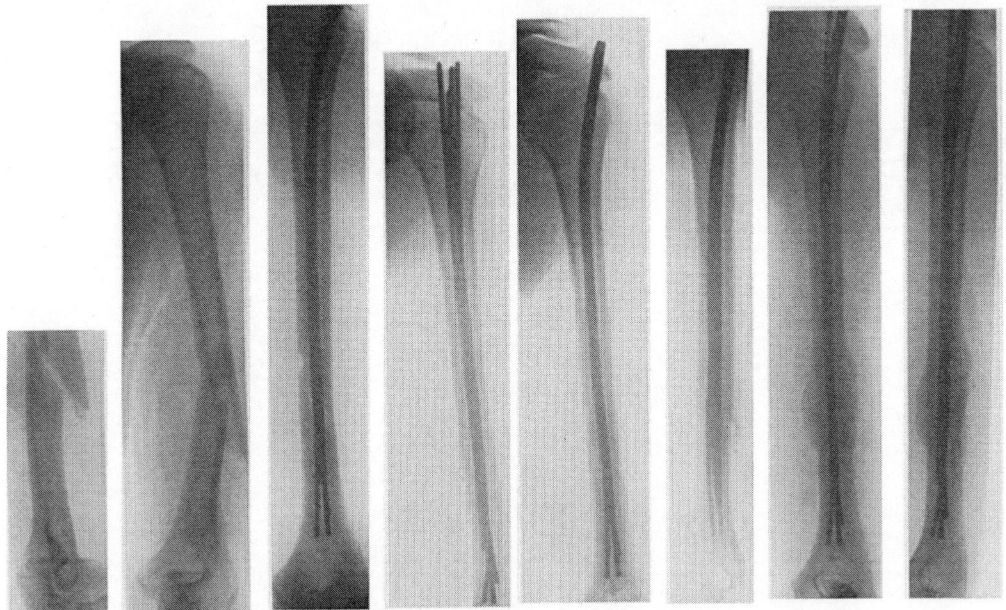

Abb. 111. 2 Tage alter, langer, hinten ansteigender Spiralbruch des linken Oberarmes im 4. Sechstel (= Taille und parataillerer, divergierender Trichter) bei einem 20jährigen Hilfsarbeiter. Primär- und dauerhaft-stabile absteigende Nagelung mit 4 Nägeln. Stationäre Behandlung 10 Tage. Arbeitsaufnahme 2 Monate, Nagelentfernung 3 Monate nach der Nagelung. Die Nagelenden sind nicht kurz genug abgeschnitten (s. S. 111)

vorher den Tisch nach beiden Seiten zu verlängern. Die Gleitschiene wird auf der kranken Seite um 90° abduziert, auf der gesunden Seite entfernt. Der Kranke wird so aufgelegt, daß er mit der dem kranken Arm zugewendeten Brustkorbseite *an der Tischkante* liegt. Der *Stauchungsgegenhalt* wird nahe der Achselhöhle auf der kranken Seite, der *Distraktionsgegenhalt* in entsprechender Höhe auf der Gegenseite angelegt. Der kranke Arm wird im Ellenbogengelenk aus der Streckhaltung um 60—70° gebeugt und an die gepolsterte Sohlenplatte angeschnallt (s. Abb. 113a).

Das proximale Fragment ist in der Regel innengedreht, deshalb muß die Sohlenplatte (etwa 20°) gegen die Vertikale im Sinne der Innendrehung bewegt werden. Der Kopf wird zur Gegenseite gedreht. Eine Intubationsnarkose ist sehr zweckmäßig, weil dann das Abdecktuch

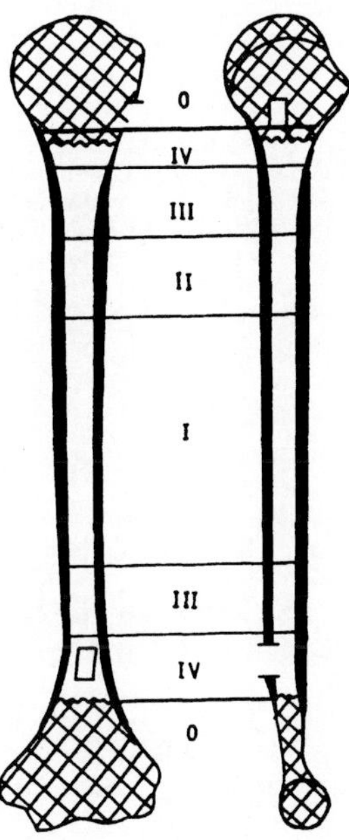

Abb. 112. Indikationsgrad für Einspaltbrüche des Oberarmes. Durch die Möglichkeit der auf- und absteigenden Nagelung ist der Indikationsgrad gegenüber den übrigen Röhrenknochen erweitert

den ganzen Kopf bedecken kann und für die Nägel eine größere Schwenkfreiheit besteht.

Zum *Gonadenschutz* wird bei Männern der Bleigummibeutel, bei Frauen das Bleigummieinschlagtuch verwendet. Der *Viermastkran* wird so aufgesetzt, daß die Längsachse des Oberarmes in der Längsmittelachse des Gerätes liegt. Das freie Ende darf nicht zu nahe an die Einschlagstelle herangeschoben werden. Der *Bildverstärker* steht auf der kranken Seite in Höhe des Oberschenkels.

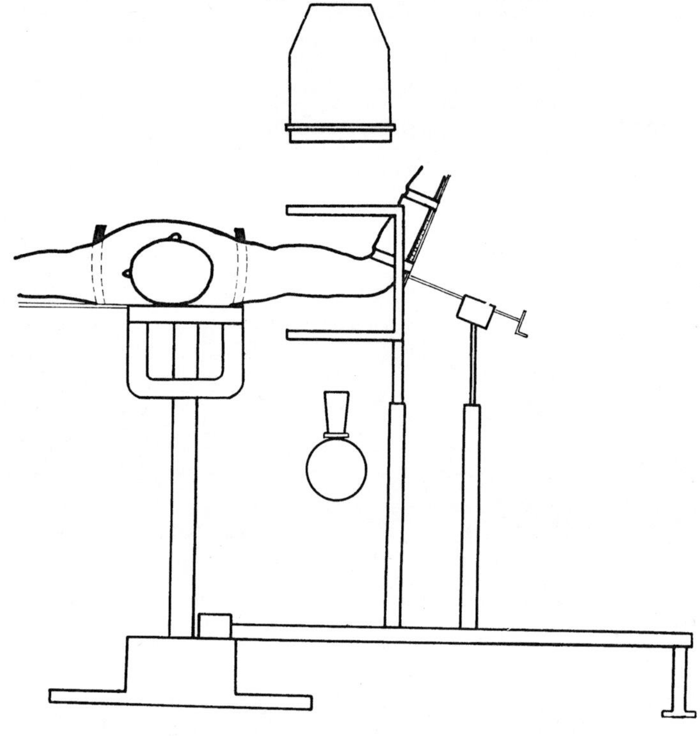

a

Abb. 113 a u. b. Situationsgerechte Lagerung, Aufstellung des Bildverstärkers und Position des Viermastkranes zur absteigenden Oberarmnagelung (= Aufbau Oberarm absteigend). Der Kopf des Kranken liegt auf der Seite des Gleitschienengelenkes (also umgekehrt wie zur Oberschenkel- und Unterschenkelnagelung). Die Tischplatte ist fußwärts verlängert. — Gelegentlich ist es zweckmäßig, den Oberarm mit etwa 20° „Gefälle" (in Richtung Ellenbogen) zu lagern, weil damit der Oberarmkopf (mit dem Tub. maj.) stärker vorspringt und besser erreichbar wird. Da das proximale Fragment in der Regel leicht innenverdreht steht, wird der Unterarm in Innendrehstellung von etwa 20° befestigt (s. Abb. 114). (Der Unterarm ist in der Aufsicht (b) nicht eingezeichnet)

3. Reposition

Sie macht in der Regel keinerlei Schwierigkeiten.

4. Blutleere

Sie ist auch für Oberarmnagelungen zweckmäßig (s. S. 85).

5. Abdeckung

Sie geschieht einzeitig mit dem (großen) Schlitztuch, das insbesondere auch den Kopf — evtl. einschließlich Anaesthesisten — bedecken muß (s. Abb. 55).

6. Nagelung

Die *Lage des Knochenfensters* ergibt sich aus Abb. 115. Es liegt im Bereich des „*Plateaus*" des Tuberculum majus (nicht an seiner Spitze).

Der *Hautschnitt*, den man sich immer unter Röntgensicht anzeichnen sollte, liegt etwa am Übergang von der Beuge- zur Außenseite des Oberarmes. Er geht

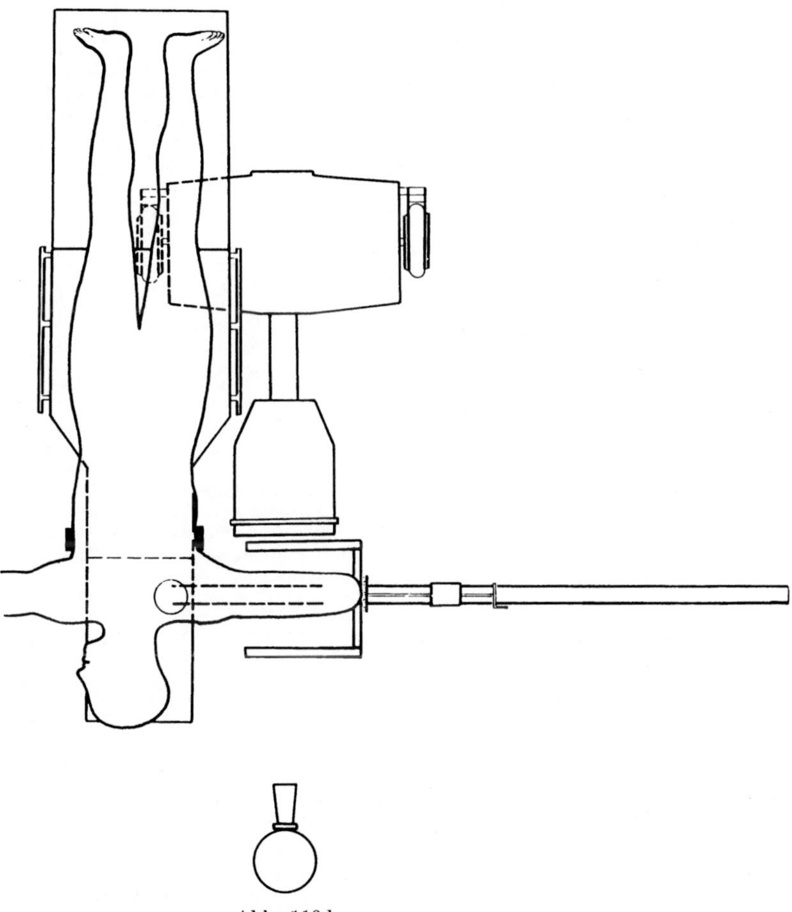

Abb. 113 b

vom Außenrand des Acromion etwa 4 cm nach distal. Bei der Aufsicht von vertikal her muß er etwa auf die radiale Kante (Außenkante) des Oberarmes zulaufen. Nach Durchtrennung der Haut wird die Fascie des Delta-Muskels längsgespalten. Dann werden die Fasern des Delta-Muskels stumpf auseinandergedrängt, bis das Tuberculum majus in seinem unteren Teil freiliegt. Mit Hilfe eines Langenbeckhakens wird dann die Muskelwunde nach distal hin aufgezogen unter gleichzeitiger Verziehung der hier quer den Oberarmschaft kreuzenden Äste des *Nervus radialis* und der Begleitgefäße (s. Abb. 115).

Das Tuberculum majus-Plateau muß *übersichtlich* freigelegt werden. Den Außenrand des Sulcus kann man dann sehen bzw. fühlen. Das Fenster liegt unmittelbar dorsal vom Sulcus. Wenn das Fenster zu weit proximal angelegt wird, so stoßen später die überstehenden Nagelenden bei der Abduktion an das Acromion an.

Die Umlenkung der Nagelspitzen stößt nie auf Schwierigkeiten. Im allgemeinen lassen sich 3 vorgeschränkte Nägel durch die Markraumtaille bringen. Die *Gesamtzahl der Nägel* ist in der Regel *5—6*. Auf völlige Längsadaptation vor dem Einschlagen der Nägel muß besonders geachtet werden.

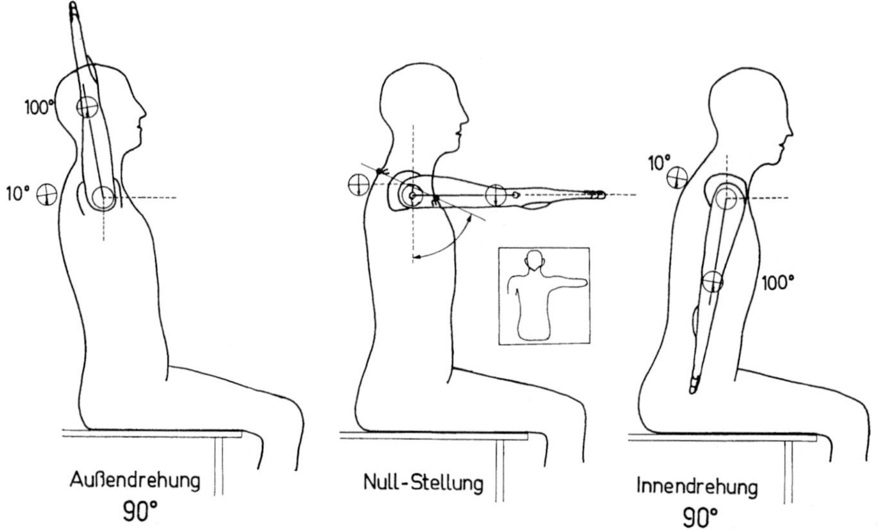

Abb. 114. Der Unterarm als Zeiger für die Drehstellung im Schultergelenk. [Aus HACKETHAL: Meßtechnik, Springer-Verlag, Berlin-Göttingen-Heidelberg (im Druck)]. Wegen der bei Oberarmbrüchen häufig bestehenden Innenverdrehung des proximalen Fragmentes muß das distale Fragment meist nicht in Nullstellung sondern in Innendrehstellung — in der Regel 20° — befestigt werden

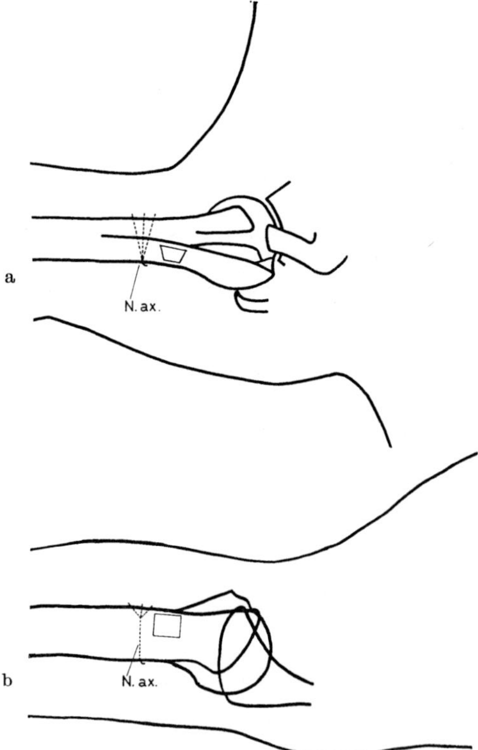

Abb. 115a u. b. Lage des Knochenfensters zur absteigenden Oberarmnagelung. a Aufsicht von vertikal bei in der Regel gegebener Innenverdrehung des proximalen Fragmentes von 20°. b Seitenansicht dazu. Das Knochenfenster liegt im Bereich des Tuberculum majus-Plateaus; sein proximaler Rand ist 1 Querfinger breit distal vom Acromion-Außenrand, unmittelbar dorsal von der Leiste (vom Hinterrand des Sulcus). Der quer zur Oberarmachse verlaufende N. axillaris muß nach Spaltung der Deltafascie und stumpfer Auseinanderdrängung der Muskulatur mit einem Langenbeckhaken nach distal weggezogen werden. Der Hautschnitt beginnt am Acromion-Außenrand und zieht nach distal. Er liegt über der Leiste des Tuberculum majus

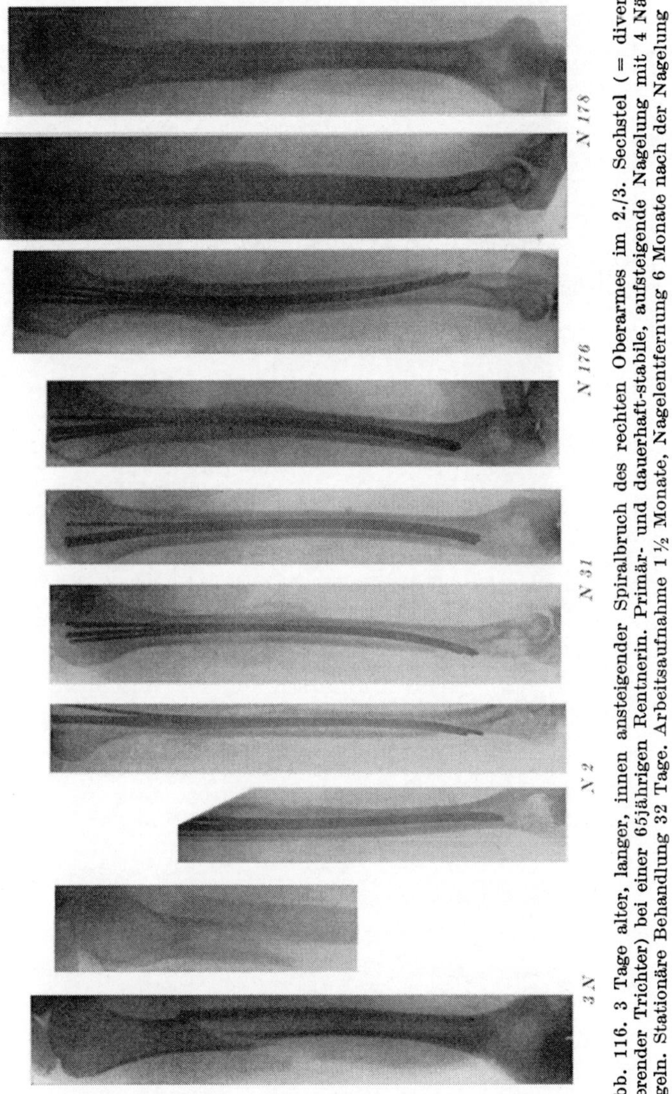

Abb. 116. 3 Tage alter, langer, innen ansteigender Spiralbruch des rechten Oberarmes im 2./3. Sechstel (= divergierender Trichter) bei einer 65jährigen Rentnerin. Primär- und dauerhaft-stabile, aufsteigende Nagelung mit 4 Nägeln. Stationäre Behandlung 32 Tage. Arbeitsaufnahme 1 ½ Monate, Nagelentfernung 6 Monate nach der Nagelung

Aufsteigende Oberarmnagelung

1. Indikationsstellung

S. absteigende Oberarmnagelung.

2. Tischvorbereitung und Auflegen

Der *Aufbau Oberarm aufsteigend* (Abb. 118) entspricht im wesentlichen dem für absteigende Oberarmnagelung. Er weicht nur ab, soweit die Bauchlagerung des Kranken es erfordert. *Intubationsnarkose ist unumgänglich.* Im übrigen ist es unbedingt zweckmäßig, durch Einlegen eines schmalen, aber relativ hohen Kissens in die Hüftbeuge den Bauch für die Atmung freizumachen, da die Thoraxatmung durch das Aufliegen der vorderen Thoraxwand wesentlich beeinträchtigt ist.

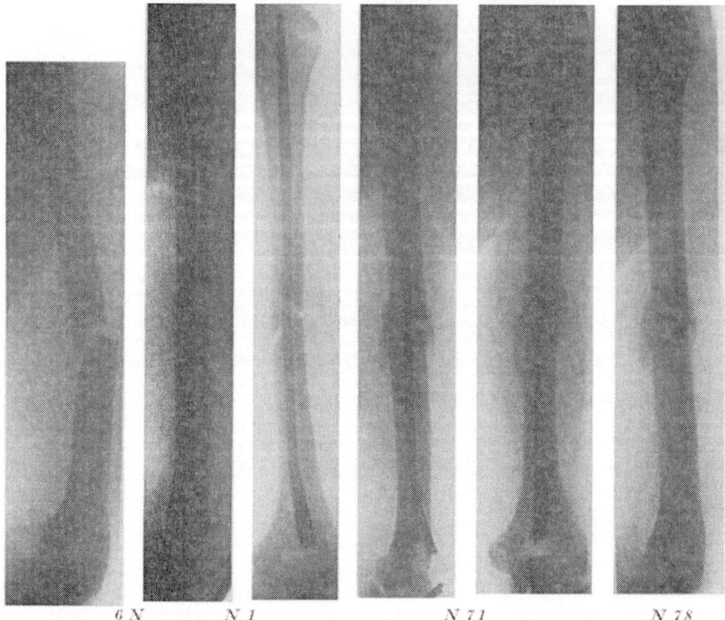

Abb. 117. 6 Tage alter, kurzer, gezähnelter, außen (hinten) ansteigender Schrägbruch des linken Oberarmes im 4. Sechstel (Taille) bei einem 20jährigen Hilfsarbeiter. Primär- und dauerhaft-stabile, aufsteigende Nagelung mit 3 Nägeln. Stationäre Behandlung 18 Tage. Arbeitsaufnahme 3 ½ Monate, Nagelentfernung 2 ½ Monate nach der Nagelung

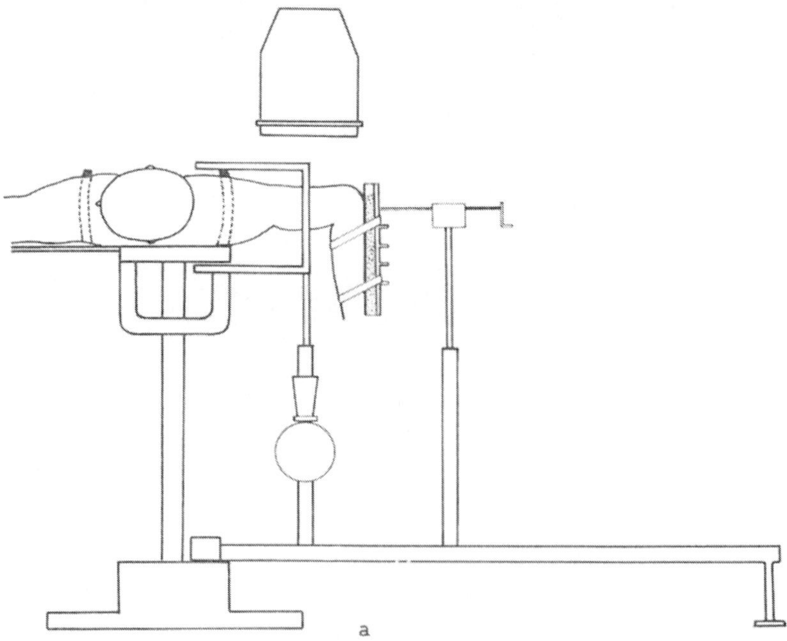

Abb. 118 a u. b. Situationsgerechte Lagerung, Aufstellung des Bildverstärkers und Position des Viermastkranes zur aufsteigenden Oberarmnagelung (= Aufbau Oberarm aufsteigend). Der Kopf des Kranken liegt auf der Seite des Gleitschienengelenkes (also umgekehrt wie zur Oberschenkel- und Unterschenkelnagelung). Die Tischplatte ist fußwärts verlängert. Wegen der Bauchlagerung ist Intubationsnarkose erforderlich. Der Viermastkran muß mit seinem freien Ende meistens etwas über bzw. unter Tischplatte und Oberkörper geschoben werden. Befestigung des Unterarmes s. Abb. 35

Die *Distraktion* geschieht am Unterarm entweder durch Anwickeln des aus Streckstellung 90^0 gebeugten Unterarmes an die Sohlenplatte allein oder durch Anschnallen eines durch die Elle gebohrten Drahtes mit den Hakenriemen (Abb 35). Das *Repositionsgerät* muß mit seinem freien Ende im allgemeinen noch etwas unter den Tisch bzw. über den Patienten geschoben werden, insbesondere wenn der Oberarm relativ kurz ist (Abb. 118).

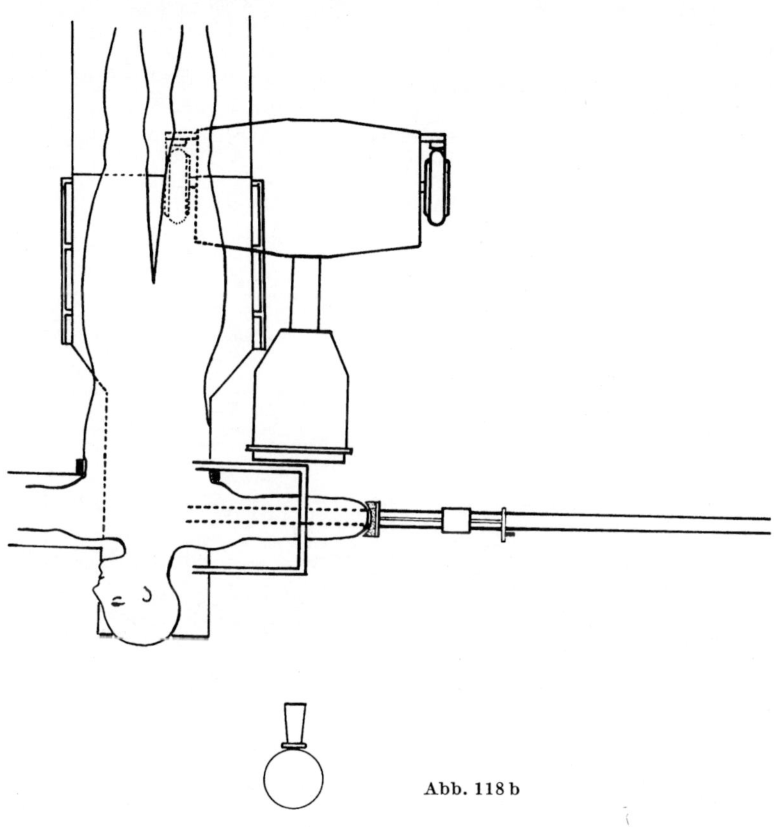

Abb. 118 b

3. Reposition

S. absteigende Oberarmnagelung.

4. Blutleere

Die Manschette wird am proximalen Ende des Oberarmes möglichst achselhöhlennahe angelegt. Die Operation in Blutleere beschleunigt den Eingriff wesentlich, da das Operationsfeld nicht durch Blut unübersichtlich wird. Andererseits stört die Manschette bei der Bildverstärkerkontrolle des Nagellaufes nicht. Im übrigen s. S. 85.

5. Abdeckung

Bei der Abdeckung ist darauf zu achten, daß die Olecranonspitze am distalen Ende des Schlitzes liegt.

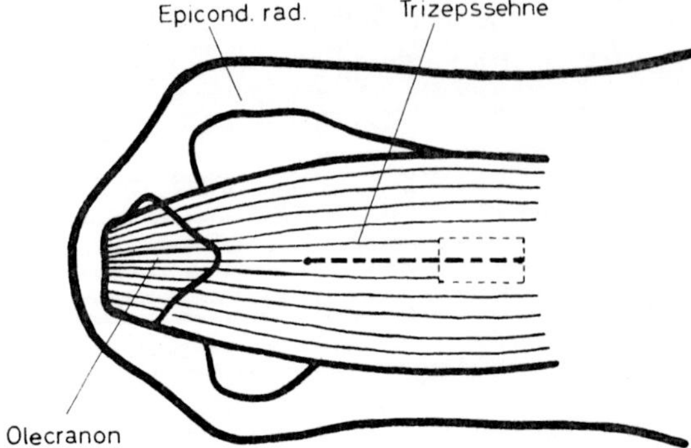

Abb. 119. Hautschnitt zur aufsteigenden Oberarmnagelung. Aufsicht auf die Dorsalseite des linken Armes beim bauchgelagerten Kranken. 5 cm langer Schnitt, der 1 querfingerbreit proximal der Olecranonspitze beginnt und die Tricepssehne in der Mitte längs spaltet. Im übrigen s. Legende zu Abb. 98

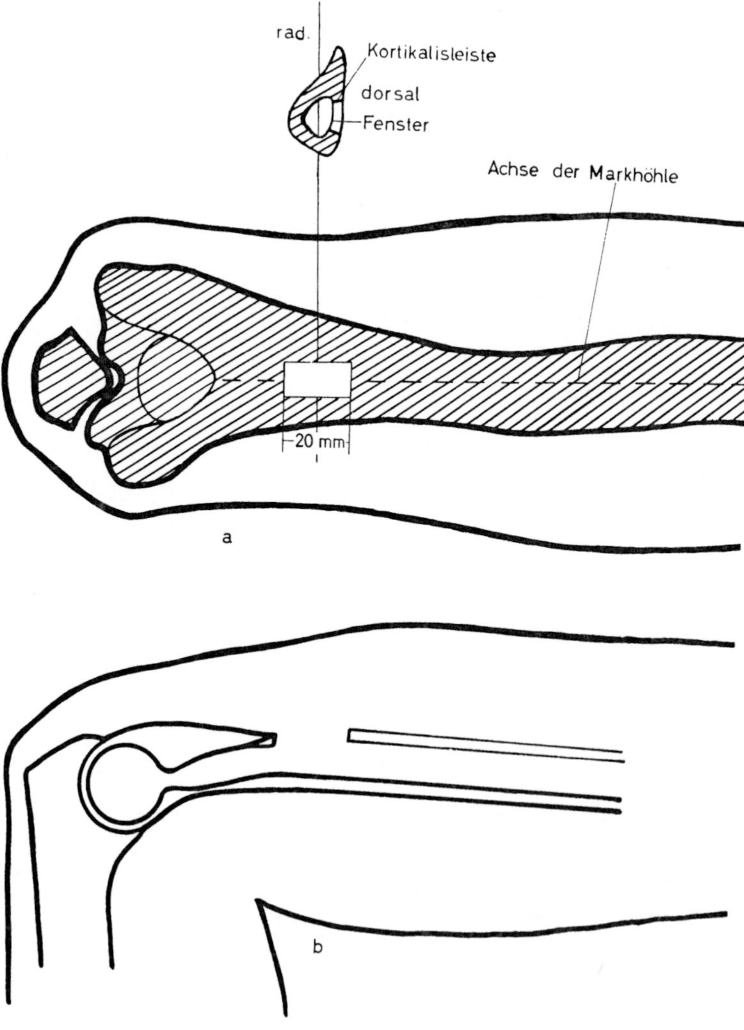

Abb. 120a u. b. Anlegung des Knochenfensters zur aufsteigenden Oberarmnagelung. Der distale Rand des Knochenfensters liegt 2 cm proximal des proximalen Randes der Fossa olecrani. Das Fenster liegt dem ulnaren Rand näher als dem radialen, da radial eine leistenartige Knochenverbreitung besteht (s. Querschnitt). b Ansicht des ausgemeißelten Knochenfensters von der Seite

6. Nagelung

Das *Fenster* muß etwa 3—4 querfingerbreit proximal der Olecranonspitze liegen (Abb. 119). Entsprechend muß der Hautschnitt angelegt werden. Dieser beginnt 1 querfingerbreit proximal der Olecranonspitze und ist 4—5 cm lang. Der Triceps wird etwa in der Mitte längs gespalten und dann die Dorsalseite des Knochens freigelegt (Abb. 120). Die Anlegung des Knochenfensters im distalen Oberarmbereich bedarf besonderer Sorgfalt, da bei unsachgemäßem Vorgehen die Gefahr eines Meißelungsbruches besteht (s. S. 43). Das Fenster muß einerseits weit genug von der Olecranonspitze entfernt liegen. Andererseits darf es *nicht in der Mitte der Dorsalseite*, sondern es muß etwas zum ulnaren Rand verschoben angelegt werden, weil auf der Radialseite der Knochen durch eine (breite) Compactaleiste verbreitert wird (s. Abb. 120). Man stellt sich also zunächst den radialen und ulnaren Rand des Knochens durch Verziehen der Wunde dar. Dann meißelt man mit dem schmalen Hohlmeißel zwischen Mitte der Rückfläche des Knochens und Ulnarkante zunächst ein kleines Loch unter hobelspanähnlicher Knochenverdünnung (s. S. 97). Wenn die Markhöhle eröffnet ist, tastet man mit einer Knopfsonde oder einer Pinzettenbranche die Markhöhle aus und stellt fest, ob man das Fenster mehr nach ulnar oder mehr nach radial verbreitern muß, damit es genau über der Markhöhle liegt. Das Knochenfenster soll in der Regel 24 mm lang und 9 mm breit sein. Falls der sagittale Durchmesser des Compactarohres kleiner als 10 mm ist, so muß das Fenster verlängert werden (s. Abb. 71).

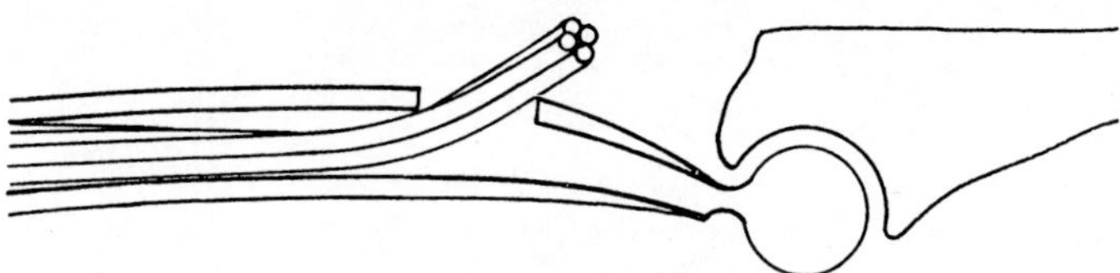

Abb. 121. Freie Streckbeweglichkeit des Ellenbogengelenkes bei richtiger Lage des Knochenfensters und Abschneiden der Nägel in richtiger Länge

Die Umlenkung der Nagelspitzen macht nur Schwierigkeiten, wenn das Fenster zu kurz ist. In der Regel können 3 vorgeschränkte Nägel durch die Markraumtaille gebracht werden. Im Mittel werden *4—5 Nägel* benötigt. Auf ein richtiges Abschneiden der Nägel ist besonders zu achten (Abb. 121).

D. Unterarmnagelung

Wegen der oft bestehenden starken Verschiebungsneigung von Unterarmschaftbrüchen mit Gefahr des Brückencallus ist eine Markraumschienung des Unterarmes oft auch dann zweckmäßig, wenn es von vornherein unsicher ist, ob eine stabile Nagelung gelingt. Deshalb werden Marknagelungen im Unterarm bereich allgemein häufiger gemacht als beispielsweise am Unterschenkel und Oberarm. Während die Küntschernagelung der Elle günstige Voraussetzungen bietet, weil der Nagel beim Einschlagen vom Olecranon her auf geradem Wege die Markhöhle erreicht, gelten für die aufsteigende Speichennagelung etwa die gleichen — oft noch größere — Einschränkungen wie für die aufsteigende Oberarmnagelung. Insbesondere besteht die Gefahr der Verkrümmung des Nagels, der

Knochensprengung usw. Deshalb wird zur Zeit im Unterarmbereich wohl häufiger die Pinnung nach RUSH als die Küntschernagelung geübt. Diese wird vor allem auch deshalb bevorzugt, weil die Markhöhle der Speiche in der Regel gewunden ist und sich ein Rushnagel nicht so schnell wie ein Küntschernagel festläuft.

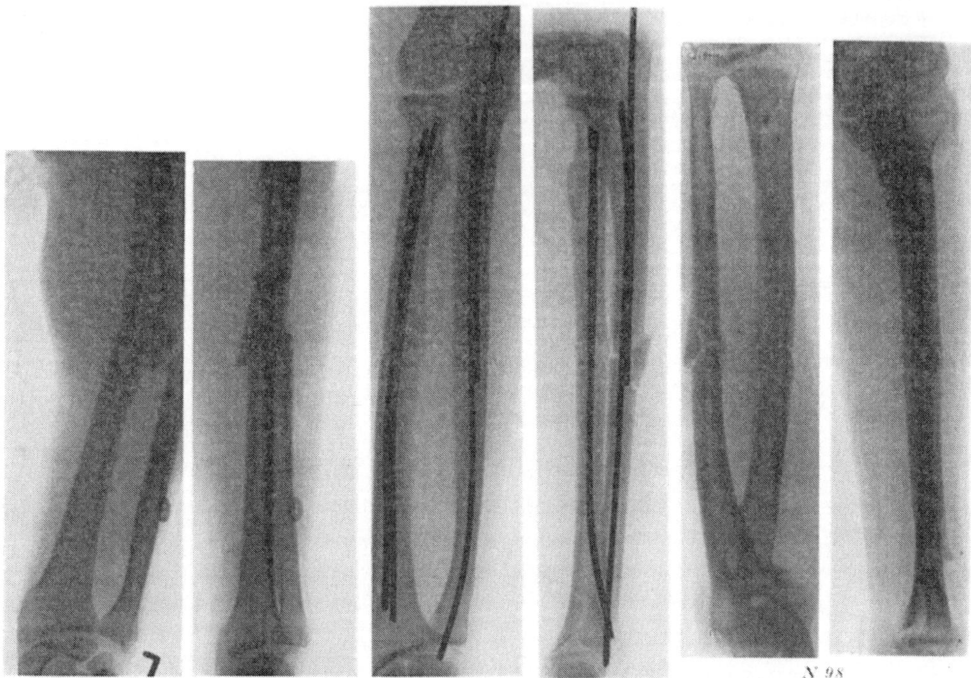

Abb. 122. 6 Tage alter, kurzer, innen ansteigender Schrägbruch der linken Speiche im 3. Sechstel (= Taille) und kurzer Zweispaltbruch der Elle mit hinterem Keil im 3./4. Sechstel (= Taille + parataillerer, proximaler Trichter) bei einem 62jährigen Landwirt. Primär-stabile, aufsteigende Speichennagelung mit 2, auf- und absteigende Ellennagelung mit 2 Nägeln. Stationäre Behandlung 7 Tage. Wie die Stabilitätsprüfung unter Röntgenkontrolle ergab, waren beide Frakturen auch voll drehstabil Der absteigend eingeführte Ellennagel wurde etwas zu lang belassen. Beachte die völlig formgerechte (also auch die physiologischen Krümmungen erhaltende) Markraumschienung. Die Nägel wurden 98 Tage nach der Nagelung entfernt. Beide Frakturen waren fest

Dennoch macht es nach unseren Erfahrungen oft Schwierigkeiten, einen Rushnagel in voller Länge in beide Markräume einzuführen, weil sich die scharfe Spitze oft unüberwindbar verfängt.

Mit Bündel-Nagelungen von Unterarmfrakturen haben wir bisher relativ geringe Erfahrungen. Es wurden insgesamt nur 7 Unterarmnagelungen gemacht. 4mal lagen veraltete Frakturen bzw. Pseudarthrosen und nur 3mal frische Frakturen vor. Die Ergebnisse waren befriedigend. Abschließendes läßt sich nicht sagen. Doch möchten wir glauben, daß die Bündel-Nagelung im Unterarmbereich gegenüber anderen Nagelungen ähnliche Vorteile bringt, wie im Bereich der übrigen langen Röhrenknochen.

Die Unterarmnagelung muß *ab- und aufsteigend* durchgeführt werden, d. h. die Nagelung der Elle absteigend und die Nagelung der Speiche aufsteigend. Anfangs haben wir mehrfach auch die Speiche absteigend genagelt. Die Einbringung in die Markhöhle der Speiche bietet bei bestimmtem Vorgehen keine besonderen Schwierigkeiten, aber das überstehende Ende der Nägel stört bei der Pro- und Supination, weil die Nägel nicht kurz abgeschnitten werden können (Abb. 123). Deshalb sollte die Nagelung der Speiche nur aufsteigend erfolgen.

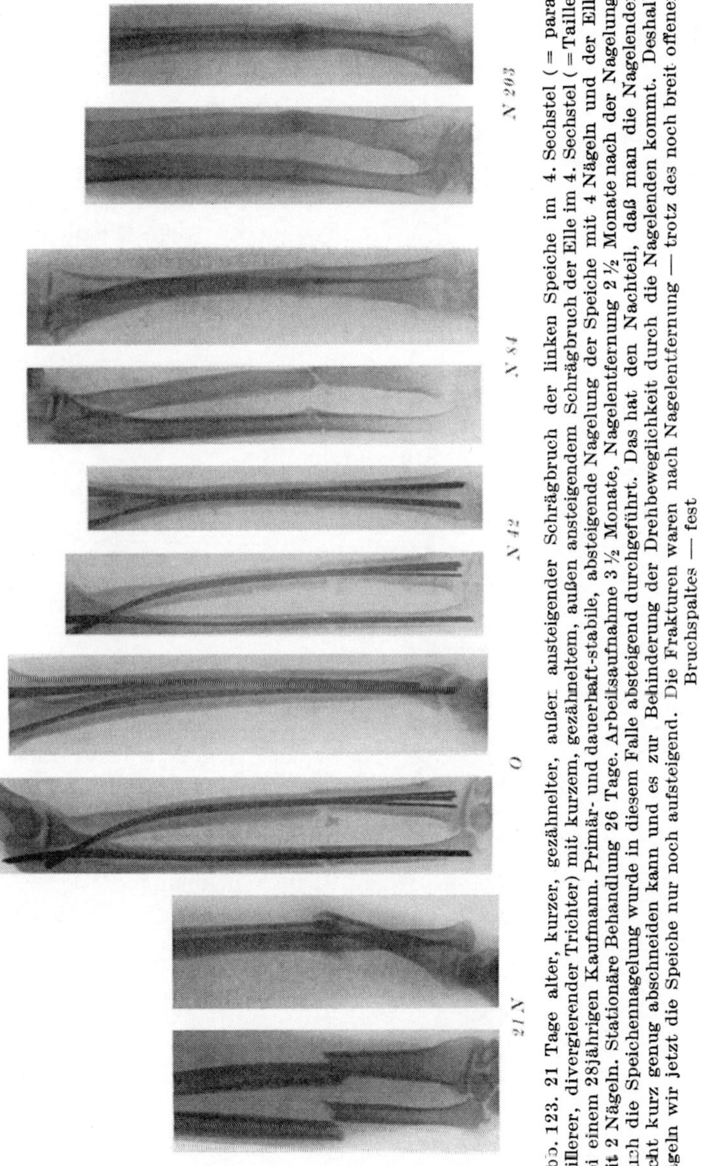

Abb. 123. 21 Tage alter, kurzer, gezähnelter, außen ansteigender Schrägbruch der linken Speiche im 4. Sechstel (= paratailleren, divergierender Trichter) mit kurzem, gezähneltem, außen ansteigendem Schrägbruch der Elle im 4. Sechstel (= Taille) bei einem 28jährigen Kaufmann. Primär- und dauerhaft-stabile, absteigende Nagelung der Speiche mit 4 Nägeln und der Elle mit 2 Nägeln. Stationäre Behandlung 26 Tage. Arbeitsaufnahme 3 ½ Monate, Nagelentfernung 2 ½ Monate nach der Nagelung. Auch die Speichennagelung wurde in diesem Falle absteigend durchgeführt. Das hat den Nachteil, daß man die Nagelenden nicht kurz genug abschneiden kann und es zur Behinderung der Drehbeweglichkeit durch die Nagelenden kommt. Deshalb nageln wir jetzt die Speiche nur noch aufsteigend. Die Frakturen waren nach Nagelentfernung — trotz des noch breit offenen Bruchspaltes — fest

1. Indikationsstellung

Sie ergibt sich für Einspaltbrüche aus Abb. 124. Die Indikation für Zweispaltbrüche schränkt sich entsprechend der Darstellung in Abb. 28 ein.

2. Tischvorbereitung und Auflegen

Der *Aufbau Unterarm* geht aus Abb. 125 hervor. Da auch hier der Unterarm senkrecht über die Gleitschiene und parallel zu ihr gebracht werden muß, ist es notwendig, den Kranken so weit auf der Tischplatte fußwärts (in Richtung auf die Haupttragesäule) verschoben aufzulegen, daß die Schulter fußwärts vom Drehpunkt der Gleitschiene liegt. Der Tisch muß entsprechend verlängert werden. Der kranke Arm wird im Oberarm rechtwinklig abduziert und im Ellenbogen aus der Streckstellung heraus um etwa 40^0 gebeugt. Als *Distraktionsgegenhalt* dient einerseits eine achselhöhlennahe, an der dem kranken Arm zugewandten Brustkorbseite angebrachte Stütze, andererseits ein wenig röntgenschattengebender, vertikal stehender Stab, der am Oberarm unmittelbar neben der Ellenbeuge angreift. Dieser gepolsterte Stab wird von einer Querstange gehalten, die auf die Seitenschiene der Tischplatte aufgeschoben ist. Der Stauchungsgegenhalt wird (ausnahmsweise) von einem Assistenten (nur) während der Längsadaptation temporär ausgeübt.

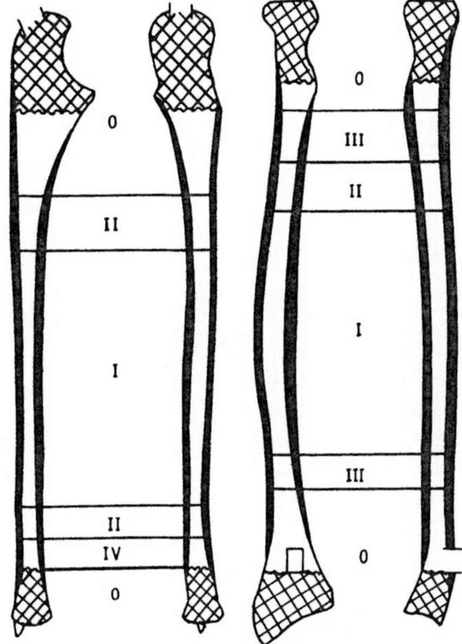

Abb. 124. Indikationsgrad für Einspaltbrüche von Elle (links) und Speiche (rechts)

Zur *Befestigung der Hand* empfehlen wir den in Abb. 38 dargestellten *Griffbügel*. Er gewährleistet, daß das periphere Unterarmende frei zugänglich ist. Je nach gewünschter Unterarmdrehstellung kann das Griffstück in den hintereinandergeschalteten Kugelgelenken gedreht werden. Im übrigen kann das Handgelenk nach Wunsch gebeugt und ulnar-abduziert werden. Auch gegensinnige Stellungen sind grundsätzlich möglich, spielen aber für Nagelungen keine Rolle.

Der *Gonaden-Schutz* geschieht wie für Oberarmnagelungen. Der *Viermastkran* wird wiederum mit seiner Längsmittelachse in die Längsachse des Unterarmes gebracht. Sein freies Ende zeigt zur Hand, das U-Stück liegt knapp distal des Ellenbogens.

Der *Bildverstärker* steht außen vom Unterarm und senkrecht zu diesem. Er hat genügend Schwenkfreiheit für die seitliche Durchleuchtung senkrecht zur Unterarmachse.

3. Reposition

Bei Brüchen der Speiche proximal der Mitte muß der Unterarm zur Reposition in der Regel voll supiniert, bei Lage distal der Mitte in etwa 0^0 Drehstellung (s. Abb. 126) gebracht werden.

Wenn Elle und Speiche gebrochen sind, wird zuerst ein Knochen reponiert und genagelt. Die Reposition des anderen Knochens macht bei ungebrochenem oder genageltem Beiknochen öfter Schwierigkeiten. Da der Riemenzug von außen kaum auf ihn wirken kann, muß die Reposition durch Drehung und Kippung des Griff-

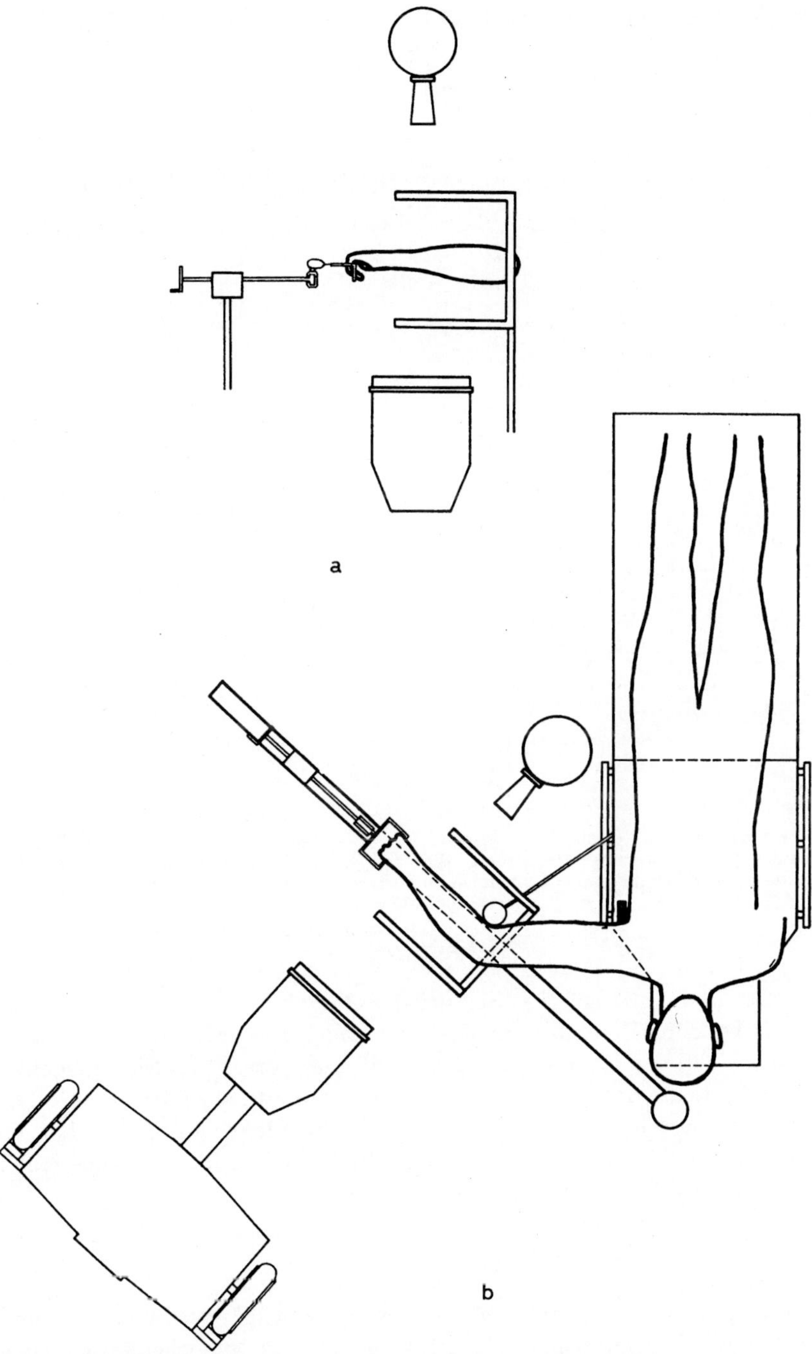

Abb. 125 a u. b. Situationsgerechte Lagerung, Aufstellung des Bildverstärkers und Position des Viermastkranes zur Unterarmnagelung (= Aufbau Unterarm). Der Kopf des Kranken liegt auf der Seite des Gleitschienengelenkes (also umgekehrt wie zur Oberschenkel- und Unterschenkelnagelung). Die Tischplatte ist fußwärts erheblich verlängert, weil der Körper soweit fußwärts verschoben werden muß, daß der Unterarm parallel zur Gleitschiene und vertikal über ihr (b) verläuft. Der Distraktionsgegenhalt greift an der zum kranken Arm gerichteten Brustkorbseite und am distalen Oberarm in der Ellenbeuge — über ein an der Tischplatte befestigtes Gestänge — an. Befestigung der Hand s. Abb. 38. Die Blutleere wird *vor* der Reposition am Oberarm angelegt

bügels versucht werden (s. S. 70). Gelingt sie nicht, ist zu überlegen, ob nicht der Verzicht auf seine Nagelung das beste ist. Will man sie dennoch erzwingen, so besteht die Möglichkeit, mit Hilfe von Kirschnerdraht und Bügel die geschlossene Reposition zu erreichen. Es wird in Berücksichtigung des Nerven- und Gefäßverlaufs durch das proximale und distale Fragment ein möglichst dünner, die Markhöhle nur wenig verlegender Draht gebohrt. Dann wird je ein Bügel angelegt und daran mit dem Viermastkran in typischer Weise gezogen.

4. Blutleere

Die Manschette wird am Oberarm achselhöhlennahe angelegt. Die Blutleere verbessert die Übersicht wesentlich.

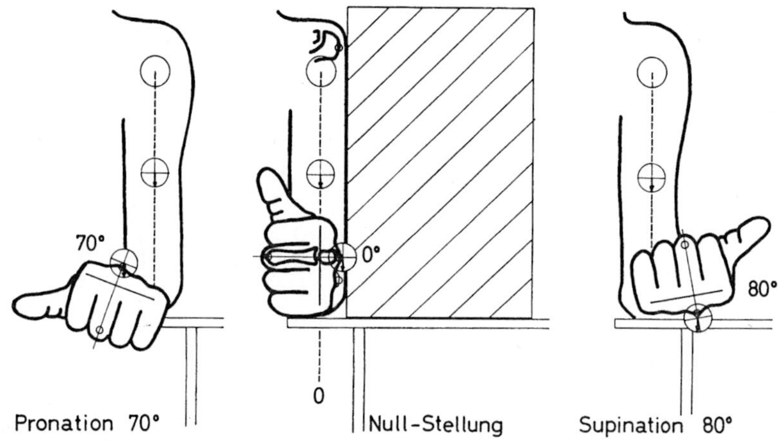

Abb. 126. Die Längsachse des Mittelfingergrundgliedes als Zeiger für die Drehstellung in den Ellenspeichengelenken. [Aus HACKETHAL: Meßtechnik, Springer-Verlag, Berlin-Göttingen-Heidelberg (im Druck)]. Drehfehler des distalen Fragmentes müssen durch Drehung am Griffbügel unter Röntgensicht korrigiert werden

5. Abdeckung

Können Elle und Speiche vor Beginn des Nagelungsaktes voll reponiert werden, so muß bei der Abdeckung zur Unterarmnagelung berücksichtigt werden, daß sowohl das Olecranon als auch die Dorsalseite des peripheren Speichenendes zugänglich sein müssen. Man braucht also 2 große Schlitztücher, die in der Mitte über beiden Einschlagstellen übereinander liegen. Kann zunächst nur ein Knochen reponiert werden, so muß die Operation in 2 Abschnitten erfolgen. Nach seiner Nagelung muß reponiert und neu abgedeckt werden.

6. Nagelung

Zuerst wird in der Regel die *Elle absteigend* genagelt. Der Hautschnitt liegt über dem proximalen Olecranonende. Er ist 3 cm lang. Das Knochenfenster bzw. -loch wird ausnahmsweise mit einem *Pfriem* angelegt, den man in Richtung auf die Markhöhle senkrecht — nicht zu nahe dem Ellenbogengelenk — einbohrt. Wegen der physiologischen o-Krümmung der Elle muß der Pfriem bei horizontaler Lagerung des Unterarmes schräg aufwärts (um etwa 20°) vorgeschoben werden! Man muß die richtige Lage des Pfriems röntgenologisch nach Loslassen des Pfriems (!)

kontrollieren. Dann schlägt man zunächst einen vorgeschränkten Nagel ein. Falls dieser nicht glatt läuft, weil die Markhöhle zu eng ist, ersetzt man ihn durch einen geraden Nagel. In der Regel lassen sich 2 Nägel einschlagen. Auch die aufsteigende Ellennagelung ist gelegentlich zweckmäßig (s. Abb. 122).

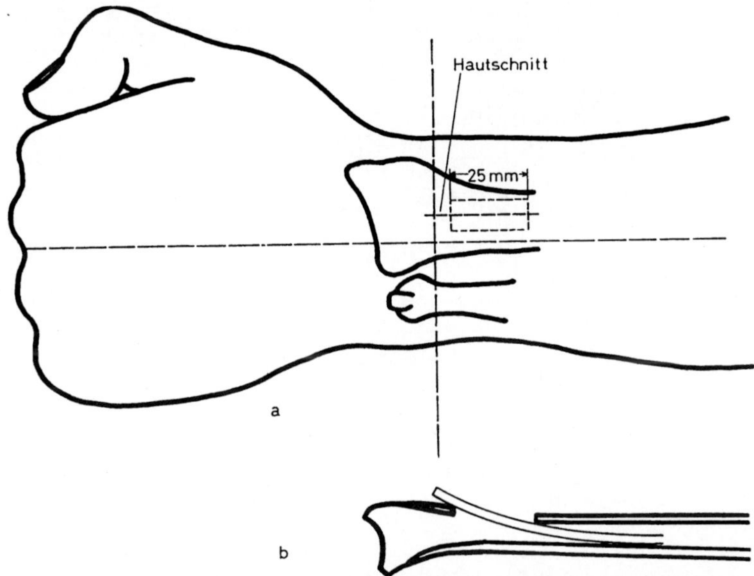

Abb. 127a u. b. Hautschnitt und Lage des Knochenfensters für die aufsteigende Speichennagelung. Das Fenster liegt distal der Querebene, die die Elle am proximalen Rand des Ellenköpfchens schneidet und radial der Mittellinie der Dorsalseite. Das Fenster ist 25 mm lang und 10 mm breit. b Richtige Länge der überstehenden Nagelenden

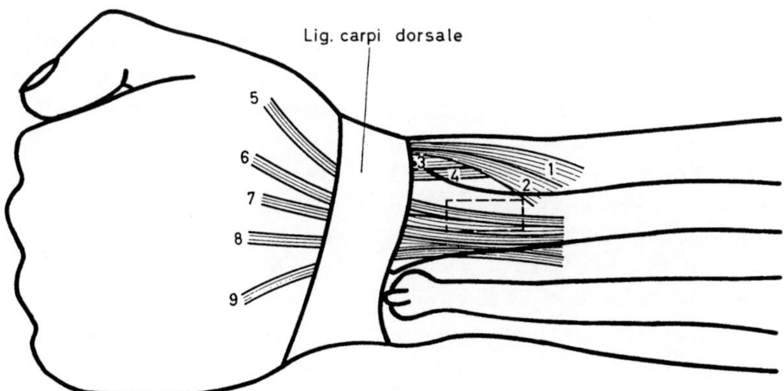

Abb. 128. Lage des Knochenfensters zu den Sehnen und zum Lig. carpi dorsale, *1* Abd. poll. long. *2* Ext. poll. brev., *3* u. *4* Ext. carpi rad. long. u. brev., *5* Ext. poll. long., *6—9* Ext. dig. comm.

Anschließend folgt evtl. nach neuerlicher Reposition und Abdeckung die *aufsteigende Speichennagelung*. Wir halten es für besser, die Speiche von der Dorsalseite der Metaphyse her, und nicht von der Radialseite des Griffelfortsatzes aus, zu nageln. Bei der Nagelung vom Griffelfortsatz aus besteht immer die Gefahr von Sehnenscheidenverletzungen und auch die einer Durchtrennung eines Astes der Speichenarterie mit störender Blutung. Die *Lage des Knochenfensters* ergibt sich aus der Abb. 127. Das Fenster liegt also einerseits radial der Mittellinie und andererseits proximal der Querebene, die proximal vom Ellenköpfchen verläuft. Der *Hautschnitt* ist etwa 4—5 cm lang (Abb. 127). Nach Durchtrennung der Haut werden die Strecksehnen einschließlich der des Extensor pollicis longus nach ulnar weggehalten. Das Knochenfenster liegt nicht genau in der Mitte des Radius, sondern etwas nach radial versetzt (Abb. 128).

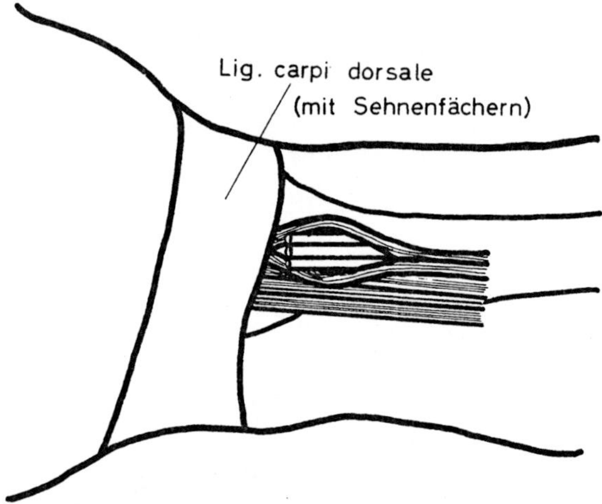

Abb. 129. Lage der abgeschnittenen Nagelenden zwischen den Strecksehnen und zum Ligamentum carpi dorsale. Die Sehne des Extensor pollicis longus ist radial vorbeigeleitet

In der Größe des Fensters wird die Compacta zunächst mit dem Hohlmeißel verdünnt. Schließlich wird es mit dem Flachmeißel endgültig ausgemeißelt. Das Fenster muß mindestens 25 mm lang und 10 mm breit sein. Die Nagelenden müssen nach vollem Einschlagen der Nägel kürzer als üblich abgeschnitten werden, aber nicht so kurz, daß sie in den Markraum einbrechen. Am Schluß der Operation ist es im allgemeinen besser, die Sehne des Extensor pollicis longus radial an den Nagelenden vorbeizuleiten (s. Abb. 129).

Zunächst muß versucht werden, 2 vorgeschränkte Nägel durch die Markraumtaille zu bringen. Dabei kommt es häufig zu einem geringen Krümmungsverlust, da die Markraumlichtung an der Taille sehr eng ist. Die Nagelspitzen laufen in der Regel gut, im Gegensatz zu starren oder Rush-Nägeln, die sich in der physiologischen (ellenwärts konkaven) Markraumkurve mit der Spitze oft festlaufen. In der Regel lassen sich 3 Nägel einschlagen.

Am Ende der Nagelung muß die *Stabilitätsprüfung unter Röntgendurchleuchtung* erfolgen, weil man nur so sicher feststellen kann, wieweit die Drehung in der Bruchzone und wieweit sie in den Ellen-Speichengelenken stattfindet. Zu dieser Stabilitätsprüfung soll der Operateur vorher Bleigummihandschuhe anziehen. Ergibt sich eine Drehinstabilität, so muß zusätzlich ein fingerfreier Armgipsverband angelegt werden.

Wenn nur ein Unterarmknochen gebrochen ist, gilt die gegebene Beschreibung sinngemäß.

Literatur

ALSLEV: zit. n. G. KÜNTSCHER (1950).
BAUER, K. H.: Marknagelung oder Drahtextension? Zbl. Chir. **70,** 254 (1943).
— zit. n. H. KARCHER.
BAUMANN, E.: Konservative und operative Unterschenkelbehandlung. Helv. chir. Acta **26,** 241 (1959).
BECHTOL, C., A. FERGUSON and P. G. LAING: Metals and Engineering in Bone and Joint Surgery. Baltimore: Williams & Wilkins Co 1959.
BECK, H., u. J. GELDMACHER: Persönliche Mitteilung 1960. Publikation in Vorbereitung.
BECKER, R.: zit. n. H. SCHULTHEISS (1957).
BLOCK, W.: Die normale und gestörte Knochenbruchheilung. Stuttgart: Enke 1940.
— Aussprache zu den Vorträgen 30—34. Langenbecks Arch. klin. Chir. **276,** 192 (1953).
— u. J. BECKSTRÖM: Ionometrische Untersuchungen zur Metallose der Gewebe. Langenbecks Arch. klin. Chir. **277,** 89 (1953).
BÖHLER, J.: Marknagelung und Kugelcallus. Zbl. Chir. **70,** 1833 (1943).
— Results in medullary nailing of ninety-five fresh fractures of the femur. J. Bone Jt Surg. **33 A,** 670—678 (1951).
— Behandlungsergebnisse bei 151 Marknagelungen des Oberschenkels. Hefte Unfallheilk. **46,** 6 (1953) [1].
— Behandlung der Strecksehnenausrisse der Fingerendglieder mit percutanen Bohrdrähten. Mschr. Unfallheilk. **56,** 216 (1953) [2].
— Verhütung von Mißerfolgen bei Verkürzungsosteotomien des Oberschenkels mit dem Marknagel. Arch. orthop. Unfall-Chir. **46,** 436 (1954).
— Gekreuzte Bohrdrähte, ein einfaches Prinzip der Osteosynthese. Arch. orthop. Unfall-Chir. **47,** 242 (1955).
— Osteosynthese mit gekreuzten Bohrdrähten beim Bruch des medialen Knöchels und des Olecranons. Langenbecks Arch. klin. Chir. **284,** 658 (1956).
BÖHLER, L.: Technik der Knochenbruchbehandlung, 2. Aufl. Wien: Maudrich 1930.
— Vorschlag zur Marknagelung nach KÜNTSCHER bei frischen Oberschenkelschußbrüchen. Chirurg **15,** 8 (1943).
— Apparate für die Marknagelung nach KÜNTSCHER. Chirurg **15,** 50 (1943).
— Die Technik der Knochenbruchbehandlung im Frieden und im Kriege. 9.—11. Aufl., III. Bd. Wien: Maudrich 1944.
— Unterschenkelschaftbrüche. Langenbecks Arch. klin. Chir. **276,** 192 (1953).
— and J. BÖHLER: KÜNTSCHER's medullary mailing. J. Bone Jt Surg. **31 A,** 295—305 (1949).
BRUNNER, W.: Unsere Erfahrungen mit der Marknagelung nach KÜNTSCHER. Z. Unfallmed. Berufskr. **40,** 103 (1947).
BÜRKLE DE LA CAMP, H.: Über das Verhalten der Knochenhaut beim Bruch des Röhrenknochens. Dtsch. Z. Chir. **203/204,** 391 (1927).
— Die Marknagelung in der Wiederherstellungschirurgie. 96. Tag Niederrhein.-westf. Chir.; ref. in Chirurg **17/18,** 476 (1947).
— Fehler und Gefahren der Alloplastik in der Knochen- und Gelenkchirurgie. Langenbecks Arch. klin. Chir. **289,** 463 (1958).
— Die einfachste Frakturbehandlung einschließlich Extension. Langenbecks Arch. klin. Chir. **295,** 271 (1960).
CALABI, V., e E. LASIO: Osteosintesi midollare ed embolia adiposa. Chirurgia (Milano) **4,** 39—45 (1949).
COHEN, J.: Assay of foreign-body reaction. J. Bone Jt Surg. **41 A,** 152 (1959).
DELBET: zit. n. WATSON-JONES and coll.
EHALT, W.: Erfahrungen mit der Marknagelung nach KÜNTSCHER. Zbl. Chir. **69,** 1849 (1942).
— Erfahrungen mit der Osteosynthese. Verh. dtsch. Ges. orthop. **46,** 522 (1959).
ELLIS, H.: A Study of some Factors affecting Prognosis following Tibial Shaft Fractures. Thesis, Bodleian Library Oxford 1956.
— The Speed of Healing after Fracture of the Tibial Shaft. J. Bone Jt Surg. **40 B,** 42 (1958).
FERGUSON, A. B.: Metals in Living Tissues. Surg. Clin. N. Amer. **40,** 521 (1960).
— P. G. LAING and E. S. HODGE: The Ionization of Metal Implants in Living Tissues. J. Bone Jt Surg. **42 A,** 1 (1960).

Fischep, A. W.: zit. n. Küntscher (1950).
— u. R. Maatz: Weitere Erfahrungen mit der Marknagelung nach Küntscher. Langenbecks Arch. klin. Chir. **203,** 531 (1942).
— u. H. Reich: Wie steht es um die Gefahr der Osteomyelitis bei der Küntscher-Nagelung offener Frakturen? Zbl. Chir. **70,** 299 (1943).
Fischer, S.: Über das Aufweiten der Markhöhle bei der Marknagelung. Chirurg **31,** 556 (1960).
Gaenslen, F. J.: Multiple Spike Fixation of Fractures of the Neck of the Femur. J. Bone Jt Surg. **17,** 739 (1935).
Galluri, W., e A. Gianelli: Der Einfluß der Marknagelung auf das Wachstum und die Heilungstendenz wachsender, langer Knochen. Experimentelle Untersuchungen. Arch. Orthop. (Milano) **66,** 742 (1953).
Geiser, M.: Zur Pathophysiologie der Frakturheilung. Die Frakturheilung im Röhrenknochen bei genau adaptierten Fragmenten. Eine experimentelle Studie an der unteren Hälfte der Kaninchentibia. Arch. orthop. Unfall-Chir. **51,** 201 (1959).
Gelbke, H.: Die „dynamische Osteosynthese“ nach Rush, eine wertvolle Vervollständigung der Küntscher-Nagelung. Chirurg **26,** 529 (1955).
Goetze, O.: Aussprachebemerkung zu LX. Langenbecks Arch. klin. Chir. **264,** 551 (1950).
Griessmann, H., u. W. Schüttemeyer: Weitere Erfahrungen mit der Marknagelung nach Küntscher an der Chirurgischen Universitätsklinik Kiel. Chirurg **17/18,** 316 (1947).
Häbler, C.: Marknagelung nach Küntscher bei Schaftbruch der langen Röhrenknochen. 2. Aufl. München-Berlin: Urban & Schwarzenberg 1950.
— als Referent der Arbeit von A. W. Fischer u. R. Maatz. Chirurg **15,** 720 (1943).
— R. Soeur, W. Ehalt, A. W. Fischer u. R. Maatz: zit n. H. Jahna u. E. Scharitzer.
Hackethal, K. H.: Küntscher- oder Rushnagelung? Langenbecks Arch. klin. Chir. **287,** 703 (1957).
— Erfahrungen mit der Bündel-Nagelung. Tagg. Bayer. Chir. Sommer 1959.
Hampton jr., O. P., and W. T. Fitts jr.: Open Reduction of Common Fractures. New York-London: Grune & Stratton 1959.
— and Earl P. Holt jr.: The present status of intramedullary nailing of fractures of the tibia. Amer. J. Surg. **93,** 597 (1957).
Hansen-Street: zit. n. O. P. Hampton and W. T. Fitts jr.
Harnach, Z.: Benützung des Marknagels bei der Behandlung der Frakturen der langen Knochen. Acta Chir. orthop. Traum. cech. **20,** 209 (1953).
Hart, O.: Schwierigkeiten und Verwicklungen bei der Marknagelung von Knochenbrüchen. Zbl. Chir. **70,** 996 (1943).
Hasche-Klünder, R.: Reaktive feingewebliche Veränderungen bei der Marknagelung. Z. Orthop. **83,** 120 (1952).
Hegemann, G.: Allgemeine Operationslehre. Kapitel: Die Knochennagelung, Bd. I. Berlin-Göttingen-Heidelberg: Springer 1958.
Herzog, K.: Nagelung der Tibiaschaftbrüche mit *einem* starren Nagel. Langenbecks Arch. klin. Chir. **276,** 227 (1953).
— Die Technik der geschlossenen Marknagelung frischer Tibiafrakturen mit dem Rohrschlitznagel. Chirurg **29,** 501 (1958).
— Fehler, Gefahren und Vorteile der geschlossenen Osteosynthese der Tibia mit dem dicken Marknagel. Verh. dtsch. Ges. Orthop. **46,** 446 (1959).
— Die Technik der geschlossenen Marknagelung des Oberschenkels mit dem Rohrschlitznagel. Chirurg **31,** 465 (1960).
Hey Groves, E. W.: On Modern Methods of treating Fractures. Bristol: Wright & Sons Ltd. 1921.
— zit. n. Watson-Jones. Brit. J. Surg. **6,** 224 (1918).
Ilyenkov, S. I.: Treatment of humerus fracture by intramedullary nailing. Vestn. chir. (Mosk.) **81,** 75 (1958).
Jackson, R. W., and J. Macnab: The Healing of Fractures in Man under Clinical Conditions. Amer. J. Surg. **97,** 543 (1959).
Jahna, H., u. E. Scharitzer: Operative oder konservative Unterschenkelbruchbehandlung? Verh. dtsch. Ges. Orthop. **46,** 484 (1959).
Junge, H.: zit. n. G. Küntscher (1950).
Karcher, H.: Beitrag zur Behandlung der Frakturen im gelenknahen Abschnitt des Oberarms. Chirurg **17/18,** 442 (1947).

KASTRUP, H.: Zur Marknagelung im Kindesalter. Mschr. Unfallheilk. **53**, 13 (1950).
KLÖSS, J.: Stabile Fixation durch den Marknagel bei der Pseudarthrosenbehandlung der Röhrenknochen. Chirurg **31**, 375 (1960).
KNESE, K. H.: Knochenstruktur als Verbundbau. Stuttgart: Thieme 1958.
KOSLOWSKI, L.: Frakturbehandlung mit dem Rush-Federstab. Möglichkeiten und Grenzen. Chirurg **29**, 108 (1958).
— Erfahrung mit neuen Röntgenbildverstärkern. Chirurg **31**, 10 (1960).
KRÖMER, K.: Ein neuer Operationstisch für Knochenbrüche mit Verrenkungen. Zbl. Chir. **75**, 93 (1950).
KRÖSL, W.: Ergebnisse der Marknagelung bei 65 geschlossenen und 45 offenen Brüchen des Unterschenkels. Hefte Unfallheilk. **54**, 181 (1957).
KÜNTSCHER, G.: Die Bedeutung der Darstellung des Kraftflusses im Knochen für die Chirurgie. Langenbecks Arch. klin. Chir. **182**, 489 (1936).
— Die Marknagelung von Knochenbrüchen. Tierexperimenteller Teil. Klin. Wschr. **1940**, 6 [1].
— Die Marknagelung von Knochenbrüchen. Langenbecks Arch. klin. Chir. **200**, 443 (1940) [2].
— Die Marknagelung von Knochenbrüchen. Klinischer Teil. Klin. Wschr. **1940**, 833 [3].
— Callus ohne Knochenbruch. Zbl. Chir. **19**, 857 (1941) [1].
— Die Technik der Marknagelung des Unterschenkels und Oberarms. Zbl. Chir. **68**, 1138 (1941) [2].
— Die stabile Osteosynthese bei der Osteotomie. Chirurg **14**, 161 (1942).
— Die Marknagelung. Berlin: 1950 Saenger 1950 [1].
— Fortschritte auf dem Gebiet der Marknagelung. Langenbecks Arch. klin. Chir. **264**, 547 (1950) [2].
— Bemerkungen zu der Arbeit von A. SENFFT: Die Gefahren der Fettembolie bei der Marknagelung nach KÜNTSCHER. Zbl. Chir. **76**, 731 (1950) [3].
— Die Ursachen der Callusbildung bei der Frakturheilung. Bruns' Beitr. klin. Chir. **191**, 190 (1953) [1].
— Über die Marknagelung der Tibiaschaftbrüche. Langenbecks Arch. klin. Chir. **276**, 217 (1953) [2].
— Viel oder wenig Callus? Mschr. Unfallheilk. **11**, 321 (1953) [3].
— Die Marknagelung gelenknaher Brüche. Mschr. Unfallheilk. **58**, 12 (1955).
— Das Callusproblem. Arch. orthop. Unfall-Chir. **49**, 1 (1957) [1].
— Stabile Osteosynthese gelenknaher Brüche. Zbl. Chir. **82**, 1641 (1957) [2].
— Ein Callusmodell. Zbl. Chir. **82**, 1689 (1957) [3].
— The Küntscher Method of Intramedullary Fixation. J. Bone Jt Surg. **40 A**, 17 (1958) [1].
— Der Knochen als Entzündungsmodell. Z. ges. exp. Med. **130**, 279 (1958) [2].
— Marknagelung oder Pinnung? Chir. Prax. **1958**, 433 [3].
— Die Technik des Aufweitens der Markhöhle. Chirurg **30**, 28 (1959) [1].
— Der Heilungsvorgang bei der Pseudarthrose. Zbl. Chir. **84**, 49 (1959) [2].
— Entgegnung zur Arbeit von MAX GEISER" Zur Phatophysiologie der Frakturheilung". Arch. orthop. Unfall-Chir. **51**, 201 (1959). Arch. orthop. Unfall-Chir. **51**, 686 (1959 [3].
— Persönliche Mitteilungen 1960 [1].
— Marknagelung bei infolge alter Fraktur deformierten Knochen. Mschr. Unfallheilk. **63**, 401 (1960) [2].
— Die Behandlung der Unterarmpseudarthrose. Chirurg **32**, 37 (1961).
— u. R. MAATZ: Technik der Marknagelung. Leipzig: Thieme 1945.
LAARMANN, A.: Diskussionsbemerkung 96. Tagg. Niederrhein.-westf. Chir., ref. in Chirurg **17/18**, 476 (1947).
LAING, P. G.: The Significance of Metallic Transfer in the Corrosion of Orthopaedic Screws. J. Bone Jt Surg. **40 A**, 853 (1958).
— A. B. FERGUSON and E. S. HODGE: Spectrochemisal Determination of Trace Metals in Normal Striated Muscle in the Rabbit. J. Bone Jt Surg. **41 A**, 737 (1959) [2].
— L. R. MADANCY, and M. A. GREBNER: A radioisotopic investigation of the contamination of screws and tissues by screwdrivers. J. Bone Jt Surg. **41 A**, 535 (1959) [1].
LAMBOTTE: zit. n. WATSON-JONES and coll.
LANDELIUS, E.: Marknagelung mit Kirschnerdrähten. Acta chir. scand. **101**, 203 (1951).
LANGE, M.: Die Gefahren und Fehler der Osteosynthese. Verh. dtsch. Ges. Orthop. **46**, 415 (1959).
LAURITZEN, G. K.: Medullary nailing. A clinical and critical study. Acta chir. scand. **147** (1949).

LEUTSCHAFT, R.: Untersuchungen zur Frage der Fettembolie durch Bündel-Nagelung. Persönliche Mitteilung 1961.

LEXER, E.: Die Bedeutung des Bindegewebes für die Knochenregeneration. Zbl. Chir. **55**, 2697 (1928).

LINSMAYER, H.: Ein Gerät für die Marknagelung nach KÜNTSCHER. Chirurg **15**, 48 (1943).

LOTTES, J. O.: Blind nailing technique for insertion of the triflange medullary nail. J. Amer. med. Ass. **155**, 1039 (1954).

MAAS, H.: Knochenwachstum und Knochenaufbau. Eine kritische Studie zur Physiologie und Pathologie des Knochenwachstums. Stuttgart: Enke 1926.

MAATZ, R.: Die Bedeutung der Fettembolie bei der Marknagelung nach KÜNTSCHER. Zbl. Chir. **70**, 383 (1943).

— in KÜNTSCHER-MAATZ: Technik der Marknagelung. Leipzig: Thieme 1945.

— H. GRIESSMANN, H. JUNGE, H.-J. HOPPE, W. SCHÜTTEMEYER u. H. LEMPERT: Ergebnisse der Marknagelung (1939 bis 1. 12. 1949). Hefte Unfallheilk. **40** (1951).

MACNAB, J.: Blood supply of the Tibia. J. Bone Jt Surg. **39 B**, 799 (1957).

MOEYS, E. J.: Küntscher's intramedullary pin, with reference to 541 cases. Arch. chir. neerl. **4**, 1 (1952).

MOORE, A.: Skeletal Fixation of Fracture of Hip. J. S. C. med. Ass. **30**, 199 (1934).

— Extra-articular Fixation Hip with Adjustable Nails. Surg. Gynec. Obstet. **64**, 420 (1937).

MORGAN, J. D.: Blood Supply of Growing Rabbit's Tibia. J. Bone Jt Surg. **41 B**, 185 (1959).

MURRAY, C. R.: zit. n. O. P. HAMPTON and W. T. FITTS jr.

NELSON, E. G., K. J. PATRICK, L. F. A. PETERSON and J. M. JANES: Blood supply of the Human Tibia. J. Bone Surg. **42 A**, 625 (1960).

NICOLAY, N.: Unüberwindliche Schwierigkeiten der Einrichtung bei Oberschenkelbruch. Bruns' Beitr. klin. Chir. **184**, 500 (1952).

NICOLAYSEN: zit. n. WATSON-JONES and coll.

NIENHANS, ST.: zit. n. M. LANGE.

NYSTRÖM: zit. n. G. KÜNTSCHER (1955).

OBERHOLZER, J.: Beitrag zur Behandlung der Querfraktur des Vorderarmes in Schaftmitte. Helv. chir. Acta **13**, 363 (1946).

ODERDALHOFF, H.: Experimentelle und klinische Studien zur Frage der Knochenregeneration. Langenbecks Arch. klin. Chir. **260**, 109 (1948).

OLLIER: zit. n. W. BLOCK.

PELTIER, L. F.: Nail design; an important safety factor in intramedullary nailing. Surgery **28**, 744 (1950).

PALMER, I.: Die Komplikationen und technischen Probleme bei der Marknagelung. Acta chir. scand. **101**, 484 (1951).

PELTIER, L. F.: Theoretical hazards in the treatment of pathologic fractures by the Kuntscher intramedullary nail. Surgery **29**, 466 (1951).

— Fat embolism following intramedullary nailing. Report of a fatality. Surgery **32**, 719 (1952).

RAISCH, O.: Zur Marknagelung von Frakturen langer Röhrenknochen. Zbl. Chir. **70**, 390 (1943).

— Experimenteller Beitrag zur Frage der Osteosynthese mit besonderer Berücksichtigung der Marknagelung. Beitr. klin. Chir. **175**, 548 (1944).

REICH, H.: Die Infektion und Regeneration des frischen Knochenbruches unter besonderer Berücksichtigung der Marknagelung nach KÜNTSCHER. Z. Orthop. **77**, 1 (1948).

RETTIG, M. H.: Untersuchung über die Reaktionen des Organismus auf die Marknagelung. Dissertation München 1951.

RIEDER, W., u. G. SCHUMANN: Unsere Indikation zur Marknagelung der langen Röhrenknochen. Dtsch. Z. Chir. **78**, 415 (1943).

RÜCKERT, W.: Retrograde offene Marknagelung zur Vermeidung tödlicher Fettembolie. Z. Unfallmed. Berufskr. **49**, 209 (1956).

RUSH, L. V.: Atlas of Rush Pin Technics. A System of Fracture treatment. Meridian (Mississippi): The Berivon Comp. 1955.

— u. H. GELBKE: Atlas der intramedullären Frakturfixation. München: Barth 1957.

— and H. L. RUSH: In Amer. J. Surg. **38**, 332 (1937); zit. n. L. V. RUSH u. H. GELBKE.

— — Evolution of medullary fixation of fractures by the longitudinal pin. Amer. J. Surg. **78**, 324 (1949).

RÜTT, A.: Gefahren der Marknagelung und der Hüftarthrodese mit Kirschnerdrähten. Verh. dtsch. Ges. Orthop. **46**, 526 (1959).

SAGE, F. P.: Medullary fixation of the fractures of the forearm. A study of the medullary canal of the radius and a report of fifty fractures of the radius treated with a pretend triangular nail. J. Bone Jt Surg. **41 A**, 1489 (1959).

SCALEES, J. T., G. D. WINTER and H. T. SHIRLEY: Corrosion of Orthopaedic Implants, Screws, Plates and Femoral Nail-plates. J. Bone Jt Surg. **41 B**, 810 (1959).

SCHNEIDER, TH.: Spätergebnisse der Küntschernagelung am jugendlichen Knochen. Ärztl. Wschr. **1950**, 846.

SCHULTHEISS, H.: Über Pseudarthrosenbildung durch zirculäre Drahtnaht bei langen Spiralfrakturen am Unterschenkel. Arch. orthop. Unfall-Chir. **49**, 337 (1957).

SCHÜRCH, M.: Helv. chir. Acta **1945**, 528.

SENFF, A.: Die Gefahren der Fettembolie bei der Marknagelung nach KÜNTSCHER. Zbl. Chir. **75**, 339 (1950).

SEYFARTH, H.: Klinische Erfahrungen und histotopochemische Untersuchungen bei Metallimplantationen. Verh. dtsch. Ges. Orthop. **46**, 460 (1959).

SLANY, F.: zit. n. L. BÖHLER (1944).

SOEUR, R.: Die Marknagelung von Knochenbrüchen langer Röhrenknochen. J. Bone Jt Surg. **28 A**, (1946); ref. in Chirurg **17/18**, 286 (1947).

SPALTEHOLZ, W.: Über das Durchsichtigmachen von menschlichen und tierischen Präparaten nebst Anhang über Knochenfärbung. Leipzig: Hirzel 1911.

SPRENGELL, H.: Weitere Erfahrungen mit der Marknagelung. Zbl. Chir. **69**, 911 (1942).

STOLTZ, F.: Unsere Erfahrungen mit der Marknagelung nach KÜNTSCHER. Arch. orthop. Unfallheilk. **42**, 392 (1943).

STÖR, O.: Erfahrungen mit der Marknagelung nach KÜNTSCHER. Chirurg **15**, 313 (1943).

STREET, D. M.: One hundred fractures of the femur treated by means of the diamond-shaped medullary nail. J. Bone Jt Surg. **33 A**, 659 (1951).

STRELI, R.: Gekreuzte Drähte zur Sicherung gegen Rotation bei der Oberschenkelnagelung. Wien. klin. Wschr. **67**, 455 (1955).

— Verwendung von Bohrdrähten zur Osteosynthese. Langenbecks Arch. klin. Chir. **287**, 722 (1957).

TELSON, D. R., and N. S. RANSOHOFF: Fixation of the Neck of the Femur with Steel wires. J. Bone Jt Surg. **17**, 727 (1935).

TRUETA, J., and A. X. CAVADIAS: Vascular Changes caused by the Küntschertyp of the Nailing. An experimental study in the Rabbit. J. Bone Jt Surg. **37 B**, 492 (1955).

URIST, M. R., and W. JOHNSON: Fractures of the Shaft of the Tibia. A clinical and experimental Study. J. Bone Jt Surg. **25**, 375 (1943).

WATSON-JONES, R.: Fractures and Joint Injuries. 4. Edition. Edinburgh-London: Linvingstone Ltd. 1957.

— J. G. BONNIN, T. KING, J. PALMER, H. SMITH, O. J. VAUGHAN-JACKSON, J. C. ADAMS, H. J. BURROW and E. A. NICOLL: Medullary nailing of the fracutres after fifty years, with a review of the difficulites and complications of the operation. J. Bone Surg. **32 B**, 694 (1950).

WEINMANN, J., and H. SICHER: Bone and Bones. Fundamentals of Bone Biology. London: Kimpton 1955.

WILLENEGGER, H.: Indikation des Rohrschlitznagels. Verh. dtsch Ges. Orthop. **46**, 533 (1959).

WITTMOSER, R.: Einstellgerät für die Marknagelung. Chirurg **15**, 52 (1943).

— Die geschlossene Marknagelung des Oberschenkelbruches. Langenbecks Arch. klin. Chir. **282**, 248 (1955).

ZRUBECKY, G.: Stellungnahme zur primären Osteosynthese bei frischen offenen Unterschenkelschaftbrüchen. Wien. klin. Wschr. **67**, 42 (1955) [1].

— Fehler und Gefahren der primären Osteosynthese bei früher geschlossenem Unterschenkelbruch. Verh. dtsch. Ges. Orthop. **46**, 521 (1959).

— u. E. KRICKL: Eine einfache Osteosynthese bei offenen Unterschenkelbrüchen. Mschr. Unfallheilk. **58**, 86 (1955) [2].

ZUCKSCHWERDT, L.: zit. n. M. LANGE (1959).

Sachverzeichnis

Die *kursiven* Seitenzahlen bedeuten Haupthinweise